リハビリテーション リスク管理 ケーススタディ

宮越浩一
亀田総合病院 リハビリテーション科 部長

MEDICAL VIEW

本書では，厳密な指示・副作用・投薬スケジュール等について記載されていますが，これらは変更される可能性があります．本書で言及されている薬品については，製品に添付されている製造者による情報を十分にご参照ください．

Case Studies of the Risk Management in Rehabilitation
(ISBN 978-4-7583-1702-3 C3047)

Author: Koichi Miyakoshi

2016. 3. 30　1st ed.

©MEDICAL VIEW, 2016
Printed and Bound in Japan

Medical View Co., Ltd.
2-30　Ichigayahonmuracho, Shinjyukuku, Tokyo, 162-0845, Japan
E-mail　ed@medicalview.co.jp

序文

　リハビリテーション（以下，リハ）は重度の疾患をもっている患者や高齢の虚弱患者が対象となることが多く，リハの実施には合併症発生のリスクを伴う．合併症の発生は治療効果に悪影響を与え，在院日数を延長し，患者満足度を低下させることとなる．さらに，医療コストの増大や職員負担の増大，訴訟などの社会的な問題も生じる可能性がある．

　このため，リハプログラムにおいては合併症を未然に予防する努力を行い，発生した際には適切に対応できるように準備しておくことが求められる．リハにたずさわる療法士やリハ科医師は，関連する分野の医学的知識をもっている必要がある．

　こうした背景から，リハに関連するリスク管理に必要な知識を整理するためのテキストとして，2008年に『リハビリテーション　リスク管理ハンドブック』を編集し，2012年には改訂第2版が刊行となった．このような知識の蓄積は，リスク管理において必要不可欠である．その一方で，実際にイベントを生じた際には，知識のみではスマートな対応ができないことも少なからず経験される．ここでは，知識を有効に使いこなすための応用能力が必要となる．

　イベント発生の現場で求められる応用能力としては，緊急性が非常に高い状態を示唆する「不安定なサイン」を感じ取ること，イベントの原因として緊急性が高い疾患とそうでない疾患を鑑別することが必要となる．鑑別方法としては，非分析的推論と分析的推論が挙げられる．

　非分析的推論は，生じているイベントの状況から直観的に診断名がひらめくことによるパターン認識である．パターン認識は，迅速な判断が可能であるという大きな利点がある．しかし，パターン認識で適切な対応ができるようになるには多くの経験が必要となる．もう一方の分析的推論は，考えられる鑑別診断を挙げ，そこから病歴などによって肯定/除外を行って診断を絞り込むものである．分析的推論は診断までに時間がかかるという難点はあるが，初学者でもテキストなどによる学習で能力を向上できるという利点がある．

　本書は，リハの現場でイベントを生じた際の分析的推論の思考過程をシミュレーションすることで，知識を有効に活用するための応用能力を習得することを目的としている．総論とケーススタディ（症例検討）の二部構成となっており，総論では，リハの現場でイベントに遭遇した際に，どのように緊急性を判断するかという思考過程を解説している．ケーススタディでは，急性期病院・回復期リハ病院，老健施設や訪問リハの環境でイベントを生じた事例を挙げ，総論で解説した思考過程を実際に活用する方法を紹介している．

　読者の皆さんには，実際に現場でイベントに遭遇したことを想像しながら，これらの症例を模擬的に経験することで，イベント対応に必要な応用能力と臨床センスを磨いていただきたいと考えている．

　本書がリハの質と安全性の向上に役立つことができれば，このうえない喜びである．

2016年2月

宮越浩一

目次

総論 ……………………………………… 1

❶ リスク管理の必要性 ……………………… 2
- リハビリテーションとリスク管理 ………… 2
- イベント発生による問題 …………………… 2
- どのようなイベントがあるか ……………… 4
- リスク管理に必要な知識 …………………… 4
- リスク管理の方法 …………………………… 5

❷ イベントの予測 …………………………… 6
- イベントの予測の必要性 …………………… 6
- 病名 …………………………………………… 6
- 薬剤 …………………………………………… 7
- 血液検査 ……………………………………… 8
- 看護記録 ……………………………………… 9
- 患者評価 …………………………………… 10

❸ リハビリテーション中止の判断 ………… 12
- はじめに …………………………………… 12
- リハ中止基準に該当した場合，リハ実施は不可能か？ …… 14
- その他，参考にする情報 ………………… 15

❹ 緊急性の判断 …………………………… 17
- 緊急性の判断 ……………………………… 17
- 不安定なサイン …………………………… 19
- キーワードの抽出 ………………………… 19
- 鑑別診断の想起 …………………………… 20
- 鑑別診断のための病歴確認 ……………… 22
- 絞り込みの方法 …………………………… 22
- 感度・特異度，尤度比 …………………… 23
- 絞り込まれた診断から緊急性を判断する …… 24

❺ 緊急性に応じた対応 …………………… 25
- 患者の状態変化が生じた際に必要となること …… 25
- 人員招集と必要物品の確保 ……………… 25
- 院内緊急コール …………………………… 26
- 現場での応急処置 ………………………… 26
- 患者の搬送 ………………………………… 28
- 医師や看護師への情報伝達 ……………… 28
- 環境による違い …………………………… 29

ケーススタディ …………………………… 31

急性期病院
- Case ❶ 突然生じた胸痛 …………………… 32
- Case ❷ 突然生じた呼吸困難 ……………… 42
- Case ❸ 意識レベル低下 …………………… 50
- Case ❹ 脳梗塞症例の麻痺増悪 …………… 58
- Case ❺ くも膜下出血後に生じた意識レベル低下 …… 66
- Case ❻ 脳出血後の痙攣 …………………… 74
- Case ❼ 肺癌症例に生じた腰痛 …………… 82

回復期リハビリテーション病院
- Case ❽ 動悸の訴え ………………………… 90
- Case ❾ 脳梗塞後の上肢痛 ………………… 100
- Case ❿ 圧迫骨折後の持続する腰痛 ……… 108
- Case ⓫ 強い膝関節痛 ……………………… 116
- Case ⓬ 嘔吐 ………………………………… 124

外来
- Case ⓭ 突然の意識障害 …………………… 132
- Case ⓮ 原因不明のめまい ………………… 140
- Case ⓯ 徐脈でふらつきを訴えた ………… 148
- Case ⓰ 練習中の血圧低下 ………………… 156

介護老人保健施設
- Case ⓱ 施設入所者の発熱 ………………… 164
- Case ⓲ 原因不明の腹痛 …………………… 172
- Case ⓳ 認知症症例の不穏と傾眠傾向 …… 180
- Case ⓴ 糖尿病症例に生じた気分不快 …… 186

在宅
- Case ㉑ 浮腫と息切れ ……………………… 196
- Case ㉒ 臥床後に生じた下肢麻痺 ………… 204
- Case ㉓ 低栄養患者に生じた意識障害 …… 212

索引 ………………………………………… 221

総論

1. リスク管理の必要性
2. イベントの予測
3. リハビリテーション中止の判断
4. 緊急性の判断
5. 緊急性に応じた対応

総論

1 リスク管理の必要性

リハビリテーションとリスク管理

　リハビリテーション（以降，本書では「リハ」と略す）の現場において，療法士は患者と接している時間が比較的長く，リハ中の急変や事故などのイベントに遭遇することも少なくない。また，リハの対象となる患者は，高齢者や重度の疾患をもっているなど，虚弱である場合も多い。このため，疾患の増悪や新しい合併症の発生，バイタルサインの変動や症状変化など，さまざまなイベントを発生する危険性がある。

　さらに，虚弱な患者はイベント発生の危険性が高く，イベント発生時にはその結果が重篤なものとなりやすいという問題点もある。近年では高齢化の進行とともに虚弱な症例が増加しており，また急性期リハの普及とともに全身状態が不安定な症例がリハの対象となってきている。すなわちリハの現場では，よりハイリスクな患者が増加していると考えるべきである。

イベント発生による問題

　最も重大な問題は，死に至る合併症である。次いで，永続的な後遺症となる中枢神経系の合併症も重大な問題となる。その他の重要臓器の障害も，適切な対応がとられないことで疾患が重篤化し，全身状態が悪化して廃用症候群などの後遺症を呈する場合がある。このように，イベント発生は生命予後や機能予後などの治療成績の悪化につながることとなる。

　リハで機能障害が改善したとしても，合併症や事故などで新しい障害を追加してしまっては，最終的な帰結は不良となる。重大なイベントの発生頻度は高くはないものの，治療成績を大きく低下させることとなる。また，高頻度なイベントは個別の治療成績への影響は大きくないが，全体的な治療成績への影響は大きい。これらの問題により治療成績の平均値は低下し，ばらつきが大きくなることとなる。有害なイベントを抑制できれば，期待される治療成績の平均値は向上し，ばらつきも小さくなる。これにより，医療の質の向上を得ることができる[1]（図1）。

　合併症などのイベントが発生すると追加の治療が必要となり，さらに廃用症候群を合併することで，入院期間が長期化することとなる。これは治療品質の低下を意味し，患者満足度を著しく低下させるものである。

　加えて医療コストも増大する。特にDPC（Diagnosis Procedure Combination：診断群分類包括評価）制度を導入している医療機関が増えてきているが，この場合，追加で必要になった医療行為のコストは診療報酬において追加で支払われない。医療機関の費用負担となるため，病院経営にも悪影響が及ぶこととなる。

　また近年では，医療に関連する訴訟も散見されており，イベントに関する予防と対応が不適切であった場合は訴訟に至る危険性もある。

　これらの問題は医療従事者の負担を増大させ，現場の職員を疲弊させることでさらに治療品質が不安定となる悪循環を生む危険性がある。

図1 安全管理と治療成績の関係

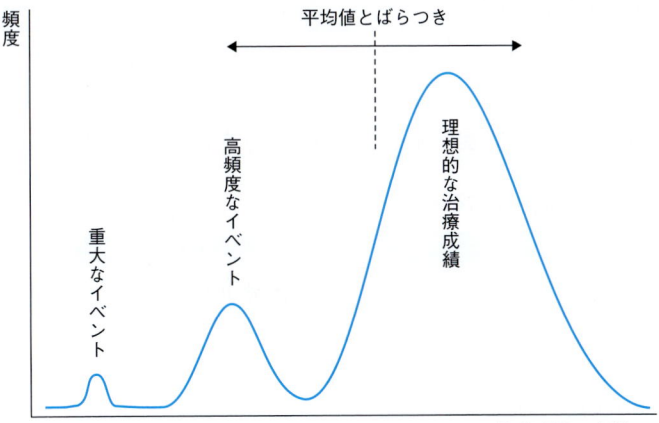

a. 安全管理が不十分な場合の治療成績

重大なイベントの発生は治療成績を大きく低下させることとなる。高頻度なイベントは個別の治療成績への影響は大きくないが，全体的な治療成績への影響は大きい。これらにより，期待される治療成績の平均値は低下し，ばらつきが大きくなる

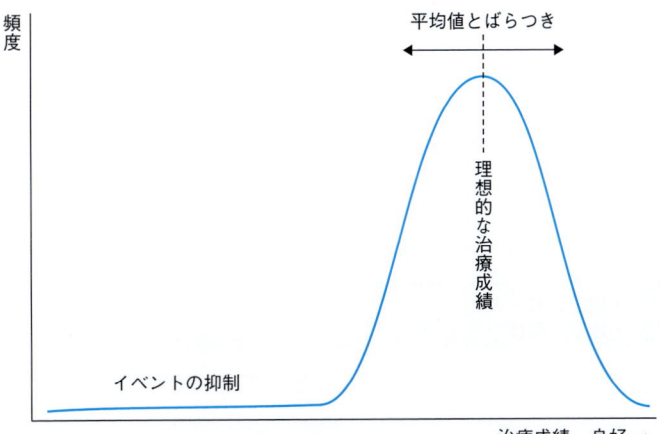

b. 安全管理が良好な場合の治療成績

有害なイベントの抑制により，期待される治療成績の平均値は向上し，ばらつきも小さくなる。これにより医療の質が向上する

（文献1より引用）

どのようなイベントがあるか

リハ対象患者において注意するべき有害なイベントとしては，合併症（急変などの全身状態悪化）と，事故（転倒や窒息などのアクシデント）が挙げられる。そのほかに，バイタルサイン変動や症状変化など，合併症の発生を疑わせるさまざまな変化がある（表1）。

表1　リハ対象患者に生じる可能性があるイベント

イベント	内　容
疾患の増悪	リハの対象となっている疾患の増悪・再燃
新しい合併症の発生	・リハの対象となっている疾患から二次的に発生する合併症 ・併存疾患から続発する合併症 ・上記と関係なく発生する合併症
バイタルサインの変動	・意識レベル低下 ・血圧変動 ・脈拍異常 ・呼吸状態 ・体温
症状変化	・胸痛 ・動悸 ・呼吸困難 ・気分不快，悪心・嘔吐 ・倦怠感 ・頭痛 ・腹痛 ・めまい ・運動器系の疼痛
事故	・転倒・転落 ・窒息 ・外傷 ・チューブ抜去 ・患者の取り違え，部位の取り違え ・申し送りミス ・離院・離棟

リスク管理に必要な知識

可能性があるイベントとして最も重度なものは心肺停止である。心肺停止は死亡や低酸素脳症といった重篤な結果を導くものであり，速やかに適切な対応をとる必要がある。入院中の心肺停止の2/3程度は，事前になんらかの状態変化を呈する。急変を予測する因子は，胸痛，意識レベルの変動，血圧・脈拍の変動，頻呼吸・呼吸状態の変動，尿量の減少，SpO_2低下，血液ガス分析における異常値などが挙げられる。すなわち，基本的なバイタルサインと，循環器・呼吸器の状態を示す所見が重要と考えられる。これらの所見を適切に評価する技術を身につけておくことが必要となる。

日本リハビリテーション医学会（以降，本書では「日本リハ医学会」と略す）編集の『リハビリテーション医療における安全管理・推進のためのガイドライン』（以降，『安全管理・推進のためのガイドライン』と略す）が発行されており[2]，そのなかに「リハビリテーションの中止基準」が記載されている。これには，血圧・脈拍，意識レベルや呼吸状態といった基本的なバイタルサインに基づいて，具体的な数値とともにリハを中止する基準が記載されている。日本リハ医学会から公式に発行されているガイドラインであり，リハに関連する医療職はこの内容について十分な知識をもっている必要がある（総論3，p.12参照）。

また，深部静脈血栓症（deep vein thrombosis：DVT）から続発する肺塞栓も，突然死のリスクがある重大な合併症である．リハが誘引となることがあるため，厳重な注意が必要である．近年は肺塞栓で死亡した事例に対して損害賠償請求も生じており，医療機関側が敗訴しているケースも散見される．必要な知識としては，DVTの危険因子，発生した場合の症状などが挙げられる．日本循環器学会や日本整形外科学会からガイドラインが発行されているため，必ず目を通しておくべきである．このほかに，脳卒中急性期における再発や症候性てんかん，がん患者における骨転移など，疾患特有のさまざまな合併症がある．これらについても関連するガイドラインが発行されているため，その内容を知っておくことが好ましい．

　急変のリスクがある患者は，さまざまな併存疾患などリハの阻害因子をもっていることが多く，リハによる機能改善は限界があることも多い．また，ハイリスクな症例では生命予後も限られていることが多く，リハの効果を長期的に維持できないことも予想される．患者の全身状態と障害像を把握し，リスクを考慮して総合的に評価を行う必要がある．このように，安全管理の知識はリハプログラムにおいても重要なものとなる．

リスク管理の方法

　対策としては，発生予防と，イベント発生時の対応の2つが挙げられる．効率的な予防のためには，ハイリスク症例のスクリーニングが必要である．リハ開始前に，医師や看護師などの記録から合併症のリスクを評価し，ハイリスクと考えられる場合は人員や機材が豊富な環境でリハを実施するよう調整を行う．練習内容も低負荷のものとする必要がある．そして，患者の状態に異常がないか，頻繁に状態を観察する．しかし，すべてのイベントを事前に予測して，完全に予防することは困難である．このため，イベントを生じた際に適切な対応をとることで，患者への影響を最低限とする対策も必要である．

　イベント発生時には，緊急性の判断と，緊急性に応じた対応が必要である．緊急性の判断のためには，ある程度の医学的知識が必要である．急性期病院では，リハ現場に緊急性の判断ができるリハ科医師や，トレーニングを受けた療法士が配置されていることが望ましい．心肺停止という最悪のイベントの際には一次救命処置（basic life support：BLS）の速やかな開始が必要であり，医師だけではなくすべての療法士が実施できるようトレーニングを受けているべきである．

　さらに，イベント発生時にはこれらのようなテクニカルスキルだけではなく，チームワークやコミュニケーション能力といったノンテクニカルスキルも重要となる．

【文　献】
1）宮越浩一：急性期リハビリテーションにおける安全管理とチーム医療．MB Med Reha 190, 1-7, 2015.
2）日本リハビリテーション医学会診療ガイドライン委員会 編：リハビリテーション医療における安全管理・推進のためのガイドライン，医歯薬出版，2006.

2 イベントの予測

イベントの予測の必要性

　リハの対象となる症例は，さまざまなイベントを発生する危険性がある。しかし，リスクをおそれるあまり，過度に控えめな練習メニューとなることで，機能改善も不十分なものとなる可能性がある。また，在院日数が長期化するなどの不利益を生じることとなる。このため，危険性の高い患者と，危険性は高くなく積極的な練習プログラムを行うべき患者をスクリーニングで判別することが重要となる。

　ハイリスクな患者と判断された場合，練習メニューは控えめなものとし，バイタルサインなどの変動が最低限となるように調整する必要がある。また，練習実施場所についても，人員や機材が豊富な病棟で練習することで，患者の状態に変化が生じた際に速やかな対応が可能となる。

　さらに，ハイリスクな症例を判別するだけではなく，発生する可能性があるイベントの内容も予測できていることが好ましい。これにより，状態変化を生じた際の鑑別診断の想起が容易になり，緊急性の判断がより適切にできることとなる。

　イベントを発生しやすい症例は，さまざまな併存疾患をもっていたり，全身状態が不良な場合も多い。これはリハの阻害因子となるため，これらを考慮した低めのADLをゴールに設定するほうが，現実的であることも多い。このように，イベントの予測はリハプログラムにおいても重要な情報となるため，念入りな情報収集が必要である。

病名

　カルテから収集できる最も重要な情報は，リハの対象となっている疾患名と併存疾患である。1人の患者に1つの疾患とは限らず，複数の疾患や障害が併存していることも多い。そして，それらは互いに影響し合って，より複雑な臨床像を呈することとなる。

　医師の記録にある病名リストを確認し，それぞれの疾患がどの程度の重要度で，どのような治療が行われているかを確認する。

　疾患特有の二次的な合併症があるため，リハの対象となる代表的な疾患については，合併症の特徴を知っておく必要がある(表1)。また，リハの対象疾患だけではなく，糖尿病などの併存疾患から発生する合併症についても意識する必要がある(表2)。

　疾患の発症から時間が経っていない症例では全身状態が不安定で，新しい治療が追加されていることもあり，疾患や治療から生じるさまざまなイベントが予測される。このため，発症時期や入院後の経過などの病歴も重要な情報である。

表1 リハの対象となる疾患に生じる代表的な合併症

リハの対象疾患	代表的な合併症
脳梗塞	神経症状増悪・再発，痙攣，虚血性心疾患，肺炎・尿路感染などの感染症
脳出血	出血増大，水頭症，痙攣，肺炎・尿路感染などの感染症
くも膜下出血	再出血，脳血管攣縮，水頭症，痙攣
脊髄損傷	DVT，麻痺増悪，自律神経過反射，異所性骨化
脊椎圧迫骨折	遷延癒合，偽関節，遅発性麻痺
四肢外傷	遷延癒合，偽関節，末梢神経障害，深部感染
人工関節置換術	DVT，深部感染，異所性骨化，脱臼
膠原病	骨萎縮による骨折，治療薬による易感染性
パーキンソン病	起立性低血圧，誤嚥性肺炎
がん	DVT・肺塞栓，骨転移，高カルシウム血症，抗悪性腫瘍薬の副作用

表2 併存疾患とその代表的な合併症

併存疾患	代表的な合併症
心房細動	徐脈・頻脈，心不全，脳塞栓
心不全	不整脈，突然死
弁膜症	心不全，突然死（特に大動脈弁狭窄症）
COPD	COPD急性増悪，肺炎
糖尿病	低血糖・高血糖，糖尿病性網膜症，糖尿病性末梢神経障害，虚血性心疾患，脳卒中
低栄養	リフィーディング症候群，ウェルニッケ脳症

COPD：chronic obstructive pulmonary disease（慢性閉塞性肺疾患）

薬剤（表3）

リハの対象患者は，疾患治療の目的でさまざまな薬剤が使用されていることが多い．そのため，薬剤の副作用についても注意が必要である．

薬剤の種類は非常に多く，さらに各メーカー（製薬会社）が付けたさまざまな商品名で病院に納入されている．そして近年は，後発医薬品（ジェネリック）メーカーからさらに多くの商品が販売されており，それを記憶することは容易ではない．しかし，全身状態に影響を及ぼす副作用を生じる薬剤や，転倒を誘発しやすい薬剤があるため，リハ実施にあたっての安全管理にはこの知識は必要である．『安全管理・推進のためのガイドライン』では，全身状態の悪化に影響を与えうる薬剤として，抗痙攣薬や降圧薬が挙げられている．

リハ中にイベントを生じさせる可能性がある薬剤としては，バイタルサインを変動させうるものとして，降圧薬，抗不整脈薬，利尿薬などが挙げられる．また，糖尿病治療に用いられるインスリンや経口血糖降下薬は，低血糖を生じる危険性がある．

薬剤の副作用には，悪心・嘔吐など自覚症状として出現するものと，自覚症状なく血液検査での異常値や心電図異常などを生じるものとがある．患者に副作用の頻度が高い薬剤や，重篤な副作用をもつ薬剤が使用されている場合には，その特徴に応じて症状や検査所見などの異常を早期発見するように注意しなくてはならない．

薬剤にはふらつきなどを生じ，転倒のリスクを上昇させるものも複数ある．事故予防の観点からも，薬剤の使用状況を把握していることは重要である．

表3 薬剤と代表的な合併症

薬剤	予測される合併症
降圧薬	低血圧，ふらつきによる転倒 ※特にαブロッカーでは起立性低血圧を生じやすい
抗不整脈薬	低血圧，新規の不整脈誘発，心不全
利尿薬	低血圧，脱水，電解質異常（低ナトリウム血症，低カリウム血症），頻尿による転倒
インスリン	低血糖
経口血糖降下薬	低血糖
鎮痛薬（非ステロイド性抗炎症薬）	消化管出血，肝障害，腎障害，浮腫，悪心・嘔吐
麻薬	傾眠傾向，呼吸抑制，便秘，悪心・嘔吐
抗凝固薬，抗血小板薬	出血傾向
睡眠薬，抗不安薬	傾眠傾向，せん妄，呼吸抑制，ふらつきによる転倒
抗精神病薬	傾眠傾向，薬剤性パーキンソニズム
抗てんかん薬	傾眠傾向，血液障害，肝障害，痙攣（中止・減量時）
抗菌薬	偽膜性腸炎（下痢），発熱
副腎皮質ステロイド	感染症，骨粗鬆症，大腿骨頭壊死，副腎不全，消化管出血，糖尿病，せん妄，うつ傾向
抗リウマチ薬（DMARDs）	感染症，間質性肺炎，肝障害，腎障害，血液障害
免疫抑制薬	感染症，骨髄抑制，間質性肺炎
抗悪性腫瘍薬	悪心・嘔吐，発熱，下痢，骨髄抑制（易感染性，貧血，出血傾向），脱毛，皮下漏出による軟部組織の壊死

DMARDs：disease-modifying antirheumatic drugs（疾患修飾性抗リウマチ薬）

血液検査(表4)

　血液検査も患者の全身状態を評価するうえで重要な情報である．血液検査で代表的なものとしては，全血球計算（complete blood count：CBC），電解質，血糖・HbA1cなどが挙げられる．CBCにおいて赤血球数が低下していれば貧血があると判断され，血圧低下を生じるリスクが高いと予想される．電解質異常は意識障害や不整脈などの原因となる．特に低ナトリウム血症は高頻度にみられる問題であり，意識障害やせん妄の原因となりやすい．高血糖や低血糖も意識障害の原因となるものであり，重要である．

　検査値が正常か異常かだけではなく，正常値からどの程度はずれているか，経時的に増悪傾向にあるか，なども重要な所見である．重度の異常値や，急速に増悪が進行している場合は，重篤な問題を引き起こす可能性があると考える必要がある．

表4　血液検査結果と予測される合併症

血液検査	予測される合併症	
	低　値	高　値
白血球数	易感染性	―
赤血球数	貧血，低血圧，息切れ	―
血小板数	易出血性	―
ナトリウム	意識障害，せん妄，嘔吐，痙攣	意識障害，せん妄，痙攣，口渇
カリウム	心電図異常（T波平坦化，QT延長），不整脈，筋力低下・麻痺	心電図異常（T波増高，QRS延長），不整脈
カルシウム	しびれ，筋攣縮	意識障害，脱力感，悪心，食思不振
マグネシウム，リン	低栄養，リフィーディング症候群	―
ビタミンB_1	低栄養，ウェルニッケ脳症	―
BNP	―	心不全
Dダイマー	―	DVT，肺塞栓
抗痙攣薬血中濃度	痙攣発作	傾眠傾向

BNP：brain natriuretic peptide（脳性ナトリウム利尿ペプチド）

看護記録（表5）

　看護師は患者の状態を24時間評価しており，患者の状態変化に対応する際に，その情報は大変重要である。看護記録には，患者の訴え，意識レベル，血圧・脈拍，SpO_2，体温，食事・水分摂取量，排尿量などが記録されている。リハ時間以外の通常のバイタルサインや症状を知ることで，リハ中に異変を生じた際，それが通常と同様の変化なのか，通常とは異なる新規のイベントを生じているのかを判断することが可能となる。

　また，看護記録にあるバイタルサインの経時的変化も重要である。バイタルサインが正常範囲内で安定していれば，その患者の全身状態は良好であり，安定していると判断できる。バイタルサインの変動が大きい，あるいは経時的に異常値を示している場合は，患者の全身状態は不安定であると判断するべきである。

表5　参考となる記録と予測される合併症

参考とする記録	予測される合併症	
	低　値	高　値
血圧	「リハ中止基準」に該当。脱水，起立性低血圧，ふらつきによる転倒	「リハ中止基準」に該当。高血圧緊急症，脳卒中
脈拍	「リハ中止基準」に該当。不整脈，血圧低下，ふらつきによる転倒	「リハ中止基準」に該当。不整脈，貧血
SpO_2	「リハ中止基準」に該当。肺塞栓，心不全，COPD増悪	―
食事・水分摂取量	脱水・電解質異常，血圧低下	―
排尿量	脱水，心不全，腎不全	―
睡眠状況	・不眠　　：日中の傾眠傾向，ふらつきによる転倒 ・夜間不穏：せん妄	

患者評価

前述したカルテからの情報収集の後に，患者のベッドサイドに訪問することとなる。ここでは，患者の訴えや病歴などの確認を行い，さらに身体所見を得る必要がある。

最も基本的なことはバイタルサインの測定である。バイタルサインでは，意識レベル，脈拍・血圧，呼吸の評価が必須である。バイタルサインはいずれも経時的に変化（改善または増悪）することがあるため，問題が解決するまでは繰り返し評価を行うことが必要である。その他として，パルスオキシメータによる酸素飽和度，顔色，冷汗，チアノーゼの有無などの身体所見も参考とすることができる。

意識レベル

意識レベルの変動は頻繁に遭遇する問題であり，適切に評価する必要がある。意識障害の程度や経時的変化を評価するためには，その重症度を客観的に記録することが必要である。Japan Coma Scale（JCS）やGlasgow Coma Scale（GCS）が代表的である。実際の臨床現場ではJCS（表6）が使用されていることが多いと思われる。

表6 Japan Coma Scale（JCS）

	点数	反応
Ⅲ 刺激をしても覚醒しない状態	300	痛み刺激にまったく反応しない
	200	痛み刺激に少し四肢を動かしたり，顔をしかめる
	100	痛み刺激に払いのけるような動作をする
Ⅱ 刺激をすると覚醒する状態	30	痛み刺激を加えつつ呼びかけを繰り返すと，かろうじて開眼する
	20	大きな声，あるいは体を揺さぶることで開眼する。開眼できないときは，簡単な命令に応じる
	10	普通の呼びかけで容易に開眼する
Ⅰ 刺激しなくても覚醒している状態	3	自分の名前・生年月日が言えない
	2	見当識障害がある
	1	意識清明とはいえない

1〜3桁で刺激に対する覚醒状態を観察し，「JCS：Ⅱ-20」などと表記する。急変の場面ではJCS 1桁，2桁，3桁などの大まかな評価でも問題ない

脈拍

示指から環指までの指尖部を，患者の前腕遠位部の橈骨動脈部に当てて触診をする。脈拍数と不整の有無を観察する。

脈拍の正常値は60〜100/分である。60以下であれば徐脈，100以上であれば頻脈と判断する。脈拍数の評価と同時に脈拍不整の評価も行う。基本調律が把握できれば，60秒間に何回の不整を生じているかを評価する。基本調律が感じられ，ときどき不整を生じるのであれば，期外収縮である。基本調律がなく，まったく不規則な脈拍であれば絶対性不整脈であり，その多くは心房細動によるものである。吸気時に早くなり，呼気時に遅くなるものは呼吸性の変動であり，病的意義はない。

患者が動悸を訴えた場合は，その性状を問診する。期外収縮では，「脈が跳ぶ」「脈が強く打つ」といった訴えが多い。規則正しい動悸の場合は，頻脈であることが多い。持続性の規則正しい動悸の場合は，洞性頻脈を疑う。規則正しい動悸が突然始まり，突然終わるという場合は，発作性上室性頻拍を疑う。

胸痛・背部痛を訴えている場合は，両側の橈骨動脈を触知する．拍動の強さに明らかな左右差がある場合には大動脈解離が疑われる．両側上肢の血圧を測定し，20 mmHg以上の差がある場合は異常と判断する．

血圧

　上腕は心臓の高さに保ちつつ，患者がリラックスできる姿位で測定する．
　マンシェットは，下端が肘関節より1横指程度近位となるように巻く．橈骨動脈を触診しながら，マンシェットに加圧する．橈骨動脈が触知しなくなったところより，20～30 mmHg程度さらに加圧し，その後に上腕動脈を聴診しながらゆっくりと減圧する．
　Korotokoff音が聞こえ始めたときの血圧が収縮期血圧である．減圧を続けるとKorotokoff音が消失する．そのときの血圧を拡張期血圧として記録する．

呼吸

　呼吸数は通常，10～20回/分である．脈拍と比較すると1分間当たりの呼吸数は少ないため，呼吸状態の詳細な評価には30～60秒が必要である．10秒以上呼吸がみられない場合は，無呼吸と判断して人工呼吸を開始する必要がある．
　患者が回数を計測されていることを意識すると，呼吸状態が変動することがあるので，さりげなく観察する．

総論

3 リハビリテーション中止の判断

はじめに

　リハ中の重大な急変を予防するためには，急変を生じる可能性がある患者をスクリーニングすることが重要となる。ハイリスクと判断される症例については，リハを中止することによりリハ中の急変を回避することが可能となる。

　リハ中止の基準は患者の全身状態などに応じて個別に設定されることが好ましい。しかし，個別設定では担当する医療従事者により判断基準が異なり，対応にむらが生じる問題がある。ハイリスクな患者を一定の基準でスクリーニングし，また中止基準を明確とすることで，安全管理の質を保つことが可能である。

　日本リハ医学会の『安全管理・推進のためのガイドライン』[1]には，リハの中止基準が，その基準値とともに記述されている。これは，日本リハ医学会から公式に発行されているガイドラインであり，リハに関連するすべての職種が内容を知っておく必要がある。

　リハ中止基準は，次の4つの対応から構成されている。

- 積極的なリハを実施しない場合　　　　　　：12項目（表1）
- 途中でリハを中止する場合　　　　　　　　：7項目（表2）
- いったんリハを中止し，回復を待って再開　：4項目（表3）
- その他の注意が必要な場合　　　　　　　　：6項目（表4）
　　　　　　　　　　　　　　　　　　　　合計：29項目

　また，これら29項目を内容別に整理すると，バイタルサイン，胸部症状，その他の3つに分類することができる（表5）。バイタルサインの変動や胸部症状の出現は，循環器系や呼吸器系の重大な合併症の前駆症状となるものであり，リハ中止基準においてもこれらが重視されていることが理解できる。

表1　リハ中止基準：積極的なリハを実施しない場合

①安静時脈拍40/分以下または120/分以上
②安静時収縮期血圧70mmHg以下または200mmHg以上
③安静時拡張期血圧120mmHg以上
④労作性狭心症の方
⑤心房細動のある方で著しい徐脈または頻脈がある場合
⑥心筋梗塞発症直後で循環動態が不良な場合
⑦著しい不整脈がある場合
⑧安静時胸痛がある場合
⑨リハ実施前にすでに動悸・息切れ・胸痛のある場合
⑩座位でめまい，冷や汗，嘔気等がある場合
⑪安静時体温が38度以上
⑫安静時酸素飽和度（SpO_2）90％以下

リハ実施前の評価においてこれらに該当する場合，当日のリハは中止とする基準である
（文献1より引用）

表2　リハ中止基準：途中でリハを中止する場合

① 中等度以上の呼吸困難，めまい，嘔気，狭心痛，頭痛，強い疲労感等が出現した場合
② 脈拍が140/分を超えた場合
③ 運動時収縮期血圧が40mmHg以上，または拡張期血圧が20mmHg以上上昇した場合
④ 頻呼吸(30回/分以上)，息切れが出現した場合
⑤ 運動により不整脈が増加した場合
⑥ 徐脈が出現した場合
⑦ 意識状態の悪化

リハを開始する際に表1「積極的なリハを実施しない場合」には該当しなかったものの，リハを実施中にこれらの項目に該当した場合は，途中でリハを中止するという基準である

(文献1より引用)

表3　リハ中止基準：いったんリハを中止し，回復を待って再開

① 脈拍数が運動前の30％を超えた場合。ただし，2分間の安静で10％以下に戻らないときは以後のリハを中止するか，または極めて軽労作のものに切り替える
② 脈拍が120/分を超えた場合
③ 1分間10回以上の期外収縮が出現した場合
④ 軽い動悸，息切れが出現した場合

リハを開始する際に表1「積極的なリハを実施しない場合」には該当しなかったものの，リハ実施中にこれらの項目に該当した場合は，途中でリハをいったん休止するという基準である。表2「途中でリハを中止する場合」との違いは，表3に該当した場合は途中でリハを休むが，所見が改善したらその日のリハを再開してよいという点である。ただし，リハの再開により表3の状態が再現されるようであれば，その日のリハは中止にすることが好ましいと考えられる

(文献1より引用)

表4　リハ中止基準：その他の注意が必要な場合

① 血尿の出現
② 喀痰量が増加している場合
③ 体重が増加している場合
④ 倦怠感がある場合
⑤ 食欲不振時・空腹時
⑥ 下肢の浮腫が増加している場合

リハ実施前の評価においてこれらに該当する場合，患者の全身状態は安定していないと判断し，当日のリハ実施の可否について個別の判断を要するという基準である

(文献1より引用)

表5 内容別のリハ中止基準

項目		リハ中止基準
バイタルサイン	意識	意識状態の悪化*2
	脈拍	・安静時脈拍40/分以下または120/分以上*1 ・脈拍が120/分を超えた場合*3 ・心房細動のある方で著しい徐脈または頻脈がある場合*1 ・徐脈が出現した場合*2 ・著しい不整脈がある場合*1 ・運動により不整脈が増加した場合*2 ・1分間10回以上の期外収縮が出現した場合*3
	血圧	・安静時収縮期血圧70mmHg以下または200mmHg以上*1 ・安静時拡張期血圧120mmHg以上*1
	呼吸	・安静時酸素飽和度（SpO$_2$）90％以下*1 ・頻呼吸（30回/分以上），息切れが出現した場合*2 ・脈拍数が運動前の30％を超えた場合*3
胸部症状		・安静時胸痛がある場合*1 ・労作性狭心症の方*1 ・心筋梗塞発症直後で循環動態が不良な場合*1 ・リハ実施前にすでに動悸・息切れ・胸痛のある場合*1 ・中等度以上の呼吸困難，狭心痛などが出現した場合*2 ・軽い動悸，息切れが出現した場合*3
その他		・座位でめまい，冷や汗，嘔気等がある場合*1 ・安静時体温が38度以上*1 ・中等度以上のめまい，嘔気，頭痛，強い疲労感等が出現した場合*2

＊1：積極的なリハを実施しない場合
＊2：途中でリハを中止する場合
＊3：いったんリハを中止し，回復を待って再開

リハ中止基準を内容別に整理すると，バイタルサイン，胸部症状，その他の3つに分類される。バイタルサインや胸部症状が重視されていることが理解できる

リハ中止基準に該当した場合，リハ実施は不可能か？

　リハ中止基準に該当する患者のなかには，全身状態が安定しており，リハ継続が可能な患者も含まれている。この場合，厳密にリハ中止基準を適応すると，患者がリハを受ける機会を失い，ADL低下や廃用症候群による新しい合併症を生じるという大きなデメリットが生じる可能性もある。ガイドラインはあくまでも標準的な指針であり，患者の個別性に応じて中止基準を調整することは，現場の医療従事者の裁量で可能である。しかし，リハ中止基準を超えてリハを実施する際には，患者の全身状態が安定しているかを詳細に評価する必要がある。

　判断の際にはバイタルサインの経時的な変動も観察する必要がある（図1）。リハ中止基準に該当しつつも，その数値は安定している場合もある。このような場合，患者の全身状態は比較的安定していると考えられる。その一方で，経時的にバイタルサインが増悪してリハ中止基準に到達した場合は，その後もさらに全身状態が悪化する可能性が高いと判断される。リハ中止基準の調整を検討する際には，このように過去のトレンドも参考にする必要がある。

　近年では，治療中の患者に合併症が生じたことで訴訟へ発展するケースも散見されている。訴訟では『安全管理・推進のためのガイドライン』が引用されている場合もある。ガイドラインのリハ中止基準を明らかに超えてリハを実施する際には，その妥当性を説明できる評価が行われ，それがカルテに記載されていることが必要となる（表6）。

図1　リハ中止基準とバイタルサインの経時的変化

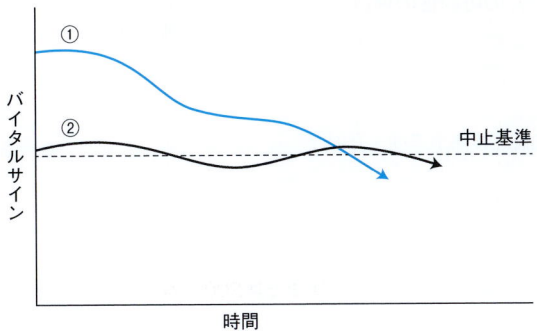

①は状態が経時的に悪化して中止基準に到達している。②は中止基準に該当しつつも状態は安定している。経時的変化から，①はさらに増悪する危険性があると判断するべきである

表6　リハ中止基準を超えてリハ実施する際に必要な事項

全身状態評価	・中止基準に該当している項目の評価（原因は明確か，今後の増悪の可能性はないか） ・生じる可能性がある合併症の予測と早期発見の方法を検討 ・日々の診療ではリハ前・中・後にバイタルサインや自覚症状の変動を評価する ・必要に応じてベッドサイドモニターを使用
個別の中止基準設定	・該当患者の中止基準をどこに設定するか，主治医と協議 ・具体的な中止基準を明確化して他職種とも共有
患者説明	リハによるリスクと，リハをすることによるメリット（リハをしないことによるデメリット）を説明し，同意を得る
カルテ記載	・主治医との協議内容，主治医からの中止基準の指示などを記載 ・患者に説明した内容と，同意を得た旨をカルテに記載 ・リハ前・中・後のバイタルサインや自覚症状などを記載

リハ中止基準を超えてリハを実施する場合は合併症のリスクを伴うため，通常以上に厳密なリスク管理が必要となる

その他，参考にする情報

　リハ中止基準を考える際には，患者の全身状態を把握する必要がある。これは，全身状態が不良であるほど急変を生じやすく，急変を生じた際には重篤化しやすいからである。

　全身状態を評価するためには，患者のさまざまな情報を収集する必要がある。ここでは，リハの対象となる患部だけではなく，患者の全体像を把握することが重要である。

　『安全管理・推進のためのガイドライン』には，「リハビリテーション・リスクマネジメントシート」として，全身状態悪化の可能性を示唆する情報のチェックリストを掲載している（表7）。これには発症からの時期，併存疾患，薬剤などが評価項目として挙げられている。

　そのほかにも中枢神経系，胸腔内・腹腔内の重要臓器の疾患の有無，血液検査，画像所見などさまざまな情報を収集して，患者の全身状態を総合的に判断することが必要である（表8）。全身状態が不良であることはリハの阻害因子にもなるため，リハのゴール設定においても重要な情報源となる。

表7 リハビリテーション・リスクマネジメントシート：全身状態悪化（訓練中の急変，意識障害，血圧低下，呼吸困難，感染等）の可能性の項目

- 発症早期
- 進行性疾患
- 意識障害
- 循環器・呼吸器・消化器系等内部臓器疾患の既往・合併
- 発熱
- 疼痛
- 自律神経障害
- 糖尿病血糖コントロール不良
- 薬物変更（抗痙攣剤・降圧剤等）

（文献1より引用）

表8 リハで必要な全身状態の評価

部　位	評価するべき項目
神経系	・意識レベル ・脳卒中・パーキンソン病などの中枢神経疾患の既往 ・痙攣の既往 ・頭部CT・MRI
循環器系	・血圧 ・脈拍（脈拍数・不整脈） ・尿量 ・心電図，心エコー
呼吸器系	・呼吸数 ・SpO_2 ・酸素投与の有無 ・胸部X線・CT ・血液ガス分析
消化器系	・嘔吐・下痢 ・栄養状態（栄養摂取状況，身体計測） ・血液検査（血算・アルブミン・電解質・肝機能）
内分泌・代謝系	・血液検査（血糖，電解質，BUN・CRE，甲状腺ホルモン）
感染症	・発熱 ・抗菌薬使用 ・耐性菌 ・流行性感染症

BUN：blood urea nitrogen（血中尿素窒素），CRE：creatinine（クレアチニン）
全身状態が不良であるほど，急変を生じやすく，重篤化しやすい．また，全身状態不良であることはリハの阻害因子となるため，リハのゴール設定にも大きな影響を与えることとなる

【文　献】

1）日本リハビリテーション医学会診療ガイドライン委員会 編：リハビリテーション医療における安全管理・推進のためのガイドライン，医歯薬出版，2006．

総論

4 緊急性の判断

緊急性の判断（図1）

　患者の状態に変化が生じた際に，その原因が重大な合併症の可能性がある場合には，リハを中止して早急に適切な対応をとる必要がある．その一方で，緊急性が高くない場合には，過度な対応とならないように配慮することが求められる．ここで重要なことは，どの程度の緊急性で対応する必要があるかを判断することである．

　最も緊急性が高い状態は心肺停止である．心肺停止の場合は，BLSを開始する必要がある．近年では，多くの医療職がBLSのトレーニングを受けていると思われる．

　実際の状態変化で判断に難渋するのは，心肺停止に至っていないケースである．状態変化を呈した時点で心肺停止していない場合でも，経時的に全身状態が悪化して心肺停止に至る場合もある．このように重大な状態悪化をきたす可能性がある「不安定なサイン」に敏感でなくてはならない．「不安定なサイン」を呈している場合には，患者の状態を安定させるための応急処置が必要である．この処置はモニター装着から始まり，患者の状態をモニタリングしつつバイタルサインなどの安定を得るものである．応急処置としては，酸素投与や輸液，投薬などが必要である．このため「不安定なサイン」を呈している患者は，医師による早急な対応が必要となる．ここまでの対応は時間との闘いであり，素早い対応が必要である．

　重篤な状態ではない場合でも，患者の状態変化の背景に重大な合併症が潜んでいることもある．対応が遅れることで生命・機能予後に悪影響を及ぼすおそれのある合併症の可能性もありうる．この判断のためには，ある程度診断を絞り込むことが必要となる．

　診断の絞り込み方法としては，患者の病歴や生じている状態変化などの情報からキーワードを抽出して，そこから鑑別診断を想起する．鑑別診断リストから診断を絞り込み，その結果から緊急性を判断し，リハ中止の決定や医師への診察依頼をすることとなる．ここでは多くの情報からのキーワード抽出，鑑別診断の想起，絞り込みのための情報収集など，高いレベルの医学的知識が必要となる．

図1　状態変化時の対応フローチャート

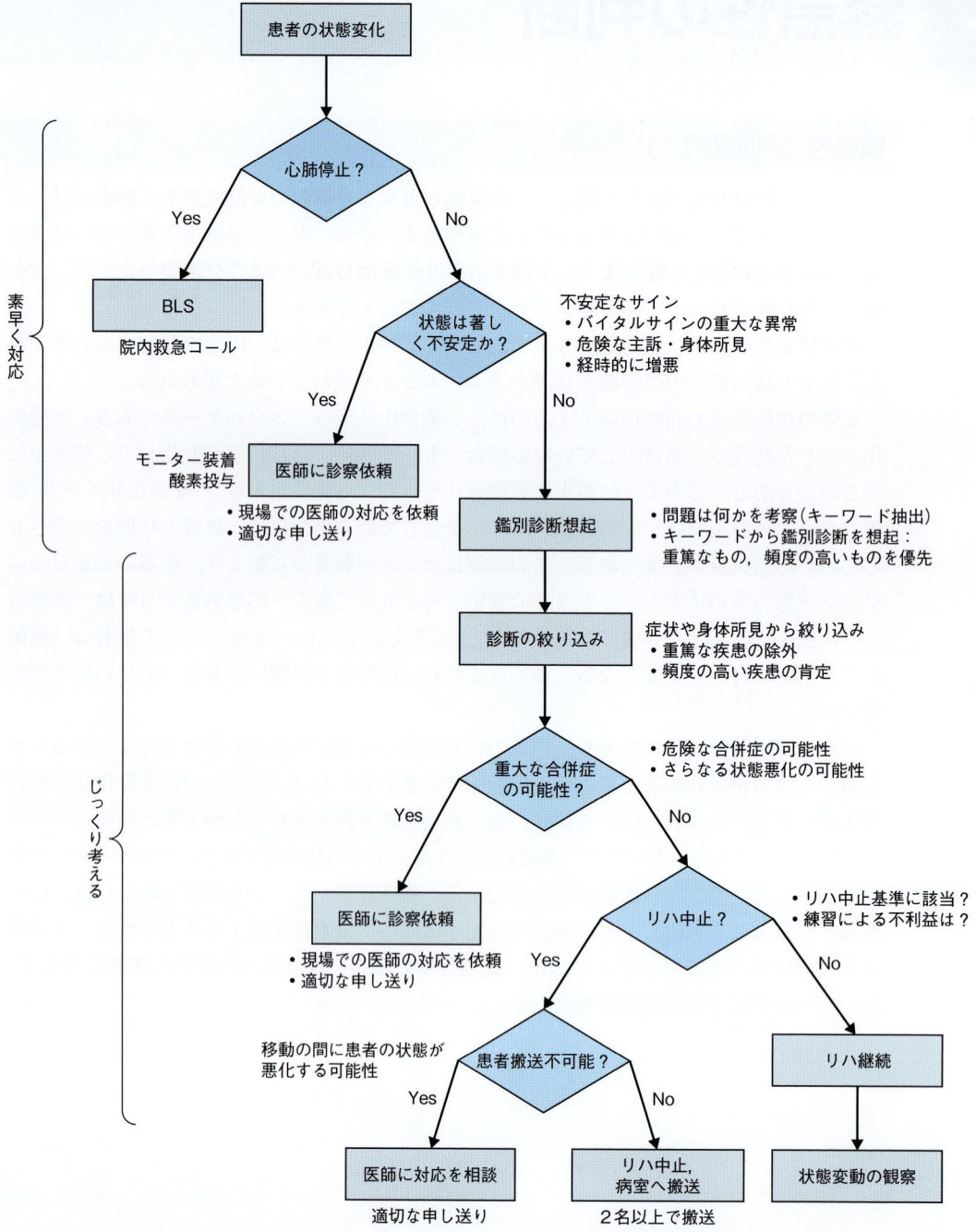

明らかに緊急性が高い場合は素早い対応が必要であり，緊急性が高くない場合は正確な対応が必要となる

不安定なサイン

リハ中に生じる可能性があるイベントで最も重篤なものは，心停止である。入院中に発生した心停止事故については，いくつかの報告がある。Franklinら[1]は，心停止を生じた症例の調査において，66％の症例で心停止の6時間前になんらかの症状変化があったとしている。その症状としては，平均動脈圧，心拍数の変化，呼吸回数の変化，胸痛，意識レベルの変化を挙げている。同様にSmithら[2]は，頻呼吸・呼吸状態の変化，意識レベルの変化，尿量の減少，血液ガス分析の異常が心停止の予測因子としている。さらにBuistら[3]は，意識レベル低下，血圧低下，徐呼吸・頻呼吸，SpO_2低下が院内死亡を予測させる因子であったとしている。これらより，心停止を予測させる因子は，意識レベル，血圧，心拍数，呼吸回数，SpO_2低下，胸痛を挙げることができる。バイタルサインと胸痛が重要な因子であり，基本的な日常診療で観察されるべき項目である。

胸部以外にも生命にかかわる重要な臓器は存在する。強い頭痛や腹痛も注意するべき症状である。また，急激に生じた症状や，経時的に増悪している異常など，発症様式や発症後の経過も重要な情報である。そのほかに，チアノーゼや冷汗などの外見も，重症度の判断の際に参考となることがある。

ここに挙げたような所見は，患者の全身状態が不良であることを示す「不安定なサイン」である（表1）。このような場合には，時間をかけて対応方法を検討している余裕はない。医師に状況を報告し，現場での診察を依頼する必要がある。

表1 患者の状態が不良であることを示す「不安定なサイン」

主訴	胸痛，呼吸困難，強い頭痛，強い腹痛
発症様式・経過	急激に生じた症状，経時的に増悪している症状やバイタルサインの異常
意識	不穏，意識レベル低下
循環	血圧低下，新しく生じた重度の不整脈
呼吸	呼吸異常（頻呼吸，徐呼吸），SpO_2低下
外見	チアノーゼ，冷汗，苦悶様表情

これらの情報がみられたときは，緊急性が高い合併症の可能性がある

キーワードの抽出

患者の状態に変化が生じている場合，その背景に重大な合併症が潜んでいる場合もある。原因を考えるにあたり，鑑別診断を想起する必要があるが，そのためにはキーワードが必要となる。

リハの対象となる患者では1人で1つの疾患とは限らず，複数の疾患を同時にもっていることも多い。また病歴も長く，複雑である場合も少なくない。治療内容も重要な情報となる。そして，発生した状態変化も，さまざまな症状や身体所見がありうる。このような多くの情報から鑑別診断を想起するためには，重要な情報のみを抽出してシンプルなキーワードとすることが必要である（表2）。

表2　キーワード抽出の際に参考とする情報源

患者背景	・年齢 ・既往歴（過去に治療された疾患：5年前に胃癌にて胃切除術など）
病歴	・リハの対象となっている疾患とその重症度 ・併存疾患（現在治療中の疾患：糖尿病でインスリン治療など）
現在の治療	・手術（内容や時期） ・使用中の薬剤（薬剤の内容・投与量，追加や増減） ・治療に対する反応（経過良好か，治療に反応せず状態は悪化傾向か）
症状変化の内容	・主訴 ・バイタルサイン ・身体所見 ・発症様式 ・発症からの経過

これらから状態変化に応じて重要なキーワードを抽出する

鑑別診断の想起

　キーワードを抽出した後，それに従って鑑別診断を想起することとなる。医学書を参照すると，鑑別診断リストには数多くの疾患が列挙されており，そのすべてを記憶することは困難である。ただし，リハで頻繁に遭遇する症状やバイタルサインの変動，重大な合併症を想起させるキーワードは知っておく必要がある。

　リハで頻繁に遭遇する症状変化は，悪心・嘔吐，息切れなどである。また，バイタルサイン変動の原因も，代表的なものは知っておく必要がある。そして，重大な合併症を想起させるものとしては，胸痛，呼吸困難，頭痛，腹痛などがある。

　鑑別診断の想起の方法であるが，明らかな局所の症状であれば，解剖学的な位置関係から鑑別診断を想起する。例えば胸痛であれば，胸部にある臓器を想起して，循環器，呼吸器，消化器，胸壁などの，臓器別に生じる問題を列挙する方法である（**表3**）。

　また，局所の問題ではない場合は全身の臓器の問題を考えなくてはならないが，鑑別診断が膨大な数になることがあり，重大な鑑別診断を忘れる危険性がある。意識障害のように遭遇する頻度が高く，緊急性が高い合併症が含まれている場合は，鑑別診断を記憶しておくことも必要となる。意識障害であれば，語呂合わせの記憶方法でAIUEOTIPSというものがあり，医師の間では広く使われている（**表4**）。

　鑑別診断では数多くの疾患名がリストに挙がることとなる。しかし，これらの疾患がすべて同等の重要性をもっているわけではない。ここでは緊急性，可能性が高いものを中心に優先順位をつけて鑑別診断を挙げていくことが，後の絞り込み作業を容易にすることとなる。リハの現場で絞り込み作業をするうえでは，想起する鑑別診断の数は3〜5つ程度が現実的と思われる。

表3　胸痛の場合の鑑別診断例

臓　器	鑑別診断
循環器系	・虚血性心疾患 ・大動脈弁狭窄症 ・心膜炎・心筋炎 ・大動脈解離
呼吸器系	・肺塞栓 ・気胸 ・胸膜炎
消化器系	・胃・十二指腸潰瘍 ・逆流性食道炎
運動器系・皮膚	・肋骨骨折 ・肋軟骨炎 ・肋間神経痛 ・帯状疱疹
その他	心因性

胸痛の鑑別の詳細については，Case 1（p.36）を参照してほしい．解剖学的な構造を考え，部位ごとに発生しうる異常を想起する

表4　AIUEOTIPSによる意識障害の鑑別診断例

	AIUEOTIPS	鑑別診断
A	Alcohol：アルコール	急性アルコール中毒，Wernicke脳症（ビタミンB_1欠乏）
	Anaphylaxis：アナフィラキシー	アナフィラキシーショック
I	Insulin：インスリン	低血糖，糖尿病性昏睡
U	Uremia：尿毒症	腎不全による尿毒症
E	Encephalopathy：脳症	高血圧性脳症，肝性脳症
	Endocrinopathy：内分泌疾患	甲状腺機能亢進症，副甲状腺機能亢進症，急性副腎不全
	Electrolytes：電解質異常	電解質異常（Na，Ca，Mg）
	Abnormal ECG：心電図異常	不整脈
O	Oxygen：酸素	低酸素血症（肺炎，気胸，心不全，肺塞栓），高炭酸ガス血症，一酸化炭素中毒
	Overdose：薬剤過量	鎮痛薬，鎮静薬，向精神薬
T	Trauma：外傷	頭部外傷
	Temperature：体温	低体温，高体温，熱中症
	Tumor：腫瘍	脳腫瘍，傍腫瘍症候群
I	Infection：感染症	脳炎，髄膜炎，肺炎，尿路感染，敗血症
P	Psychogenic：心因性	ヒステリー，過換気，うつ
S	Seizure：痙攣	てんかん発作
	Shock：ショック	心原性，閉塞性，循環血漿量減少性，血液分布異常性ショック
	Stroke：脳卒中	脳梗塞，脳出血，くも膜下出血

鑑別診断の数が多い場合には，語呂合わせで記憶・想起する方法がある

総論

鑑別診断のための病歴確認

　鑑別診断に挙がった疾患名から，さまざまな情報を参考にして絞り込みを行う．医師が診察室で行う診断過程においては，血液検査や画像検査などのさまざまな検査が使用される．しかし，リハの現場で検査をすることは不可能であり，利用できる情報は限られたものとなる．

　この場合，病歴が非常に重要な情報源となる．医師の診断の際にも病歴は重要であり，70〜80％程度は病歴から診断が可能ともいわれている．病歴では，発症時の状況，症状を増悪させる要因，症状の性質，症状のある部位，他部位への放散，関連症状，重症度，症状の経過などが重要である．これを忘れずに網羅する方法として，OPQRSTという整理法がある（表5）．

表5　病歴のOPQRST

OPQRST	具体的な内容の例
O（Onset）：発症時の状況（発症様式）	・突然発症 ・緩徐に発症　など
P（Provocative/Palliative）：症状を悪化/軽快させる要因	・労作で増悪 ・立位で増悪　など
Q（Quality）：症状の性質	・刺すような痛み ・重苦しい痛み　など
R（Region/Radiation）：部位・放散の有無 R（Related symptom）：関連症状	・痛みの部位 ・他部位への放散：上肢への放散など ・主訴以外に，訴えや身体所見の異常がないかを確認する
S（Severity）：症状の程度	疼痛であればペインスケールなど
T（Time course）：症状の持続時間・経過	・発症時期 ・持続時間：何秒，何分，何時間

絞り込みの方法

　診断の絞り込み過程は，重要かつ難易度が高い部分である．方法としては，非分析的推論と分析的推論が挙げられる．

　非分析的推論は，キーワードの組み合わせによるパターンから直観的に診断名がひらめくことである．

　例えば，糖尿病でインスリン治療中の患者が体調不良で食事を摂れていなかったという背景があり，食事前に意識レベルが低下したという症状変化を生じた場合である．ここでは，糖尿病，インスリン治療中，食事摂取不良，食事前，意識レベル低下というキーワードが並ぶこととなる．多くの読者は低血糖を想定したことと思われるが，これは臨床的な経験，あるいは教科書的知識から習得しているパターンから，直感的に低血糖という診断がひらめいていることとなる．

　この直感に基づく非分析的推論は，迅速な判断が可能であるという利点があるが，一方で次のような欠点がある．

- 経験したことのないパターンへの対応が困難であり，実用レベルに到達するためにはある程度の経験が必要である．
- 個人の経験によるため判断の偏りが強くなりがちであり，思い込みによる判断ミスがありうる．

もう一つの分析的推論とは，考えられる鑑別診断を挙げ，その鑑別診断から病歴などによって肯定/除外を行って，診断の絞り込みを行うものである。
　例えば，胸痛を生じた患者に遭遇した場合，鑑別診断として虚血性心疾患，肋間神経痛，肋骨骨折などが鑑別診断として挙がる。昨日ベッド柵に胸部をぶつけたという病歴や，局所の圧痛が著明であるという身体所見が情報として追加されれば，肋骨骨折という診断の可能性が非常に高くなることとなる。
　分析的推論は診断までに時間がかかるという難点はあるが，初学者でも教科書などでの学習により対応能力を向上できるという利点がある。

感度・特異度，尤度比

　診断の絞り込みのためには追加の情報が必要であるが，その情報が診断の絞り込みに与える影響の大きさには差がある。診断の肯定のために有用な検査や所見は，特異度が高いもの，あるいは陽性尤度比が高いものである。一方，診断の除外のために有用な検査や所見は，感度が高いもの，あるいは陰性尤度比が低いものである。
　感度や特異度は次の式で求めることができる。

感　度＝真陽性／(真陽性＋偽陰性)
特異度＝真陰性／(擬陽性＋真陰性)

　すなわち，感度が高ければ，実際に疾患をもっている患者が陽性と判断される(見落としが少ない)。逆にいえば，感度が高い所見が陰性であれば，その疾患は高い確率で除外されることとなる(除外診断に有用)。その逆に，特異度が高い所見は確定診断に有用である。
　しかし，感度・特異度のいずれかが高い場合でも，その一方が著しく低値の場合には，診断には有用でない場合も生じることがある。これを補正するものが尤度比である。
　陽性尤度比，陰性尤度比は，次の式で求めることができる。

陽性尤度比＝真陽性率／偽陽性率＝感度／(1－特異度)
陰性尤度比＝偽陰性率／真陰性率＝(1－感度)／特異度

　陽性尤度比は，1より大きいほど検査結果が与える影響が大きいことを示す。陽性尤度比＞10の検査は，診断肯定の有用性が非常に高いと判断される。
　陰性尤度比は，1より小さいほど検査結果が与える影響が大きいことを示す。陰性尤度比＜0.1の検査は，除外診断の有用性が非常に高いと判断される。

絞り込まれた診断から緊急性を判断する

　以上のような過程で診断の確定や絞り込みを行う。このなかで明らかに緊急性が高い疾患が診断に挙がった場合は，早急に医師に対応を依頼することが必要となる。また，絞り込まれた診断リストのなかに緊急性が高い疾患が残り，完全に除外ができない場合も同様に，医師に対応方法を相談することが必要である。このような対応を行うためには，それぞれの疾患がどの程度の危険性をもっているかという知識が必要である。

【文　献】
1) Franklin C, et al.: Developing strategies to prevent inhospital cardiac arrest: Analyzing responses of physicians and nurses in the hours before the event. Crit Care Med 22(2), 244-247, 1994.
2) Smith AF, Wood J: Can some in-hospital cardio-respiratory arrest be prevented? A prospective survey. Resuscitation 37(3), 133-137, 1998.
3) Buist M, et al.: Association between clinically abnormal observations and subsequent in-hospital mortality. Resuscitation 62(2), 137-141, 2004.

総論 5 緊急性に応じた対応

患者の状態変化が生じた際に必要となること

　リハ対象患者の状態に通常とは異なる状況が観察された場合，最初に必要となることは，状況の把握と患者の安全確保である。通常とは異なる状況にさらされて担当療法士が混乱し，当該患者やほかの患者の転倒事故などの二次的な被害が生じないよう，予防する必要がある。そのためには落ち着いた対応が求められる。日常からイベント発生に備えたトレーニングをしておくことと，対応マニュアルを作成するなどの準備が必要である。

　次に必要なことは，緊急性の判断である。数分間で状態が悪化する可能性がある「不安定なサイン」を見落とさないことが最も重要である。このような場合，患者を現場から搬送することは，移動中に急変の可能性があるため危険を伴う。現場に医師を招集することが必要であり，患者の状態に応じて多数の医師を招集する「院内緊急コール」か，担当医に電話連絡をして1人の医師を現場に呼ぶ対応かを考える必要がある。この緊急性の判断が最も重要かつ難しい部分である。

人員招集と必要物品の確保

　イベント発生の内容によっては，1人での対応が困難な場合も多い。その場合，躊躇することなく応援を要請する必要がある。特に重大な急変の現場では，患者評価，医師への連絡，応急処置などが必要となり，複数のスタッフが対応にあたる必要がある（表1）。

　招集された人数が多い場合，各々がばらばらの対応をしていると効率が悪く，コミュニケーション不良によるトラブルの原因にもなる。ここではリーダーシップが重要となる。リーダーは患者の全体像を把握し，スタッフに適切に指示をする必要がある。指示するべき内容としては，バイタルサインの測定，記録，医師への連絡，応急処置などがある。急変の現場では混乱することも多いが，ほかの患者が転倒したりすることがないよう，急変した患者以外の安全確保にも配慮する必要がある。

　そして，生じている問題に応じて必要な物品を確保する。意識消失がある場合は，BLSを開始しなければならない可能性があるため，バッグバルブマスクやAED（Automated External Defibrillator：自動体外式除細動器）が必要となる。また，全身状態が不安定と判断され，医師を現場に招集した場合は，注射などの処置のために救急カートが必要となる。このような物品の必要性の判断と，物品確保の指示はリーダーからなされるべきである。

表1　急変対応の役割分担例

役　割	具体的な行動
リーダー	患者の状態評価と緊急性判断
連絡係	医師への連絡や緊急コールの発動
記録係	症状やバイタルサインの経時的変化を記録
応急処置係	必要に応じてBLSなど実施
物品の手配係	AEDや救急カートなどの準備

院内緊急コール

心肺停止や，心肺停止に至る危険性があると予測される場合には，院内緊急コールが必要となる。医療機関ごとに「コードブルー」などの名称が付けられていることが多いと思われる。

院内緊急コールは専用の電話番号が設定されている場合や，交換台経由の場合がある。いざというときに電話番号がわからないなどということがないよう，固定電話の周囲に掲示したり，メモを携帯しておくことが有用である。院内緊急コールをためらわずできるよう，コールの基準を明確にすることも有効である。

現場での応急処置

臥位，バイタルサインの測定

医師を招集したとしても，到着までに数分間程度は要すると思われる。その間に患者の状態が悪化しないよう，現場での対応が必要である。前述のように，まずは患者の安全確保が必要である。転倒や転落による二次的な被害を生じないよう，患者を安全な場所で臥位とする。悪心があるなど，嘔吐する危険性があると判断される場合は，仰臥位での安静は吐物を誤嚥して窒息や誤嚥性肺炎を生じる危険性がある。このため，側臥位とすることが好ましい(図1)。

そのうえで頻繁に患者の自覚症状を確認し，バイタルサインを測定する。バイタルサイン評価の頻度は重症度に応じて判断する必要がある。重症と判断される場合は，1〜3分おきにバイタルサインを確認することが好ましい。自動血圧計の一部の製品にはタイマーが内蔵されており，一定間隔で自動的に測定できるものもあるので，それを利用することも効率的である。

患者を臥位にさせても血圧低下が持続している場合は，下肢を挙上することで血圧上昇が得られることがある。起立性低血圧などによる血圧低下の場合は，これを試みて血圧上昇が得られるかを評価する。

SpO_2低下やチアノーゼがみられる場合は，低酸素血症を生じているため，酸素投与を開始することが好ましい。また，急性冠症候群（acute coronary syndrome：ACS）においても酸素投与が必要である。酸素投与の開始にあたっては，医師への電話連絡の際に酸素投与の可否，投与量や投与方法（鼻カニューレか，マスクか）を確認する必要がある。

図1　嘔吐の可能性がある場合の臥位姿勢

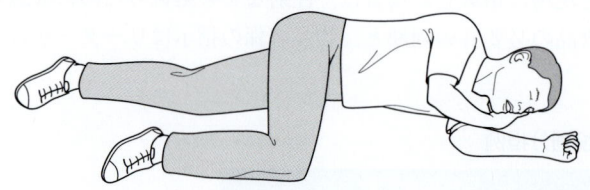

（文献1より引用）

BLS

最も重大な急変である心肺停止の場合は，現場での速やかなBLSが必要となる。

BLS対応は，意識レベルの確認から開始される。声かけに対して反応がない場合，呼吸状態の確認を行う。呼吸がない場合や死戦期呼吸の場合は速やかに胸骨圧迫による心臓マッサージを開始する必要がある。付近の職員に声をかけて応援を要請し，AEDを速やかに取り寄せる。AEDが到着するまでは，胸骨圧迫30回＋人工呼吸2回を組み合わせた心肺蘇生を継続する。

AEDが到着したら速やかに装着する。AEDは心電図を自動解析し，必要がある場合のみ除細動を実施する。AEDからの音声によるアドバイスに応じて，除細動のスイッチを押すのみである。基本的BLSの手技（図2）はすべての職員が習得し，いざというときに躊躇なく実行できるようにトレーニングされている必要がある。

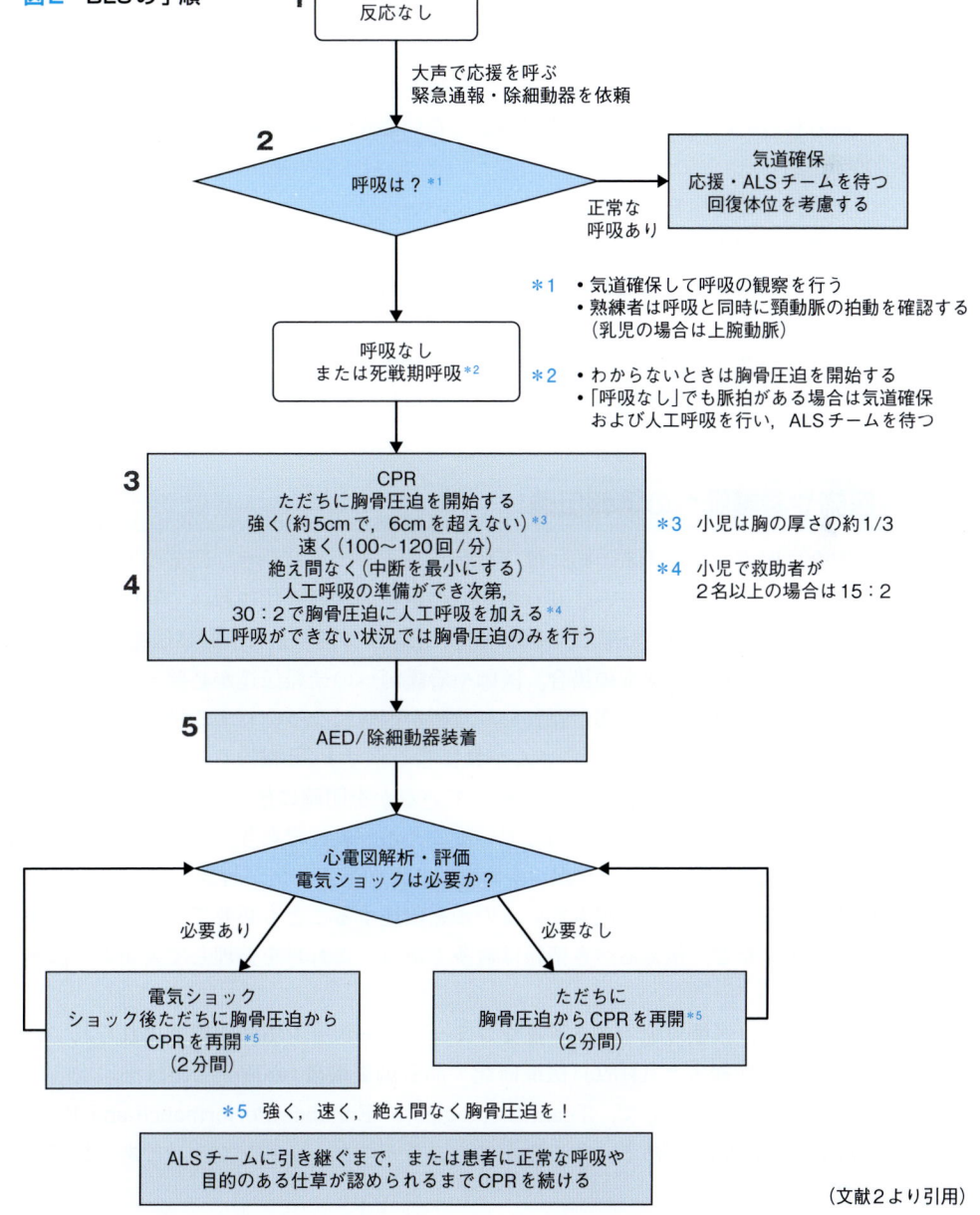

図2　BLSの手順

（文献2より引用）

BLSを開始する状況は非常に緊急性が高い事態であり，一次救命処置であるBLSから，より高度な救命処置となる二次救命処置（advanced life support：ALS）に引き継ぐ必要がある．このため，BLSの開始と同時に院内緊急コールを発動し，速やかに複数の医師と多職種の応援を要請しなくてはならない．

患者の搬送

医師を現場に招集するほど重症ではない場合，患者を病室まで搬送する必要がある．リハ室にいる患者をストレッチャーや車椅子に移乗し，エレベータを使用して病室まで搬送するためには数分間の時間が必要である．病院の規模が大きい場合は，5分以上かかることもある．搬送中，ほかの医療職が不在の環境で急変をきたした場合，現場での人員招集や応急処置は困難を極める．特にエレベータ内で急変した場合は，院内PHSも届かない状況であり，対応が遅れる危険性がある．

このため，患者搬送に必要な時間を考慮し，少なくともその時間内に患者の状態が悪化しないという確信がもてない場合は，医師不在での患者搬送は控えるべきと考えられる．

ある程度の時間，患者の状態が増悪しないかを予測するためには，次の3点を確認する必要がある．

- 重篤な合併症を予測させる所見はないか．
- 患者の訴えは増悪傾向にないか．
- バイタルサインは過去数分間にわたって増悪傾向や大きな変動はないか．

これらがクリアされれば搬送も可能と思われるが，搬送には2名以上の職員が付き添い，ストレッチャーを押す職員と，患者の状態を常時観察する職員が必要である．

医師や看護師への情報伝達

安全に医療を提供するためには，良好なコミュニケーションに基づくチームワークが必要なことは言うまでもない．リハ場面での患者の状態変化においても同様であり，療法士が患者の異変に気づいた際に，その状況が正確かつ速やかに医師に伝達される必要がある．

新しく生じたイベントの場合，医師や看護師への情報伝達が必要となる．適切に情報伝達ができていないと，対応が遅れたり診断が困難になったりする場合がある．

医師へ連絡する際に，「○○さんが具合悪そうです」と報告するだけでは，連絡を受けた医師も状況がつかみにくい．何が起きているかを明確に伝えることが必要である．また，医師は同時に複数の患者を担当していることが一般的であり，電話で患者名を伝えられただけでは，具体的なイメージがつかめないことがある．何が起きているのかだけではなく，どのような患者に問題が起きているのかを伝達することも必要である．そのほかにもバイタルサインなど，伝えるべき情報は数多くある．これらを整理して要領よく伝達しなくてはならない．

近年では，医療現場でさまざまなコミュニケーション方法が取り入れられている．例えば，米国国防総省とAHRQ（医療研究・品質調査機構）が開発した医療現場向けのチームワーク支援ツールとして，Team Strategies to Enhance Performance and Patient Safety（Team STEPPS）がある．そのなかに，コミュニケーションツールであるSBARが紹介されている．

SBARは伝えるべき4つの項目の頭文字で，Situation（状況），Background（背景），Assessment（評価），Recommendation（提案）から構成される（表2）。SBARでは，生じている問題をSituationとして「何が起きているか」を一言でシンプルに伝え，続いて「どのような患者に」生じている問題かをBackgroundで伝える。さらに，Assessmentにおいて報告している職員は「何を心配しているか」を伝え，Recommendationで「どうしてほしいか」を具体的に伝えることができる。SBARでは，このように簡潔に，しかも具体的かつ説得力をもって患者情報を伝達することが可能となる。

表2　SBARによる情報伝達

SBAR	伝達内容
Situation（状況）	患者に何が起こっているか？ 患者の症状や状況などを一言で簡潔に述べる
Background（背景）	臨床的背景は？ 医師は複数の患者を受けもっていることが多く，患者の名前を伝えられただけでは，患者の情報をすべて想起することは困難である。患者の病名や病歴などを伝えることが必要である。また，バイタルサインや随伴症状なども伝えることが必要である
Assessment（評価）	何が問題だと思うか？ 報告している職員の考えを伝える。
Recommendation（提案）	何をしたらよいと思うか？ 医師に現場へ来てもらい診察してほしいのか，指示がほしいだけなのか，これを明確に伝えることが必要である

環境による違い

　ここまでは施設内に医師が常駐している病院を想定して対応方法を述べた。しかし実際には，介護保健施設や訪問リハなどで，医師がすぐに対応できない場合もある。

　そのような状況では，緊急性の判断や応急処置は現場に居合わせた療法士が実施する必要がある。緊急性が高いと判断される場合は，救急車を要請するほかに選択肢がない。

　緊急性がそれほど高くない場合の対応が最も困難である。経時的に患者の状態が悪化するような状態の場合，患者を自宅においたままで療法士が帰院することが可能かを判断する必要がある。翌日までに患者の状態が悪化する可能性が否定できない場合は，かかりつけ医の受診を患者や家族に指示するか，電話で相談する必要がある。かかりつけ医に電話で相談する場合は，患者の状態を要領よく具体的に伝えることが必要である。この際にも，SBARなどでの効果的な情報伝達が必要となる。

【文　献】
1) 亀田メディカルセンター　編：改訂第2版　リハビリテーション　リスク管理ハンドブック，p.187，図2，メジカルビュー社，2012.
2) 日本蘇生協議会：JRC組成ガイドライン2015オンライン版（http://jrc.umin.ac.jp/index.html，2016年1月時点）

ケーススタディ

急性期病院
- Case 1 　突然生じた胸痛
- Case 2 　突然生じた呼吸困難
- Case 3 　意識レベル低下
- Case 4 　脳梗塞症例の麻痺増悪
- Case 5 　くも膜下出血後に生じた意識レベル低下
- Case 6 　脳出血後の痙攣
- Case 7 　肺癌症例に生じた腰痛

回復期リハビリテーション病院
- Case 8 　動悸の訴え
- Case 9 　脳梗塞後の上肢痛
- Case 10　圧迫骨折後の持続する腰痛
- Case 11　強い膝関節痛
- Case 12　嘔吐

外来
- Case 13　突然の意識障害
- Case 14　原因不明のめまい
- Case 15　徐脈でふらつきを訴えた
- Case 16　練習中の血圧低下

介護老人保健施設
- Case 17　施設入所者の発熱
- Case 18　原因不明の腹痛
- Case 19　認知症症例の不穏と傾眠傾向
- Case 20　糖尿病症例に生じた気分不快

在宅
- Case 21　浮腫と息切れ
- Case 22　臥床後に生じた下肢麻痺
- Case 23　低栄養患者に生じた意識障害

Case 1 ケーススタディ：急性期病院

突然生じた胸痛

基本情報（カルテから得られる情報）

- 72歳男性
- 既往歴：高血圧，脂質異常症を指摘されていたが，治療はされていなかった。
- 喫煙歴：あり，1日20本×50年。
- 内服薬：なし

現病歴

20XX年12月2日
- 右足部に潰瘍が発生したが，医療機関は受診せず，自宅で様子をみていた。

12月9日
- 下腿までの腫脹を生じ，疼痛で歩行困難となったため，急性期病院を受診した。末梢動脈疾患（peripheral arterial disease：PAD）による下肢壊疽に感染を併発したものと診断され，同日整形外科に入院となった。抗菌薬投与による加療が開始された。

12月13日
- 抗菌薬の効果は乏しく，足部の潰瘍は増大し，38℃までの発熱を生じたため，右下腿切断術が実施された。

12月14日
- 右下腿切断後の義足歩行を目的にリハ処方された。

検査所見

- 12月14日（下腿切断術翌日）の血液検査所見を表1に示す。
- X線像：胸部X線像では異常はみられなかった。
- 心電図：異常はみられなかった。

経過

12月14日：初回リハ実施
- 座位練習や四肢可動域練習から開始し，立位練習へ進めることとした。

表1 下肢切断術翌日の血液検査所見

検査	結果	基準値・単位
WBC（白血球数）	9,500	4,000～8,000/μL
RBC（赤血球数）	420	男性：420～570×10^4/μL
Hb（ヘモグロビン値）	12.4	男性：12.4～17.0g/dL
Ht（ヘマトクリット値）	38	男性：38～51％
PLT（血小板数）	30	10～40×10^4/μL
CRP（C反応性蛋白）	8.5	0.3mg/dL以下
BUN	20	8～20mg/dL
CRE	1.02	0.36～1.06mg/dL
Na（ナトリウム）	142	139～146mmol/L
K（カリウム）	4.0	3.7～4.8mmol/L
TP（総蛋白）	5.8	6.3～7.8g/dL
Alb（アルブミン）	2.8	3.7～4.9g/dL
空腹時血糖	105	70～110mg/dL
HbA1c	5.5	～6.2％（国際標準値）

WBC：white blood cell counts, RBC：red blood cell counts
Hb：hemoglobin, Ht：hematocrit, PLT：platelet, CRP：C-reactive protein
Na：Natrium, K：Kalium, TP：total protein, Alb：albumin

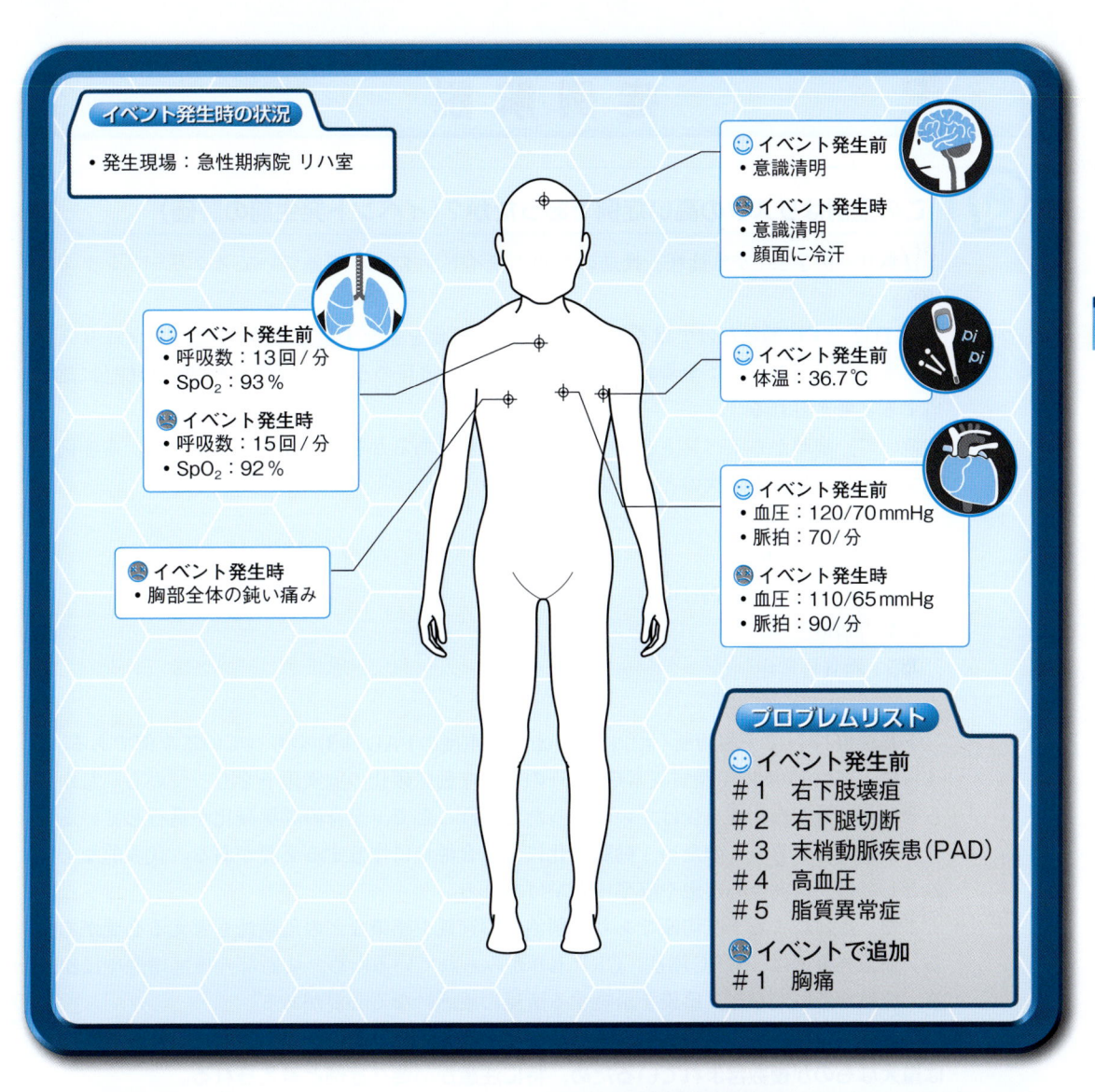

イベント発生時の状況
- 発生現場：急性期病院 リハ室

イベント発生前
- 意識清明

イベント発生時
- 意識清明
- 顔面に冷汗

イベント発生前
- 呼吸数：13回/分
- SpO_2：93％

イベント発生時
- 呼吸数：15回/分
- SpO_2：92％

イベント発生前
- 体温：36.7℃

イベント発生前
- 血圧：120/70 mmHg
- 脈拍：70/分

イベント発生時
- 血圧：110/65 mmHg
- 脈拍：90/分

イベント発生時
- 胸部全体の鈍い痛み

プロブレムリスト

イベント発生前
- #1 右下肢壊疽
- #2 右下腿切断
- #3 末梢動脈疾患（PAD）
- #4 高血圧
- #5 脂質異常症

イベントで追加
- #1 胸痛

ケーススタディ：急性期病院

リハ開始時の所見
- 意識清明
- 血圧：120/70 mmHg
- 脈拍：70/分
- 呼吸数：13回/分
- SpO_2：93％
- 体温：36.7℃

12月20日
- リハ室での練習が可能となり，平行棒内立位・歩行練習が可能となった。

イベント発生

12月25日
- 練習開始前は特に変わった様子もなく，バイタルサインも通常と同様であった。
- 前日に引き続き，平行棒内で歩行練習を実施していたところ，胸痛を訴えた（リハ開始10分）。
- 胸部全体の鈍い痛みを訴え，顔面には冷汗がみられた。

症例解説

Q1 この症例はリスクの高い症例であったか？（イベント発生前の評価）

日本リハ医学会『安全管理・推進のためのガイドライン』[1]に基づいてスクリーニングを行う。

PADは，末梢動脈だけではなく全身の動脈の硬化をきたす疾患である。このため「リスクマネジメントシート：全身状態悪化の可能性」の項目のうち，「循環器疾患の合併」に該当すると考えられる。

続いて，病歴からイベントを発生しやすい症例であるかをスクリーニングする。本症例のプロブレムリストは次のとおりである。

＃1　右下肢壊疽
＃2　右下腿切断
＃3　末梢動脈疾患(PAD)
＃4　高血圧
＃5　脂質異常症

下肢壊疽(＃1)で下腿切断(＃2)に至るような重度のPAD(＃3)をもっている症例である。さらに，高血圧(＃4)や脂質異常症(＃5)のような動脈硬化の危険因子をもっている。しかもそれらは適切な治療を受けていなかったということで，全身の動脈硬化が進行していることが推測される。このため，動脈硬化による合併症に注意する必要がある。代表的なものとしては，虚血性心疾患や脳卒中が挙げられる。

また，虚血による下肢切断であり，創治癒の遅延や感染などの危険性も考える必要がある。血液検査では，WBC増加，CRP上昇がみられているため，切断部の疼痛増悪や浸出液，発熱がないかなど，感染を示唆する所見に敏感になる必要がある。

これらのことから，**本症例はハイリスク症例と予想される。しかも予想される合併症には重大なものが複数含まれているため，特に注意が必要な症例と考えられる。**

リスクマネジメントシート：全身状態悪化の可能性
- 循環器・呼吸器・消化器系等内部臓器疾患の既往・合併

病歴などから予想するべきリスク

予想される合併症やイベント	理由
虚血性心疾患	全身の動脈硬化があり，冠動脈も同様に動脈硬化をきたしている可能性がある
脳卒中	全身の動脈硬化があり，脳血管も同様に動脈硬化をきたしている可能性がある
切断部の感染	下肢壊疽に感染を合併し，切断術を実施されている。感染の再燃の可能性がある

Q2 このイベントのキーワードは何か？

プロブレムリストには，下腿切断，PAD，高血圧，脂質異常症が挙げられている。高血圧・脂質異常症，喫煙歴などによって全身の動脈硬化を生じ，その結果として下腿切断に至ったという経過である。

重要なキーワード
- 動脈硬化を背景にもつ症例に，突然生じた胸痛

Q3 リハ中止基準に該当するか？

練習開始時には特に問題は起きていなかったため，『安全管理・推進のためのガイドライン』における「積極的なリハを実施しない」には該当していなかった。

しかし，練習開始後に新しい変化を生じているため，「途中でリハを中止する」基準に該当項目がないかを考える。**患者は胸痛を訴えており，「途中でリハを中止する」基準の「狭心痛」に該当する可能性がある。**このため，リハの中止を考慮する必要がある。

リハ中止基準の関連項目

リハ中止基準	関連項目
途中でリハを中止する場合	中等度以上の呼吸困難，めまい，嘔気，狭心痛，頭痛，強い疲労感等が出現した場合

ケーススタディ：急性期病院

Q4 想定される鑑別診断は？

胸痛の鑑別診断としては，解剖学的位置関係から**循環器と呼吸器の疾患が鑑別に挙がる**。そのほかに，**消化器系の問題や胸壁に生じる問題も挙げられる**（表2）。

表2 胸痛の鑑別診断

鑑別診断		特徴
循環器系	虚血性心疾患	・胸部の限局しない疼痛 ・上肢への放散痛 ・圧迫感，絞扼感，灼熱感，息苦しさ，鈍痛 ・分単位で徐々に増悪 ・数分間から30分以上の持続 ・冷汗 ・悪心・嘔吐を伴うこともある
	大動脈弁狭窄症	・圧迫感，絞扼感，鈍痛 ・数分間から数時間の持続 ・冷汗 ・心エコーにて大動脈弁狭窄症の有無，重症度が評価できる
	大動脈解離	・急激に発症する強い疼痛 ・背部痛，引き裂かれるような疼痛 ・冷汗 ・血圧の左右差や，脳虚血による神経学的異常を認めることもある
呼吸器系	肺塞栓	・急激に発症する呼吸困難 ・胸痛の持続は比較的短時間 ・頻呼吸，SpO_2低下 ・下肢DVTの所見 ・冷汗
	気胸	・急激な発症 ・疼痛は左右のどちらか ・呼吸困難・頻呼吸・SpO_2低下を伴う ・聴診にて呼吸音の左右差 ・深呼吸で増悪する ・緊張性気胸では緊急性が高い
消化器系	胃・十二指腸潰瘍	・心窩部痛 ・胸焼け ・食事との関連（空腹時痛：十二指腸潰瘍，食後痛：胃潰瘍）
	胃食道逆流	・食後・就寝中の症状 ・数時間の持続 ・胸焼け
運動器系・皮膚	肋骨骨折	限局する圧痛，打撲などの外傷
	肋軟骨炎	限局する圧痛
	帯状疱疹，肋間神経痛	・神経支配に沿った表層の疼痛 ・チクチクした痛み ・帯状疱疹では特徴的な皮疹
その他	心因性	多様な訴え

Q5 診断の絞り込みは可能か？

胸痛の鑑別診断は多いが，本症例は動脈硬化が進行しているものと考えられることから，事前に発生が予測されており，緊急性も高い虚血性心疾患を念頭に，診断の絞り込みを行うこととなる。ほかに緊急性が高いものとしては，大動脈弁狭窄症や大動脈解離，肺塞栓が挙げられる。

また，緊急性は高くないものの，頻度が高いものとしては，肋骨骨折や肋軟骨炎などの胸壁の問題もある。

ここでは**緊急性が高いものと，頻度が高いものを鑑別に挙げることとし，表3に示す5つの疾患について，疑わしさを考える**こととする。

表3 本症例の鑑別診断の絞り込み

診断名	肯定・除外の理由	疑わしさ
虚血性心疾患	以下の理由により積極的に肯定できる ・動脈硬化が背景にあることから事前に疑われている ・胸部の限局しない疼痛，冷汗なども肯定的な所見である	◎
大動脈解離	以下の理由により積極的に肯定することはできない ・疼痛の性状が典型的ではない（背部痛・引き裂かれるような疼痛ではない）	△
肺塞栓	以下の理由により積極的に肯定することはできない ・呼吸困難，頻呼吸，SpO$_2$低下などの呼吸器症状がない	△
気胸	以下の理由により積極的に肯定することはできない ・胸部X線像にて肺気腫など，気胸の原因となりうる所見がない ・呼吸困難，頻呼吸，SpO$_2$低下などの呼吸器症状がない	△
肋骨骨折，肋軟骨炎	以下の理由により否定的である ・突然の発症，冷汗など重篤感がある ・疼痛が限局していないこと	×

疼痛の性状と随伴症状

胸痛の訴えに遭遇した際は，疼痛の性状と随伴症状の聴取が重要となる。

虚血性心疾患を疑わせる胸痛の性状としては，限局した痛みではなく，胸が締めつけられる，重苦しいといった訴えが多い。また，上肢へ放散する疼痛，労作性の疼痛，発汗や嘔気・嘔吐を伴うものも，虚血性心疾患を疑わせる訴えである。これらの症状は，リハの現場で診断を絞り込む際に有用な場合がある（表4）。

一方，胸痛以外の症状で発症する虚血性心疾患もあるため，注意が必要である。特に高齢者や糖尿病患者，認知症がある症例では，症状が非典型的となりやすい。嘔気・嘔吐や，動悸，失神，心窩部痛なども虚血性心疾患の症状のことがある。病歴から虚血性心疾患のリスクが高いと予想される症例で新しい症状変化を生じた際には，虚血性心疾患を疑って対応することが必要である。

表4　症状による絞り込み

虚血性心疾患を疑わせる症状	・鈍い痛み ・局在が不明瞭 ・胸部中央周辺の疼痛，不快な圧迫感・絞扼感・膨満感 ・数分間以上持続する ・上肢，頸部，下顎に放散する疼痛 ・ふらつき，失神，発汗，嘔気を伴う
虚血性心疾患を疑わせない症状	・チクチクした痛み ・鋭い痛み ・痛みの場所が限局し，再現性が高い ・限局した圧痛がある ・体動や特定の体位で生じる疼痛 ・肋間神経に沿った表層の痛み ・瞬間的な痛み，秒単位の痛み

リハの現場では症状が鑑別に役立つことがある

Q6 緊急性は？

鑑別診断の十分な絞り込みはできていない状況であるが，新規に発症した胸痛である。この所見のみで「不安定なサイン」を呈していると判断する必要がある。

胸痛から想起された鑑別診断には重大なものが複数含まれており，病歴や状態変化時の所見などからは虚血性心疾患が最も疑わしい診断に挙がっている。

分単位の短時間で状態が悪化する危険性があり，緊急性が高い状態と考える必要がある。患者を搬送することは危険であると考えられるため，現場での医師の対応が必要である。

虚血性心疾患のタイプと特徴

虚血性心疾患には狭心症と心筋梗塞があり，表5に示すタイプに分類される．このうち，不安定狭心症と急性心筋梗塞はACSとよばれ，特に緊急性が高い状態である．これらの確定診断には心電図や血液検査が必要であり，リハの現場での確定は難しい．

本症例は運動時に胸痛を発生していることから，労作性狭心症，不安定狭心症，急性心筋梗塞のいずれかと考えられる．

表5 虚血性心疾患のタイプと特徴

疾患		特徴	冠動脈の状態
冠攣縮性狭心症		・夜間から早朝の安静時に生じることが多い ・数分間程度で症状改善することが多い	・冠動脈の攣縮による狭窄 ・一時的な心筋虚血
労作性狭心症		・歩行や階段昇降など，運動負荷により誘発される ・安静にすることで症状は改善する ・数分〜15分程度で症状が改善することが多い ・心電図ではST下降がみられる	・冠動脈がアテロームにより狭窄 ・一時的な心筋虚血
ACS	不安定狭心症	・冠攣縮性狭心症や労作性狭心症と同様であるが，症状が強い ・20分以内に症状改善することが多い	・冠動脈が血栓により狭窄 ・一時的な心筋虚血
	急性心筋梗塞	・症状はさらに強い ・急激な発症 ・30分以上持続することが多い ・嘔気・嘔吐，冷汗，呼吸困難などを伴うこともある ・心電図検査でST上昇を認めるST上昇型心筋梗塞（ST elevation myocardial infarction：STEMI）と非ST上昇型心筋梗塞（non-ST elevation myocardial infarction：NSTEMI）に分類される ・血液検査では心筋逸脱酵素の上昇がみられる	・冠動脈が血栓により閉塞 ・心筋壊死に至る

Q7 申し送りは？（誰に，どのように申し送りをするか？）

現場での医師の対応が必要な状態であり，この**緊急性が高い状態を明確に医師に伝達する必要がある**（表6）。

表6　SBARに従った申し送り

SBAR	伝達内容
Situation（状況）	練習中に胸痛を生じた
Background（背景）	・PADによる下腿切断術後の72歳男性 ・練習開始前には異常はなかったが，立位練習を実施している際に胸痛を生じた ・意識は清明 ・血圧：110/65 mmHg ・脈拍：90/分 ・呼吸数：15回/分 ・SpO_2：92％ ・顔面には冷汗がみられる
Assessment（評価）	・新規に発症した胸痛であり，虚血性心疾患の除外が必要である ・患者の搬送は危険であると考える
Recommendation（提案）	医師の現場での診察をお願いしたい

SBARに従って，申し送り先へ必要な情報を伝える

Q8 現場での応急処置は？

虚血性心疾患が疑われており，心筋の酸素需要を最小限とする対応が必要である。患者を安静とし，心理的にも落ち着かせる必要がある。**バイタルサインは安定していること，医師がすぐに診察に駆けつけることなどを説明して，患者を安心させる。**

酸素投与も必要であり，医師への連絡時に酸素投与の可否と流量を確認し，医師の到着前から開始していることが好ましい。

Q9 翌日からのリハは可能か？（リハプログラムへの影響は？）

確定した診断によるが，急性心筋梗塞や不安定狭心症などのACSであった場合は，循環器内科や心臓血管外科での治療が優先される。**その治療後は，心大血管のリハとして，新しいリハプログラムとする必要がある。**

まとめ

　労作性狭心症による胸痛を発生したことを想定した症例であった．リハの現場では労作性狭心症か，不安定狭心症や急性心筋梗塞のいずれであるかの確定診断は難しい．

　胸痛は突然死に至る危険性のある重大な疾患の症状のことがあり，慎重な対応が求められる．特に，死に至る胸痛としては，ACS（不安定狭心症・急性心筋梗塞），肺塞栓，胸部大動脈解離，緊張性気胸がある．これらの危険因子をもった症例では，特にリハ前，リハ中の症状変化に敏感になる必要がある．

　危険な胸痛を否定できない場合は，患者を現場から動かそうとせず，緊急性が高い状態であることを医師に適切に報告し，現場での対応を依頼することが必要である．

MEMO

末梢動脈疾患（PAD）

　PADは，末梢動脈の硬化性病変である．下肢の虚血により間欠性跛行や壊疽などを生じることがあり，下肢切断や歩行障害のためリハの対象となることも多い．

　PADは全身の血管の動脈硬化の一部であり，その背景には冠動脈，脳血管の動脈硬化も合併している．

　PAD患者の死因としては虚血性心疾患や脳卒中が多く，PAD患者のリハにあたっては，これらの合併症に注意する必要がある．

【文　献】
1) 日本リハビリテーション医学会診療ガイドライン委員会 編：リハビリテーション医療における安全管理・推進のためのガイドライン，医歯薬出版，2006．

Case 2 ケーススタディ：急性期病院
突然生じた呼吸困難

基本情報（カルテから得られる情報）
- 75歳女性
- 既往歴：パーキンソン病
- 生活歴：パーキンソン病のため，身辺動作は見守りが必要。歩行は不安定で頻繁に転倒していた。
- 内服薬：レボドパ・ベンセラジド塩酸塩配合剤（イーシー・ドパール®配合錠，抗パーキンソン病薬）

現病歴
- パーキンソン病（Yahr分類4）で歩行は不安定であり，頻繁に転倒していた。

20XX年1月5日
- 転倒。疼痛のため歩行困難となっていたが，自宅にて経過観察していた。

2月1日
- 再度転倒した。
- 疼痛が強く移動が困難となったため，急性期病院を受診した。
- 恥骨骨折の診断にて入院となった。

入院時検査所見
- 血液検査所見を表1に示す。
- 胸部単純X線像では肺野に異常所見なし，心肥大も認めなかった。
- 右恥骨骨折を認めた。恥骨上枝の骨折は新しく，恥骨下枝の骨折は陳旧性と考えられた。

経過
2月1日：リハ開始
- 骨折部は関節面に至っておらず，疼痛に応じて立位・歩行は可能との指示であった。
- 疼痛が強く，立位・歩行は困難であった。疼痛の許す範囲内での可動域練習や筋力強化練習を実施した。
- 鎮痛薬の使用により，1週間ほどで疼痛は改善する傾向にあった。

リハ開始時の所見
- 意識清明
- 血圧：120/70 mmHg
- 脈拍：75/分 不整なし
- 呼吸数：12回/分
- SpO$_2$：96％
- 右鼠径部の痛みは強く，可動域評価や筋力評価は困難であった。
- 右下肢全体に浮腫を認めた。右下腿周径は対側と比較して4cm大きく，圧痕のできる浮腫であった。

イベント発生
2月10日
- 疼痛が改善してきたため，立位練習へ進めることとした。
- 立位練習を行っているところで，「息苦しい」という訴えが生じた。

表1　本症例の入院時血液検査所見

検査項目	結果	基準値・単位
WBC	7,200	4,000〜8,000/μL
RBC	500	女性：380〜550×10^4/μL
Hb	14.5	女性：12.0〜15.0 g/dL
Ht	40	女性：33〜45％
PLT	30	10〜40×10^4/μL
Dダイマー	25	0.1μg/mL未満（ラテックス凝集法）
CRP	0.6	0.3 mg/dL以下
BUN	14	8〜20 mg/dL
CRE	0.5	0.36〜1.06 mg/dL
Na	140	139〜146 mmol/L
K	4.0	3.7〜4.8 mmol/L
TP	6.8	6.3〜7.8 g/dL
Alb	4.0	3.7〜4.9 g/dL
空腹時血糖	90	70〜110 mg/dL

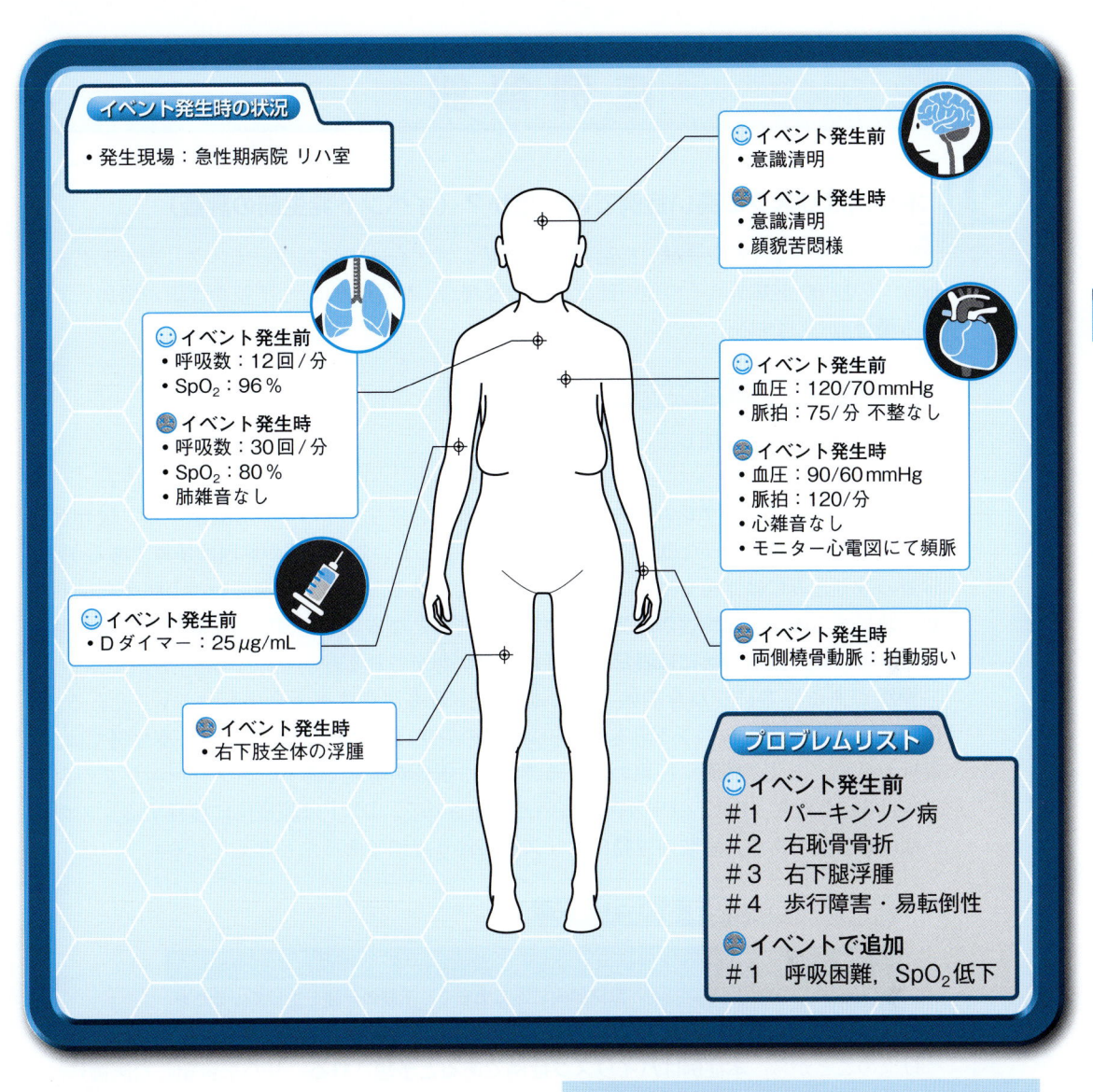

イベント発生時の状況
- 発生現場：急性期病院 リハ室

頭部
- 😊 イベント発生前
  - 意識清明
- 😣 イベント発生時
  - 意識清明
  - 顔貌苦悶様

呼吸
- 😊 イベント発生前
  - 呼吸数：12回/分
  - SpO_2：96%
- 😣 イベント発生時
  - 呼吸数：30回/分
  - SpO_2：80%
  - 肺雑音なし

循環
- 😊 イベント発生前
  - 血圧：120/70 mmHg
  - 脈拍：75/分 不整なし
- 😣 イベント発生時
  - 血圧：90/60 mmHg
  - 脈拍：120/分
  - 心雑音なし
  - モニター心電図にて頻脈

採血
- 😊 イベント発生前
  - Dダイマー：25 μg/mL

四肢
- 😣 イベント発生時
  - 両側橈骨動脈：拍動弱い
- 😣 イベント発生時
  - 右下肢全体の浮腫

プロブレムリスト
😊 イベント発生前
- #1 パーキンソン病
- #2 右恥骨骨折
- #3 右下腿浮腫
- #4 歩行障害・易転倒性

😣 イベントで追加
- #1 呼吸困難，SpO_2低下

ケーススタディ：急性期病院

- 患者を臥位とし，バイタルサインの測定を実施した。

+ 意識清明
+ 血圧：100/60 mmHg
+ 脈拍：120/分 不整なし
+ 呼吸数：20回/分
+ SpO_2：90%

- 血圧低下があるため下肢挙上とし，3分後に再度，状態を確認した。
- 呼吸苦の訴えは持続し，顔貌は苦悶様となっていた。

+ 血圧：90/60 mmHg
+ 脈拍：120/分 不整なし
+ 呼吸数：30回/分
+ SpO_2：80%（頻呼吸は増悪し，SpO_2は低下傾向）
+ 橈骨動脈の拍動：弱いものの，触知可能
+ 胸部聴診：肺雑音なし，呼吸音に左右差なし，心雑音は聴取されない
+ モニター心電図着用としたが，頻脈はみられるものの，モニター画面上では波形の異常は観察されなかった。

症例解説

Q1 本症例はリスクの高い症例であったか？（イベント発生前の評価）

日本リハ医学会『安全管理・推進のためのガイドライン』[1]に基づいてスクリーニングを行う。「リハ中止基準：その他の注意が必要な場合」の項目では、「下肢の浮腫が増加している場合」が該当する。

> **リハ中止基準：その他の注意が必要な場合**
> - 下肢の浮腫が増加している場合

続いて、病歴やプロブレムリストから予想される合併症やイベントを列挙する。繰り返す転倒で臥床傾向にあった患者に、下肢の浮腫が生じている。浮腫の原因は多様であるが、診断の絞り込みには浮腫を生じている部位が重要である。浮腫が全身性か、上肢または下肢に限局するのか、両側性か片側性かが重要な情報となる。本症例では片側性の浮腫を生じているため、鑑別診断には表2に挙げた疾患が想定される。

浮腫がある患者にリハを開始するにあたり、最も注意すべき合併症はDVTである。DVTリスクのスクリーニングとしては、Wellsの方法（表3）が代表的である。本症例では、最近の臥床、下肢の腫脹、圧痕のできる浮腫の3項目が陽性である。スクリーニングの合計点は3点となり、DVTのリスクは高いと判断される。DVTは肺塞栓に移行するリスクが高い合併症であり、患肢の運動にはリスクが伴う症例であったと考えられる。

病歴などから予想するべきリスク

予想される合併症やイベント	理由
DVT	臥床傾向にある患者で、下肢の浮腫が生じているため

以上のことから、**本症例はハイリスク症例であると予想される**。リハを依頼した医師に、肺塞栓発生のリスクや具体的な練習メニュー（特に患側下肢の可動域練習や歩行練習の可否）について確認する必要がある。また、リハ前・リハ中に、頻繁にバイタルサインを測定して、全身状態に変動がないかを確認する必要がある。

表2 片側下肢の浮腫を生じる疾患

- DVT
- 静脈機能不全
- 蜂窩織炎
- 痛風
- ベーカー嚢腫破裂
- 悪性腫瘍による静脈の圧迫
- 悪性腫瘍治療後（手術や放射線）のリンパ浮腫

全身浮腫の鑑別診断については、Case 21（p.199）を参照

表3　WellsらによるDVTの予測

臨床所見	点数
活動性のある悪性腫瘍（治療中もしくは6カ月以内に治療されていた，もしくはターミナル）	1
下肢の麻痺もしくはギプス固定	1
最近3日間以上臥床していた，もしくは大手術後4週以内	1
深部静脈の分布に沿った圧痛	1
下肢全体の腫脹	1
対側と比較して3cm以上の腫脹	1
圧痕のできる浮腫（pitting edema）	1
表層の側副静脈	1
DVT以外のより疑わしい疾患	−2

上記の点数を加算し，0点はlow risk，1〜2点はmedium risk，3点以上はhigh riskと分類する

（文献2より引用）

Q2 このイベントのキーワードは何か？

イベント発生時に追加されたプロブレムや，その他の情報から，本症例に生じている問題を考察する。重要なキーワードを列挙すると次のようになる。

> **重要なキーワード**
> - 片側下腿浮腫があった骨折症例
> - 運動に伴って突然生じた呼吸困難
> - 頻呼吸とSpO₂低下を呈している

Q3 リハ中止基準に該当するか？

リハ開始の時点では自覚症状やバイタルサインの異常はみられていなかった。リハ開始後に自覚症状が出現し，バイタルサインの変動を生じていることから，途中でリハを中止する基準に該当項目がないかを検討する。「リハ中止基準」の「途中でリハを中止する場合」の項目に「中等度以上の呼吸困難などが出現した場合」があり，本症例はこれに該当している。

また，突然生じた「呼吸困難」という重篤な合併症を示唆する所見を呈しており，さらにバイタルサインは経時的に増悪する傾向を示している。リハの継続が危険なことは明白であり，直ちにリハを中止して緊急対応するべきである。

リハ中止基準の関連項目

リハ中止基準	関連項目
積極的なリハを実施しない場合	・安静時脈拍40/分以下または120/分以上 ・リハ実施前にすでに動悸・息切れ・胸痛のある場合 ・安静時酸素飽和度（SpO₂）90％以下
途中でリハを中止する場合	・中等度以上の呼吸困難，めまい，嘔気，狭心痛，頭痛，強い疲労感等が出現した場合 ・頻呼吸（30回/分以上），息切れが出現した場合

Q4 想定される鑑別診断は？

このイベントの重要なキーワードは，突然生じた呼吸困難である．急激な呼吸困難を生じる合併症には表4に示したようなものがある．呼吸器疾患が鑑別に挙がるが，循環器疾患でも呼吸困難を訴えることがある点に注意が必要である．表4の鑑別診断には短時間で致命的となる重篤な合併症が含まれているため，短時間で絞り込みをすることが必要である．

表4　呼吸困難の鑑別診断

鑑別診断	特徴
肺塞栓	・急激な発症 ・胸痛 ・DVTの症状（片側下腿浮腫など）
気胸	・急激な発症 ・胸痛 ・片側の呼吸音消失 ・頸静脈怒張 ・緊張性気胸は緊急性が高い
喘息	・喘息の既往 ・喘鳴の聴取 ・呼吸補助筋の使用
窒息	・食事や嘔吐など気道閉塞の原因がある ・チョークサイン（両手でのどをおさえる特有の姿勢）
COPD急性増悪	・COPDの既往 ・胸部単純X線像にて肺野の異常（肺気腫） ・喘鳴の聴取，呼吸音減弱 ・咳や痰の増加 ・呼吸補助筋の使用
心不全	・心疾患の既往や不整脈 ・胸部単純X線像にて心肥大 ・浮腫 ・頸静脈怒張
虚血性心疾患	・胸痛 ・動脈硬化の危険因子（高血圧，糖尿病，脂質異常症，加齢）
過換気症候群・その他心因性	SpO_2低下なし

Q5 診断の絞り込みは可能か？

表4の鑑別診断に挙がった緊急性の高い疾患を念頭に，緊急性の判断と診断の絞り込みを行う．呼吸器疾患と循環器疾患，窒息，過換気症候群，心因性が挙げられているが，これらの鑑別に必要な情報で，リハ室で得ることのできるものは次のとおりである．

- 現病歴・既往歴　　：心疾患，呼吸器疾患など
- バイタルサイン　　：意識レベル，血圧，脈拍，SpO_2
- 発症様式　　　　　：急激な発症か，緩徐な発症か
- 呼吸困難　　　　　：程度（会話は可能か），持続時間，経時的な変化
- 呼吸パターン　　　：呼吸数，呼吸補助筋の使用
- 随伴症状　　　　　：胸痛，発熱，咳嗽，冷汗など
- 胸部聴診　　　　　：心雑音，呼吸音消失，左右差，喘鳴の有無
- その他の身体所見：チアノーゼ，頸静脈怒張，四肢の浮腫・色調変化など

これらの所見を活用して診断の絞り込みを行う。本症例では急激な発症であり，頻呼吸，SpO$_2$低下，片側下肢の浮腫も伴っていることから，**肺塞栓が最も疑わしいと考えられる**（表5）。さらに，血圧低下，頻脈も伴っていることから，重症と予想される。

表5　本症例の鑑別診断の絞り込み

診断名	肯定・除外の理由	疑わしさ
肺塞栓	以下の理由により積極的に肯定できる ・急激な発症であること ・頻呼吸，SpO$_2$低下を伴っていること ・片側下肢の浮腫があり，DVTの疑いがあること	◎
気胸	以下の理由により肯定的である ・急激な発症であること	○
喘息	以下の理由により積極的に肯定することはできない ・喘息の既往がないこと ・喘鳴が聴取されないこと	△
窒息	以下の理由により否定的である ・食事や嘔吐など窒息を生じる原因がない	×
COPD急性増悪	以下の理由により積極的に肯定することはできない ・COPDの既往がない	△
心不全	以下の理由により積極的に肯定することはできない ・下肢の浮腫は片側性である	△
虚血性心疾患	以下の理由により積極的に肯定することはできない ・胸痛がない	△
過換気症候群	以下の理由により否定的である ・SpO$_2$低下が顕著であること	×

肺塞栓の診断

肺塞栓は突然死を生じることもある重篤な合併症であり，なおかつリハによる下肢の運動が誘因となることもある。

肺塞栓の症状は，呼吸困難，胸痛，頻呼吸などの胸部症状であるが，いずれも肺塞栓に特異的な症状とはいえず，これだけで診断を絞り込むことは困難である。

肺塞栓の原因となる塞栓は下肢の静脈に生じることが大多数であり，下肢のDVTがある症例あるいは疑わしい症例で胸部症状を生じた際には，肺塞栓を疑う必要がある。特に，頻呼吸があるにもかかわらずSpO$_2$が低値となっている場合は，より疑わしい状態である。

身体所見から肺塞栓の有無を予測するモデルとしてWellsの予測方法（表6）や改訂ジュネーブスコアが報告されている。いずれもリハの現場で評価できる項目から判断が可能である。

本症例ではWellsの肺塞栓予測で9点（7点以上が高リスク）となっており，肺塞栓の疑いが強いと考えられる。肺塞栓の確定診断には，血液ガス分析，造影CT（図1）などが必要である。

表6 Wellsらによる肺塞栓の予測

臨床所見	点数
DVTの臨床所見	3
肺塞栓がほかの鑑別診断と比較してより疑わしい	3
心拍数＞100回/分	1.5
最近の手術もしくは臥床	1.5
肺塞栓やDVTの既往	1.5
血痰	1
がん	1

点数を加算して判断する。高得点ほどハイリスクである。0〜1点は低リスク，2〜6点は中等リスク，7点以上は高リスクと分類する

（文献3より引用）

図1 右肺動脈に生じた肺塞栓

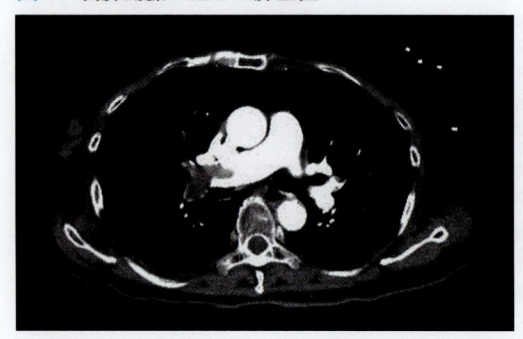

造影CTの所見。血栓は大きく，右肺動脈の大部分を閉塞している

Q6 緊急性は？

本症例では，病歴やイベント発生時の典型的な症状・バイタルサインの変動状況から診断を絞り込むことは容易である。**バイタルサインの変動が大きく，緊急性は極めて高い状態であると推測される。**速やかな人員招集と現場での応急処置が必要である。

Q7 申し送りは？（誰に，どのように申し送りをするか？）

本症例では非常に緊急性が高いことが明白である。**この状態を医師に明確に伝える必要がある**（表7）。

表7 SBARに従った申し送り

SBAR	伝達内容
Situation（状況）	突然，呼吸困難を生じた
Background（背景）	・1カ月前に受傷の恥骨骨折患者 ・初回の練習をリハ室で行っていた ・立位練習をしていたところ，呼吸困難の訴えを生じた ・血圧：90/60 mmHg，脈拍：120/分 不整なし ・呼吸数：30回/分，SpO_2：80％
Assessment（評価）	・呼吸困難と頻呼吸があり，重大な呼吸器・循環器合併症が否定できない ・バイタルサインは経時的に増悪している ・特にSpO_2の低下が顕著である ・緊急性が非常に高い状態と考えられる
Recommendation（提案）	・主治医にリハ室へ往診してもらいたい ・SpO_2低下がみられるため，酸素投与の許可と投与量の指示をいただきたい

Q8 現場での応急処置は？

肺塞栓は急死に至ることもある重大な合併症である。早急に診断を確定し，血栓溶解療法を施行する必要がある。

リハの現場で実施できることは，**全身状態の悪化がないかを観察すること，心肺停止に至った場合は速やかにBLSを開始できる準備をしておくことである。酸素が利用可能であれば，酸素投与も必要である**（投与の可否や投与量は医師の指示が必要であり，電話連絡の際に確認する）。

Q9 翌日からのリハは可能か？（リハプログラムへの影響は？）

歩行練習などは血栓を遊離させるリスクを伴い，肺塞栓発生の誘因となる。このため，DVTと診断された症例では，立位・歩行練習の開始時期を慎重に検討する必要がある。

近年では，早期離床とベッド上安静とでは肺塞栓の発生率に有意差はないとする研究が数件報告され，サンプル数は少ないもののシステマティックレビュー[4]も報告されている。抗凝固療法が開始され，全身状態が安定しているDVT症例では主治医の許可があれば離床を進めることも可能と考えられる。ただし，統計学的有意差はないとされているものの，いずれの群でも一定の割合で肺塞栓が生じていることに注意が必要である。自覚症状やバイタルサインなどを確認しつつ，注意深く練習を進めるべきである。

リハ中に肺塞栓を生じて急変することで，患者や家族とのトラブルとなる危険性も否定できないため，事前にリハの必要性とリスクを説明することが必要である。

まとめ

リハで最も注意すべき合併症である肺塞栓症例であった。病歴や発生時の症状・身体所見なども典型的であり，診断の絞り込みは難しくないイベントであったと思われる。

肺塞栓では，発生後に状態が分単位で増悪することも少なくなく，しばしば致命的である。本症例では心肺停止には至っていないが，それに至る危険性があるため，速やかに緊急院内コールをする必要がある。

医師が到着するまでの現場での応急処置としては，酸素投与が挙げられる（投与前に医師に確認することが好ましい）。対応中に心肺停止に至る可能性もあるため，救急カートを用意し，BLSを開始できる準備を整えることが必要である。

このような急変においても冷静に対応できるよう，医師の招集方法の確認，救急カートの整備やスタッフのトレーニングが求められる。

【文　献】
1) 日本リハビリテーション医学会診療ガイドライン委員会 編：リハビリテーション医療における安全管理・推進のためのガイドライン，医歯薬出版，2006.
2) Wells PS, et al.: Value of assessment of pretest probability of deep-vein thrombosis in clinical management. Lancet 350(9094): 1795-1798, 1997.
3) Wells PS, et al.: Derivation of a simple clinical model to categorize patients probability of pulmonary embolism: increasing the models utility with the SimpliRED D-dimer. Thromb Haemost 83(3): 416-420, 2000.
4) Anderson CM, et al.: Ambulation after deep vein thrombosis: A systematic review. Physiother Can 61(3): 133-140. 2009.

Case 3 ケーススタディ：急性期病院
意識レベル低下

基本情報（カルテから得られる情報）
- 90歳女性
- 既往歴：心不全
- 内服薬：フロセミド（ラシックス®，利尿薬）

現病歴
- 3年前から心不全の診断にて近医加療中であった。20XX年3月中旬から心不全症状増悪あり，労作時の呼吸困難も増悪傾向であった。

4月4日
- 心不全に対する入院加療目的にて急性期病院循環器内科紹介となり，同日入院となった。利尿薬などで治療が実施された。

4月7日
- 全身状態が安定したため，リハ処方となった。

検査所見
- X線像：心肥大，胸水貯留を認めた（図1）。

図1 本症例の胸部X線像

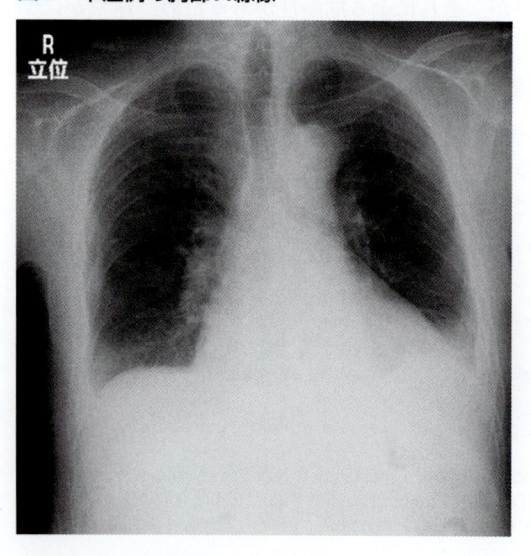

経過
4月7日
- SpO₂を観察しつつ，離床練習を開始した。

リハ開始時の所見
- ぼんやりした印象であったが，見当識は保たれていた。JCS I-1と判断した。
- 息切れなし，その他の訴えもなかった。
- 血圧：90/60 mmHg
- 脈拍：80/分
- 呼吸数：12回/分
- SpO₂：92％
- 体温：36.5℃

4月9日
- 傾眠傾向であったが声かけで容易に開眼し，見当識は保たれていた。

イベント発生
4月10日
- 午前中に訪室したところ，声かけに開眼しない状態であった。
- 痛み刺激でかろうじて開眼する程度であり，JCS II-30と判断した。
- 意識レベル以外のバイタルサインには大きな変化はみられなかった。
- 麻痺や構音障害などもみられなかった。
- 血液検査の結果は表1のとおりであった。

イベント発生時の状況

- 発生現場：急性期病院 病室

🙂 イベント発生前
- JCS：I-1

😷 イベント発生時
- JCS：II-30

🙂 イベント発生前
- 呼吸数：12回/分
- SpO₂：92%

😷 イベント発生時
- 呼吸数：12回/分
- SpO₂：92%

🙂 イベント発生前
- 血圧：90/60mmHg
- 脈拍：80/分

😷 イベント発生時
- 血圧：90/60mmHg
- 脈拍：80/分

🙂 イベント発生前
- Na：140mmol/L

😷 イベント発生時
- Na：115mmol/L

🙂 イベント発生前
- 体温：36.5℃

プロブレムリスト

🙂 イベント発生前
#1 心不全

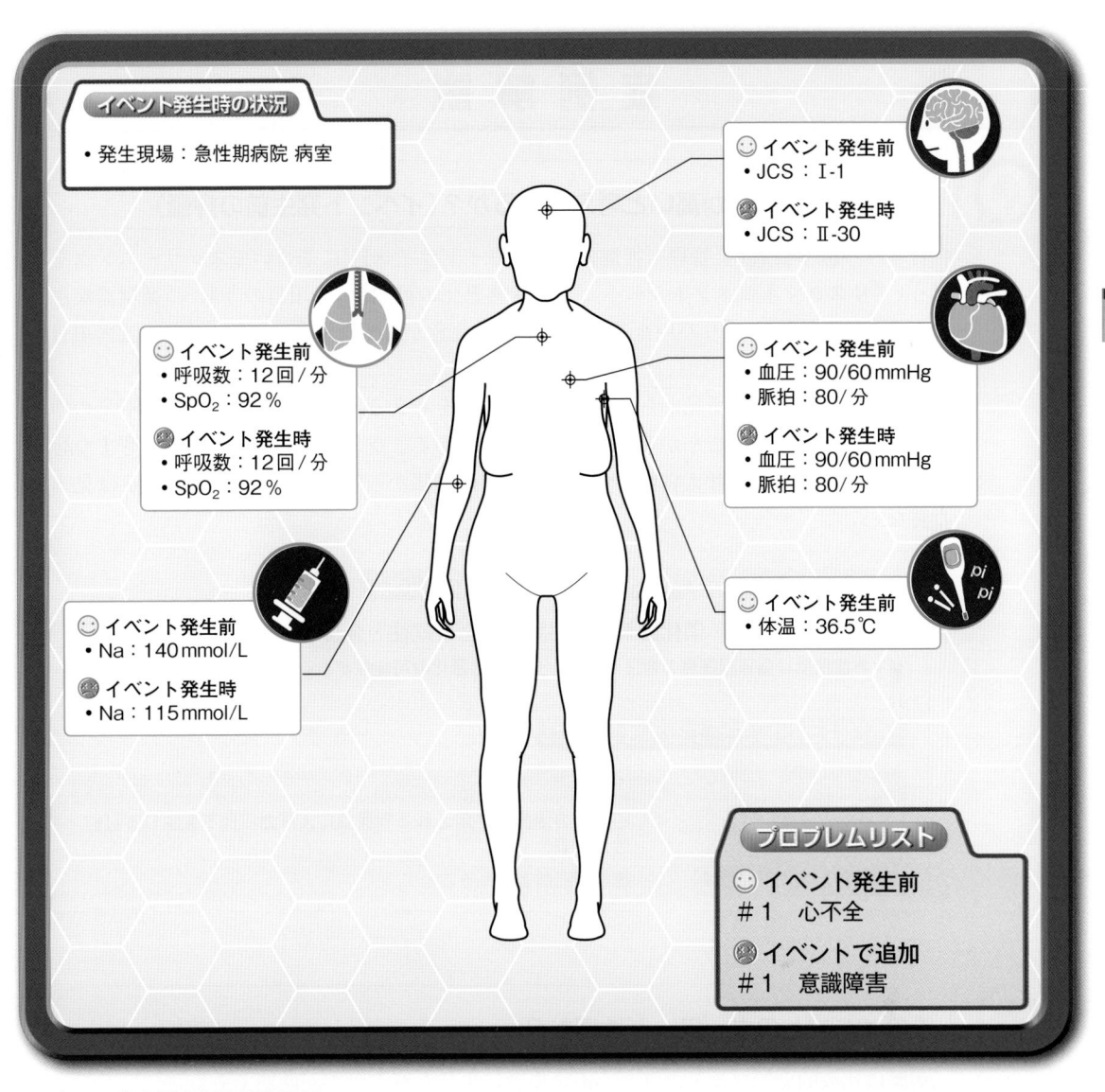

😷 イベントで追加
#1 意識障害

ケーススタディ：急性期病院

表1 本症例の血液検査所見

検　査	4月4日（入院時）	4月10日（状態変化した朝の採血）	基準値・単位
WBC	5,300	5,200	4,000〜8,000/μL
RBC	370	390	女性：380〜550×10⁴/μL
Hb	11.8	12.5	女性：12.0〜15.0g/dL
Ht	32	35	女性：33〜45%
PLT	18	20	10〜40×10⁴/μL
CRP	1.2	0.9	0.3mg/dL以下
BUN	16	20	8〜20mg/dL
CRE	0.85	1.0	0.36〜1.06mg/dL
Na	140	**115**	139〜146mmol/L
K	4.1	4.2	3.7〜4.8mmol/L
TP	5.6	6.0	6.3〜7.8g/dL
Alb	3.0	3.5	3.7〜4.9g/dL
空腹時血糖	110	80	70〜110mg/dL
HbA1c	5.0	—	〜6.2%
BNP	850	450	18.4pg/mL以下

症例解説

Q1 この症例はリスクが高いと考えられるか？（イベント発生前の評価）

日本リハ医学会『安全管理・推進のためのガイドライン』[1)]に基づいてスクリーニングを行う。「リスクマネジメントシート：全身状態悪化の可能性」の項目のうち，「循環器疾患の合併」が該当する。「リハ中止基準：その他の注意が必要な場合」の項目では，該当項目はみられない。

続いて，病歴や身体所見から予想される合併症を考える。高齢であること，心不全の増悪があり治療中であることが考慮するべき因子である。虚弱な症例であり，さまざまな合併症の危険性があると考えられるが，ここまでの情報から想起される特定の合併症は見当たらない。

リスクマネジメントシート：全身状態悪化の可能性

- 循環器・呼吸器・消化器系等内部臓器疾患の既往・合併
  *本症例では循環器疾患の合併があり，全身状態悪化の可能性があると考えておく必要がある。

病歴などから予想するべきリスク

予想される合併症やイベント	理由
血圧低下	心不全の治療に使用される利尿薬により血圧低下を生じる可能性がある
感染症（肺炎や尿路感染）	虚弱な高齢者であること

Q2 このイベントのキーワードは何か？

病歴は比較的シンプルであり，心不全患者に生じた意識障害が問題である。

重要なキーワード

- 心不全患者に生じた意識障害

Q3 リハ中止基準に該当するか？

『安全管理・推進のためのガイドライン』の「リハ中止基準」に該当する項目がある。このため，**リハの中止を考慮する必要がある**。

リハ中止基準の関連項目

リハ中止基準	関連項目
途中でリハを中止する場合	意識状態の悪化

Q4 想定される鑑別診断は？

意識障害は，持続時間や変動の有無に応じて，一過性の意識障害と遷延性の意識障害の2つに分類される。一過性の意識障害は，失神やてんかん発作が原因となる。

本症例では，意識障害は一過性ではなく持続していることから，遷延性の意識障害である。

意識障害の鑑別診断は中枢疾患だけではなく全身に及ぶものであり，数多くの原因がある。本症例は高齢者の心不全であり，虚弱な症例と考えられる。原因としては，さまざまなものが想定される。

意識障害の鑑別診断で重要なものを網羅するための語呂合わせとして，「AIUEOTIPS」がある。これは考えられる原因の頭文字をとって並べたものである（p.21，表4参照）。意識障害の鑑別診断は多数あるため，重要なものを忘れずにリストアップする必要がある。

身体所見などの随伴症状や，画像・血液検査などで絞り込みを行うこととなる。ただし，意識障害の原因が複数同時に存在する場合もあるので，重大な疾患の併存を見落とさないように注意する必要がある。

意識障害の患者本人から病歴を聴取することは困難であり，事前にカルテから情報を収集し，意識障害の経過やバイタルサインの変動を日々観察・記録していることが重要である。

さまざまな障害が鑑別に挙がるため，病歴聴取や全身の観察が必要となる。実際には「AIUEOTIPS」の順番で鑑別を行うのではなく，緊急性が高いものを優先して考慮するべきである。

Q5 診断の絞り込みは可能か？

意識障害の鑑別診断は数多くある。これらのすべてを鑑別に挙げることは現実的ではないため，鑑別診断リストから重要なものを抜粋する。ここでは緊急性が高いもの，病歴や検査結果からより疑わしいものを抽出することとする。

緊急性が高いものとしては脳卒中，疑わしいものとしては電解質異常，発症前に予想されていた合併症（Q1参照）としては感染症を重要な鑑別診断に挙げる（表2）。

発症経過が緩徐であり，麻痺や構音障害などの神経学的所見がないこと，血圧上昇もないこと（p.56，MEMO参照）から，脳卒中は積極的に肯定しにくい。また感染症は，発熱やWBC・CRP上昇などの炎症所見に乏しいことから，積極的に肯定することはできない。このため，**低ナトリウム血症による意識障害の可能性が高いと予想される。**

表2 本症例の鑑別診断の絞り込み

診断名	肯定・除外の理由	疑わしさ
電解質異常	以下の理由により積極的に肯定できる ・血液検査にて低ナトリウム血症を認めている	◎
感染症	以下の理由により積極的に肯定することはできない ・発熱やWBC・CRP上昇がみられない	△
脳卒中	以下の理由により積極的に肯定することはできない ・意識障害以外の神経学的所見がみられない ・意識障害の発症経過が比較的緩徐であること ・血圧上昇がないこと	△

高齢者の電解質異常

高齢者では電解質異常を生じやすい。特に低ナトリウム血症の頻度が高いとされている。

血清Na値が軽度低下（120〜135mmol/L）程度であれば，悪心や食欲低下など軽度の症状のことが多い。それ以上の低下となると，意識障害，不穏，痙攣などの重度の症状を呈することとなる。

電解質異常では，正常値からの逸脱が大きいほど重症となるが，その変化の速度による影響も大きい。すなわち緩徐に進行した電解質異常よりも，急速に進行した電解質異常のほうがより重度の症状を呈する。このため，血液検査値をみる際には，その異常値の程度だけではなく，異常を呈する前の検査値と比較して，どの程度の速度で変化を生じているかという経時的変化を観察することも重要である。

低ナトリウム血症の原因としては，次のものが挙げられる。
- 食事摂取量減少によるナトリウム摂取量低下
- 腎症・腎不全
- 肝硬変
- うっ血性心不全
- 甲状腺機能低下症
- 嘔吐・下痢
- 薬剤性

薬剤性の低ナトリウム血症としては，利尿薬によるものが代表的である。利用されることが多い利尿薬としては，フロセミド（ラシックス®），トリクロルメチアジド（フルイトラン®）などがある。

Q6 緊急性は？

本症例では低ナトリウム血症による意識障害が疑われている。低ナトリウム血症は高齢者に多くみられる電解質異常である。低ナトリウム血症の原因としては，嘔吐・下痢，利尿薬，心不全，腎不全などがある。症状としては，倦怠感，注意力低下，記銘力低下などを生じ，重度の場合は意識障害や痙攣などを生じることもある。ナトリウムの検査値だけではなく，変動速度も症状に影響を与える。短期間に急速に低下した場合は症状が出現しやすく，緩徐な低下の場合は症状が目立たない場合もある。

今回の経過は比較的緩徐ではあるが，意識障害を生じている電解質異常であり，**早急に対応することが好ましい状態であると考えられる。**

Q7 申し送りは？（誰に，どのように申し送りをするか？）

急性期病院の病棟での発生であり，**主治医か病棟看護師に連絡することとなる**（表3）。

表3　SBARに従った申し送り

SBAR	伝達内容
Situation（状況）	意識レベルの低下がみられる
Background（背景）	・90歳女性，心不全にて入院加療中であった ・昨日と比較して意識レベルが低下している ・JCS Ⅱ-30となっている ・その他のバイタルサインには著変はみられない
Assessment（評価）	意識レベルが増悪傾向である
Recommendation（提案）	患者の診察と対応をお願いしたい

Q8 現場での応急処置は？

意識障害のある患者では，舌根沈下による気道閉塞の危険がある。換気に問題があるようであれば，**気道確保のためのポジショニングが必要である**。

Q9 翌日からのリハは可能か？（リハプログラムへの影響は？）

意識障害の原因が予想どおり低ナトリウム血症によるものであれば，輸液などにより緩徐な補正が行われるものと思われる。

虚弱な高齢者であり，リハを実施せずに臥床していると，廃用症候群やせん妄の原因となる。これらは重大かつ不可逆的なADL低下をきたす可能性があり，**全身状態が安定していればリハは継続することが好ましいと考えられる**。

まとめ

意識障害は遭遇する頻度が高いが，原因は多様であり，適切に対応するには難易度が高い。重要な疾患を忘れずに鑑別診断に挙げる方法としては，AIUEOTIPSがある。高齢者では電解質異常を呈する頻度も高く，忘れずに鑑別診断に入れる必要がある。

MEMO

意識障害の分類

　意識障害はリハの対象患者に頻繁にみられる問題である．意識障害の患者をみた場合，どのような意識障害かを考えることが重要である．意識障害は，意識レベルの低下と質的変化に分けられる．

　意識レベルはその程度により，傾眠，混迷，昏睡に分類される．数値化する方法として，JCSやGCSがある．

　意識の質的変化として代表的なものは，せん妄である．周辺環境の認知や，それに対する反応が障害された状態である（せん妄の詳細については，p.183参照）．特殊な形態として一過性の意識消失があり，これは失神とよばれる（失神の詳細については，p.134〜137参照）．

脳卒中と血圧の関係

　意識障害の原因として，鑑別診断に脳卒中が挙げられる．脳卒中の急性期には血圧が上昇することが多い．これを参考に，意識障害の原因として脳卒中が疑われるかどうか絞り込むことも可能である．

　Ikedaら[2]は，529名の意識障害患者において頭蓋内病変の有無とバイタルサインの関係を調査している．ここでは，収縮期血圧90mmHg以下では脳内病変の尤度比は0.04，170mmHg以上では6.09であった．すなわち，低血圧の場合には頭蓋内病変以外の可能性が高く，高血圧の場合は頭蓋内病変の可能性が高いと判断できる．

【文　献】

1) 日本リハビリテーション医学会診療ガイドライン委員会 編：リハビリテーション医療における安全管理・推進のためのガイドライン，医歯薬出版，2006．
2) Ikeda M, et al: Using vital signs to diagnose impaired consciousness: cross sectional observational study. BMJ 325 Oct 12, 2002.

ケーススタディ：急性期病院

Case 4 ケーススタディ：急性期病院
脳梗塞症例の麻痺増悪

基本情報（カルテから得られる情報）
- 70歳男性
- 既往歴：高血圧を指摘されていたが，未治療であった。
- 生活歴：日常生活は自立していた。
- 内服薬：なし

現病歴
20XX年10月3日
- 起床時に左上下肢の脱力に気づいた。歩行困難となったため，同日急性期病院を受診した。
- 頭部MRI像で脳梗塞を認めたため，内科入院となった。
- アルガトロバン（スロンノン®，抗トロンビン薬），エダラボン（ラジカット®，脳保護薬）の注射による加療が実施された。

10月4日
- リハ処方となった。

検査所見
- 血液検査：異常なし
- 画像所見
    ▶胸部X線像：異常なし
    ▶頭部MRI像：3スライスにわたる梗塞巣がみられた（図1）。MRAにて主幹動脈の閉塞・狭窄はみられなかった。
- 心電図：異常なし

経過
10月4日：初回リハ
- 意識清明であり，リハ意欲はあった。
- 血圧は高めであるが，全身状態は良好であると考えて積極的な離床を進めることとした。
- ベッド上での起き上がり，座位保持の練習を実施した。

リハ開始時の所見
- 意識清明
- 血圧：160/100 mmHg
- 脈拍：90/分 不整なし
- 呼吸数：12回/分
- SpO_2：95％
- 体温：36.7℃
- 身体所見：左片麻痺，ブルンストロームステージ：上肢Ⅳ，手指Ⅳ，下肢Ⅳ
- 痙性亢進：なし

図1 入院時頭部MRI（拡散強調画像：DWI）

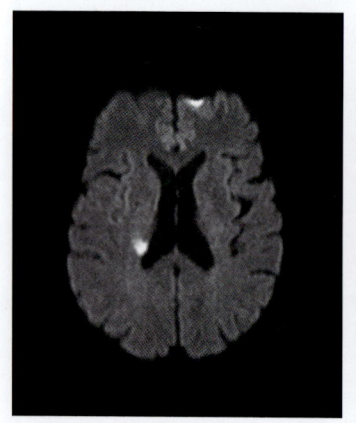

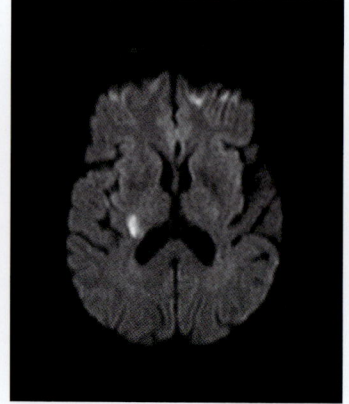

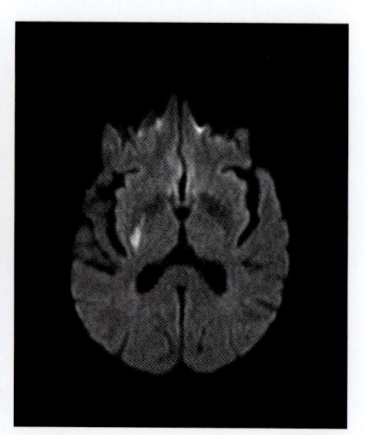

右大脳半球白質に3スライスにわたる病巣がみられる

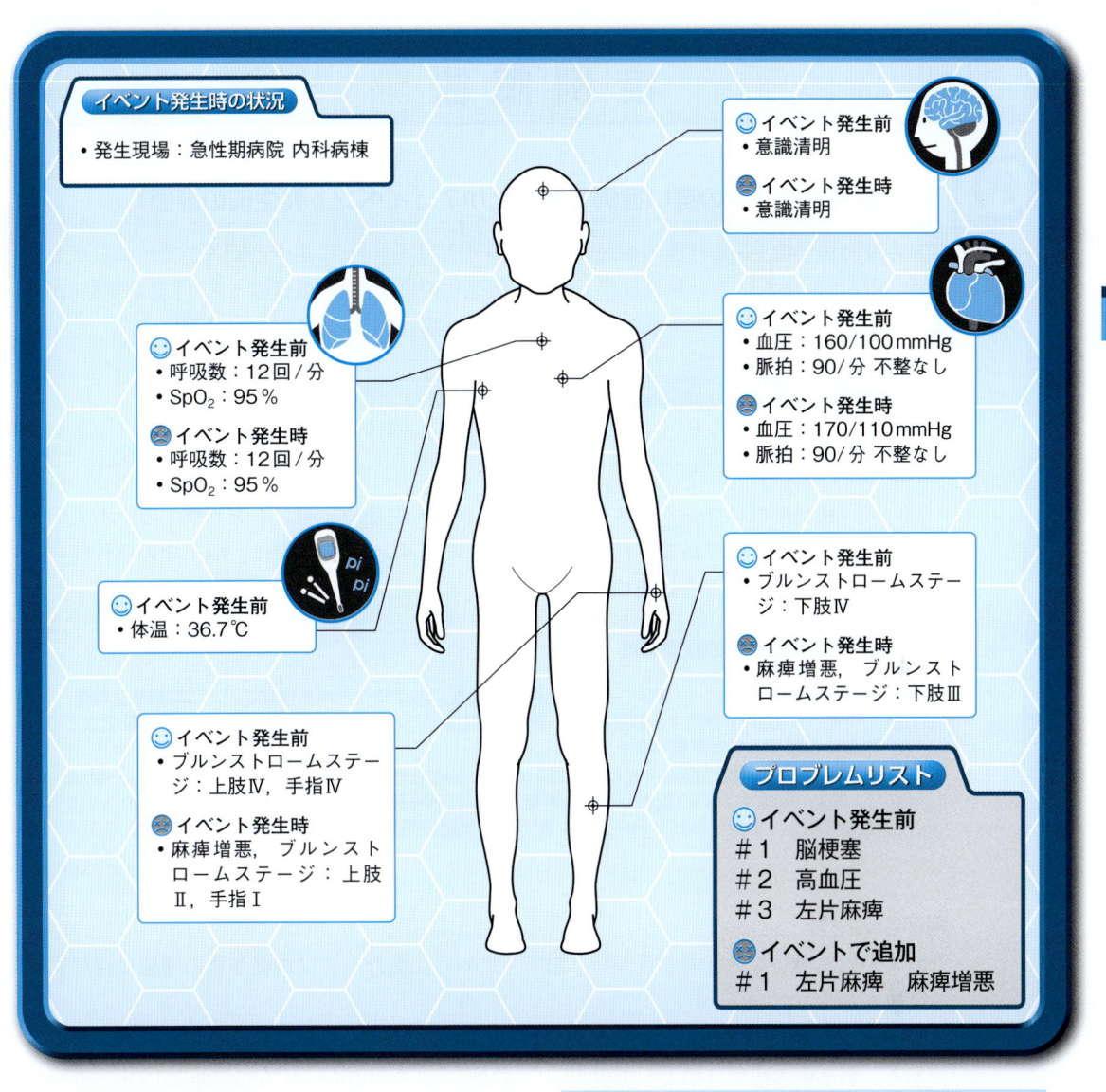

ケーススタディ：急性期病院

イベント発生時の状況
- 発生現場：急性期病院 内科病棟

頭部（脳）
- 🙂 イベント発生前
  - 意識清明
- 😟 イベント発生時
  - 意識清明

呼吸
- 🙂 イベント発生前
  - 呼吸数：12回/分
  - SpO₂：95%
- 😟 イベント発生時
  - 呼吸数：12回/分
  - SpO₂：95%

循環
- 🙂 イベント発生前
  - 血圧：160/100 mmHg
  - 脈拍：90/分 不整なし
- 😟 イベント発生時
  - 血圧：170/110 mmHg
  - 脈拍：90/分 不整なし

体温
- 🙂 イベント発生前
  - 体温：36.7℃

上肢
- 🙂 イベント発生前
  - ブルンストロームステージ：上肢Ⅳ，手指Ⅳ
- 😟 イベント発生時
  - 麻痺増悪，ブルンストロームステージ：上肢Ⅱ，手指Ⅰ

下肢
- 🙂 イベント発生前
  - ブルンストロームステージ：下肢Ⅳ
- 😟 イベント発生時
  - 麻痺増悪，ブルンストロームステージ：下肢Ⅲ

プロブレムリスト
🙂 **イベント発生前**
- #1 脳梗塞
- #2 高血圧
- #3 左片麻痺

😟 **イベントで追加**
- #1 左片麻痺　麻痺増悪

イベント発生
10月5日午前
- リハ継続のため訪室したところ，左上下肢が動きにくいと訴えた。
- 看護記録では，10月4日には異常は記録されていなかった。
- 10月5日の起床時より，左上下肢が動きにくいとの記録であった。
- 10月5日のリハ再診時には，ブルンストロームステージで上肢Ⅱ，手指Ⅰ，下肢Ⅲとなっていた。

- ➕ 意識清明
- ➕ 血圧：170/110 mmHg
- ➕ 脈拍：90/分 不整なし
- ➕ 呼吸数：12回/分
- ➕ SpO₂：95%

症例解説

Q1 この症例はリスクの高い症例であったか？（イベント発生前の評価）

日本リハ医学会『安全管理・推進のためのガイドライン』[1]に基づいてスクリーニングを行う。「リスクマネジメントシート：全身状態悪化の可能性」の項目のうち，「発症早期」が該当する。「リハ中止基準：その他の注意が必要な場合」では，該当項目はない。

> **リスクマネジメントシート：全身状態悪化の可能性**
> ・発症早期

続いて，病歴やプロブレムリストから予想される合併症やイベントを列挙する。本症例は脳卒中の急性期症例である。『脳卒中治療ガイドライン2015』[2]では，脳卒中の急性期リハに関連して，表1のように記載されている。

表1　脳卒中急性期リハの推奨事項

- 急性期リハビリテーションにおいては，高血糖，低栄養，痙攣発作，中枢性高体温，深部静脈血栓症，血圧の変動，不整脈，心不全，誤嚥，麻痺側の無菌性関節炎，褥瘡，消化管出血，尿路感染症などの合併症に注意することが勧められる（グレードB）
- リハビリテーション（座位訓練・立位訓練などの離床訓練）を開始する場合，まずJapan Coma Scale 1桁で，運動の禁忌となる心疾患や全身合併症がないことを確認する。さらに，神経症候の増悪がないことを確認してからリハビリテーションを可及的早期に開始することが勧められる（グレードB）

（文献2より引用）

脳卒中の病型

脳卒中の急性期症例という点から，離床を進めるにあたっては神経症状の増悪に注意する必要がある。

脳卒中は病型によって対応方法が異なるため，離床計画を立てるには病型の把握が必要である。脳卒中の病型分類としてはNINDS（National Institute of Neurological Disorders and Stroke）分類が代表的である。NINDS分類において，脳梗塞臨床病型は，アテローム血栓性，心原性脳塞栓症，ラクナ梗塞，その他の4つに分類される。

本症例のMRI像では小脳梗塞が観察されており，一見，ラクナ梗塞のように見える。しかし，病巣は3スライスにわたっており，通常のラクナ梗塞よりも大きいことがわかる。

●BAD

ラクナ梗塞と類似した病型としてbranch atheromatous disease（BAD）がある。脳の主幹動脈からの分枝の起始部に生じたアテローム硬化性病変により，その穿通枝領域の梗塞を生じるものである（図2）。病巣はラクナ梗塞よりも大きく，錐体路を障害しやすいため，神経症状の増悪をきたすことが多い。神経症状増悪の頻度は30.1〜43.6％[3]と非常に高く（表2），BADを疑った場合は，リハ実施前に毎回，神経症状を詳細に評価し，カルテに記録を残す必要がある。麻痺の進行は，発症2日以内の早期に多くみられる。

BADは，外側レンズ核線条体動脈（lateral lenticulostriate artery：LSA）領域と，傍正中橋動脈（paramedian pontine artery：PPA）に生じることが多い。ほかにも，前脈絡叢動脈，視床膝状体動脈，Heubner動脈，視床穿通動脈にも生じうる。MRI像では，LSA

領域において水平断で3スライス以上（頭尾側方向に20mm以上）の上下方向に細長い病巣となる。PPA領域では橋腹側に接して橋背側に伸びる前後方向に細長い病巣となる（MEMO, 図3参照）。これらの病巣は錐体路に及び、麻痺の増悪を生じる危険性がある。

本症例の発症時の頭部MRIでは、3スライスにわたる梗塞巣を認めており（図1参照）、**BADが強く疑われる。**

以上のことから、本症例のような脳梗塞急性期で特に注意しなくてはならない合併症としては、表3に挙げたものが想定される。

図2 ラクナ梗塞，BAD，アテローム血栓性梗塞の血管病変

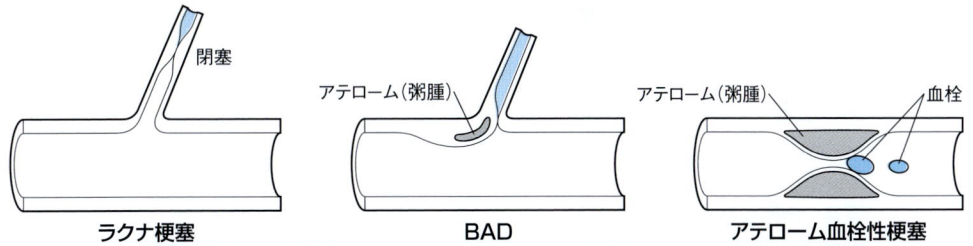

ラクナ梗塞は穿通枝の末梢部に病変があるのに対して、BADでは主幹動脈からの分岐の起始部に病変を生じている。このため、ラクナ梗塞よりも大きく、細長い梗塞巣を生じる

表2 BADの頻度，神経症状増悪の頻度

病巣部位	部位別のBADの占める割合	BADであった場合の神経症状増悪頻度	BADでない場合の神経症状増悪頻度
LSA領域	43.6%	30.1%	15.7%
PPA領域	50.9%	43.6%	9.4%

BADはLSA領域とPPA領域に生じやすい。いずれの病巣においても、BADの神経症状増悪頻度は高い

（文献3より引用）

表3 脳梗塞急性期で注意するべき合併症

- 神経症状増悪
- 痙攣発作
- DVT
- 血圧変動
- 不整脈
- 虚血性心疾患
- 心不全
- 誤嚥（誤嚥性肺炎）
- 消化管出血
- 尿路感染症

Q2 このイベントのキーワードは何か？

脳梗塞発症2日目の症例で、麻痺の増悪を生じている。神経症状の増悪は想定されているイベントであり、キーワードの抽出も容易である。

重要なキーワード
- 脳梗塞急性期症例に生じた神経症状増悪

Q3 リハ中止基準に該当するか？

バイタルサインでは血圧上昇がみられており，値は170/110 mmHgである。リハ中止基準の安静時収縮期血圧200 mmHg以上および安静時拡張期血圧120 mmHg以上には到達していない。

しかし，**脳梗塞急性期症例で麻痺が増悪するというイベントは**，リハの治療成績に重大な影響を及ぼすものであり，当日のリハは中止すべきと考えられる。

Q4 想定される鑑別診断は？

Q1の事前に想定されていた合併症で麻痺を生じるものとしては，**脳梗塞による神経症状の増悪**がある。ほかに神経症状の増悪をきたす可能性があるものとしては，**出血性梗塞，水頭症，痙攣発作**が挙げられる（表4）。

表4 神経症状増悪の鑑別診断

鑑別診断	特　徴
脳梗塞の病巣拡大	脳梗塞急性期症例で生じやすい
出血性梗塞	脳塞栓や主幹動脈の閉塞など病巣が大きい場合に生じやすい。症候性と無症候性がある
水頭症	脳出血やテント下病巣（脳出血・脳梗塞）で生じやすい。認知機能低下を伴うことが多い
痙攣発作	脳卒中後の痙攣発作により，一過性の意識障害や麻痺を生じることがある。テント上の大きい病巣で生じやすい

Q5 診断の絞り込みは可能か？

Q1で述べたとおり，本症例の**画像所見からBADが強く疑われている**。BADでは麻痺の増悪の頻度は高く，今回の神経症状増悪は想定された合併症である。

BADのような比較的小さい病巣では，出血性梗塞は生じにくい。また，本症例の病巣はテント上の梗塞であり，水頭症を生じるリスクも低いと考えられる。痙攣発作も病巣が大きい場合に生じやすいものであり，かつ本症例では痙攣や意識障害などの症状もみられていないことから否定的である。これらから，診断の絞り込み作業を行うまでもなく，パターン認識によってBADによる神経症状の増悪を疑うべきである。

表5 本症例の鑑別診断の絞り込み

診断名	肯定・除外の理由	疑わしさ
BADによる神経症状増悪	以下の理由により積極的に肯定できる ・画像にてBADが疑われており，事前に麻痺の増悪が予想されていた	◎

Q6 緊急性は？

BADでは抗血小板薬その他の治療に対する抵抗性があり，症状の進行を予防・抑制する有効な治療法は確立されていない。このため，緊急に対応するとしても，積極的な治療介入は困難である。

しかし，脳梗塞における麻痺増悪は重大な問題であり，リハの帰結に与える影響は大きい。また，リハを実施しているにもかかわらず麻痺が増悪したことで，患者や家族に医療従事者への不信感が生じることもある。場合によっては，発症早期に無理なリハを実施したために麻痺が増悪したとの誤解を受ける場合もあり，早期に適切な対応をとることが求められる。

Q7 申し送りは？（誰に，どのように申し送りをするか？）

できるだけ早期に医師による診察が行われ，MRI検査で診断が確定される必要がある。医師に電話して状況を伝達する（表6）。

表6　SBARに従った申し送り

SBAR	伝達内容
Situation（状況）	麻痺の増悪を生じている
Background（背景）	脳梗塞発症2日目の患者で，脳梗塞の病型としてはBADが考えられる
Assessment（評価）	・本日朝から昨日と比較して麻痺が明らかに増悪している ・ブルンストロームステージで上肢Ⅳ，手指Ⅳ，下肢Ⅳであった麻痺が，上肢Ⅱ，手指Ⅰ，下肢Ⅲまで増悪している ・脳梗塞による神経症状の増悪と考えられる
Recommendation（提案）	早急な診察と対応をお願いしたい

Q8 現場での応急処置は？

脳梗塞患者の頭部を挙上した際に症状が増悪しても，速やかに臥位をとることで改善したとする報告もある。**本症例の場合も，患者をすぐに臥位にさせる必要がある。**

Q9 翌日からのリハは可能か？（リハプログラムへの影響は？）

神経症状の増悪が引き続き生じる可能性が否定できないため，**積極的な離床練習の再開は，症状の増悪が停止し，その状態が安定していることを確認してからとすることが必要である。**増悪から2日間程度は，慎重な経過観察が必要と考えられる。

また，BADでは抗血小板薬，抗凝固薬，脳保護薬などを併用した「カクテル療法」が施行されることが多い。抗血小板薬と抗凝固薬の併用であり，出血傾向に注意が必要である。打撲などのリハ中の外傷には通常以上の注意が必要である。

まとめ

リハの対象として脳卒中患者は多くの割合を占めるが，合併症の頻度は高く，重大な合併症も複数想定される。脳卒中患者を担当する際には，どのような合併症の危険性があるかを考え，リスクを最低限とするリハプログラムにする必要がある。

脳卒中急性期の離床にあたっては，麻痺の増悪に注意が必要である。特にBADは麻痺増悪のリスクが高く，急性期リハの実施においては，BADかBAD以外の病型かを見極める必要がある。

BADの神経症状増悪は治療抵抗性であり，リハ的に予防できるものではない。早期発見できるよう，リハ実施前には毎回麻痺の増悪の有無を確認することが必要である。また，患者や家族に脳梗塞急性期リハの必要性とリスクについて，事前に説明と同意を得ておくことが好ましい。

MEMO

PPA領域のBAD（図3）

テント上ではLSA領域にBADを生じやすく，テント下ではPPA領域に発生することが多い。これらの画像の特徴を知っておくことが必要である。

図3　PPA領域のBAD

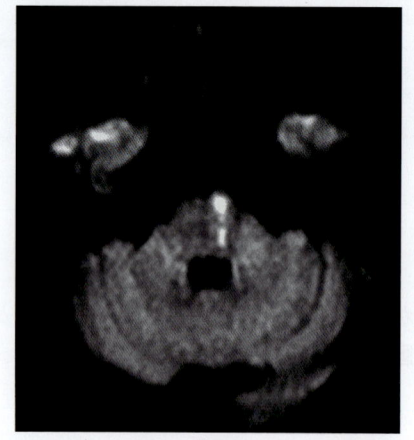

PPAに生じたBAD。橋腹側に接して橋背側に伸びる細長い病巣を呈している

脳梗塞後の神経症状増悪の頻度

BAD以外でも，神経症状の増悪が発生する危険がある。大野[4]は，総説において脳卒中症例における神経症状悪化要因と頻度をまとめている。それによると，進行性脳卒中の発生頻度は4〜43％（多くは20％前後）であり，多くは1週間以内（大多数は48時間以内）に完成するとしている。また，出血性梗塞は血栓性梗塞の17％，塞栓性梗塞の33〜61％にみられ，脳梗塞の再発は全脳梗塞の15％，血栓症例では1カ月以内に4％，塞栓症例では1カ月以内に10％生じるとしている。

【文 献】

1) 日本リハビリテーション医学会診療ガイドライン委員会 編：リハビリテーション医療における安全管理・推進のためのガイドライン，医歯薬出版，2006.
2) 日本脳卒中学会 脳卒中ガイドライン委員会 編：脳卒中治療ガイドライン2015，協和企画，2015.
3) 星野晴彦 ほか：Branch atheromatous diseaseにおける進行性脳梗塞の頻度と急性期転帰．脳卒中 33(1)：37-44，2011.
4) 大野喜久郎：脳卒中急性期の神経症状増悪要因 離床待機を考慮すべき病態．医学のあゆみ 183(6)：397-400，1997.

Case 5 ケーススタディ：急性期病院
くも膜下出血後に生じた意識レベル低下

基本情報（カルテから得られる情報）
- 60歳女性
- 既往歴：高血圧
- 生活歴：ADL自立，主婦として家事動作を実施していた。
- 内服薬：アムロジピン（ノルバスク®，降圧薬）

現病歴
20XX年12月1日
- 激烈な頭痛を生じ，救急車で急性期病院に搬送された。
- 救急車内で意識レベルは低下し，来院時の意識レベルはJCS Ⅱ-10であった。
- 頭部CT像で，くも膜下出血（subarachnoid hemorrhage：SAH）を認めたため，同日，入院となった。
- 脳血管造影で右前交通動脈の脳動脈瘤破裂を認めた。同日，クリッピング術が施行された。同時に脳槽ドレナージ留置，急性水頭症対策として脳室腹腔シャント術（ventriculo-peritoneal shunt：VPシャント）が実施された。これらの手術後脳外科に入院となった。

検査所見
- 胸部単純X線像：肺野に異常所見なし，心肥大なし。
- 受診時頭部CT像：SAHを認めた。くも膜下腔に広範に血腫を認め，Fisher分類 group 3であった（図1）。
- 心電図：異常なし。

経過
12月1日：入院
- 床上安静にて，次の静脈注射で加療となった。
  ▶ ファスジル塩酸塩（エリル®）：点滴静注
  ▶ ニカルジピン（ペルジピン®）：シリンジポンプから静注

12月2日：リハ開始
- 声かけにて開眼するものの傾眠傾向であった。JCS Ⅱ-10と判断した。
- 血圧：130/80 mmHg
- 脈拍：90/分 不整なし
- 呼吸数：13回/分，SpO$_2$：98％
- 脳槽ドレナージ挿入中。
- ベッドサイドモニターが装着された状態であった。ベッドサイドモニターでは心電図異常はみられなかった。
- 経鼻胃管挿入され，経腸栄養が開始された。
- 四肢の随意的な運動は観察され，明らかな麻痺はないものと予想された。
- バイタルサインおよび患者周囲の各種チューブの確認をした後に，練習開始とした。
- 意識レベルは不良なため，四肢可動域練習，ポジショニングなどの練習のみとした。

12月9日
- 意識レベル改善，JCS Ⅰ-3となったため，ギャッジアップの練習を開始することとした。
- JCS：Ⅰ-3
- 血圧：130/80 mmHg
- 脈拍：90/分 不整なし
- 呼吸数：13回/分，SpO$_2$：98％
- 体温：36.9℃

図1 本症例の頭部CT像

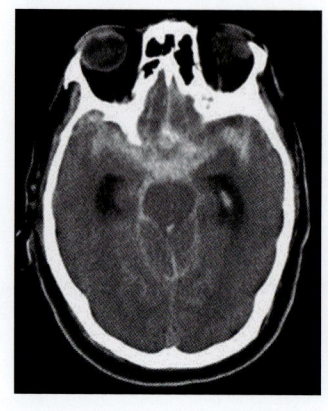

脳底槽を含むくも膜下腔に，多量の血腫が広範に見られる。Fisher分類 group 3と判断される

イベント発生時の状況
- 発生現場：急性期病院 脳外科病棟

頭部
- 😊 イベント発生前
  - JCS：Ⅰ-3
- 😵 イベント発生時
  - JCS：Ⅲ-100
  - 声かけで開眼せず
  - 瞳孔不同：なし
  - 眼球偏位：なし

呼吸
- 😊 イベント発生前
  - 呼吸数：13回/分
  - SpO₂：98％
- 😵 イベント発生時
  - 呼吸数：13回/分
  - SpO₂：98％
  - 自発呼吸：あり
  - 肺雑音：なし

循環
- 😊 イベント発生前
  - 血圧：130/80 mmHg
  - 脈拍：90/分 不整なし
- 😵 イベント発生時
  - 血圧：130/80 mmHg
  - 脈拍：90/分 不整なし
  - 心雑音：なし

体温
- 😊 イベント発生前
  - 体温：36.9℃

プロブレムリスト
😊 イベント発生前
- #1 くも膜下出血 Fisher分類 group 3
- #2 高血圧
- #3 意識障害

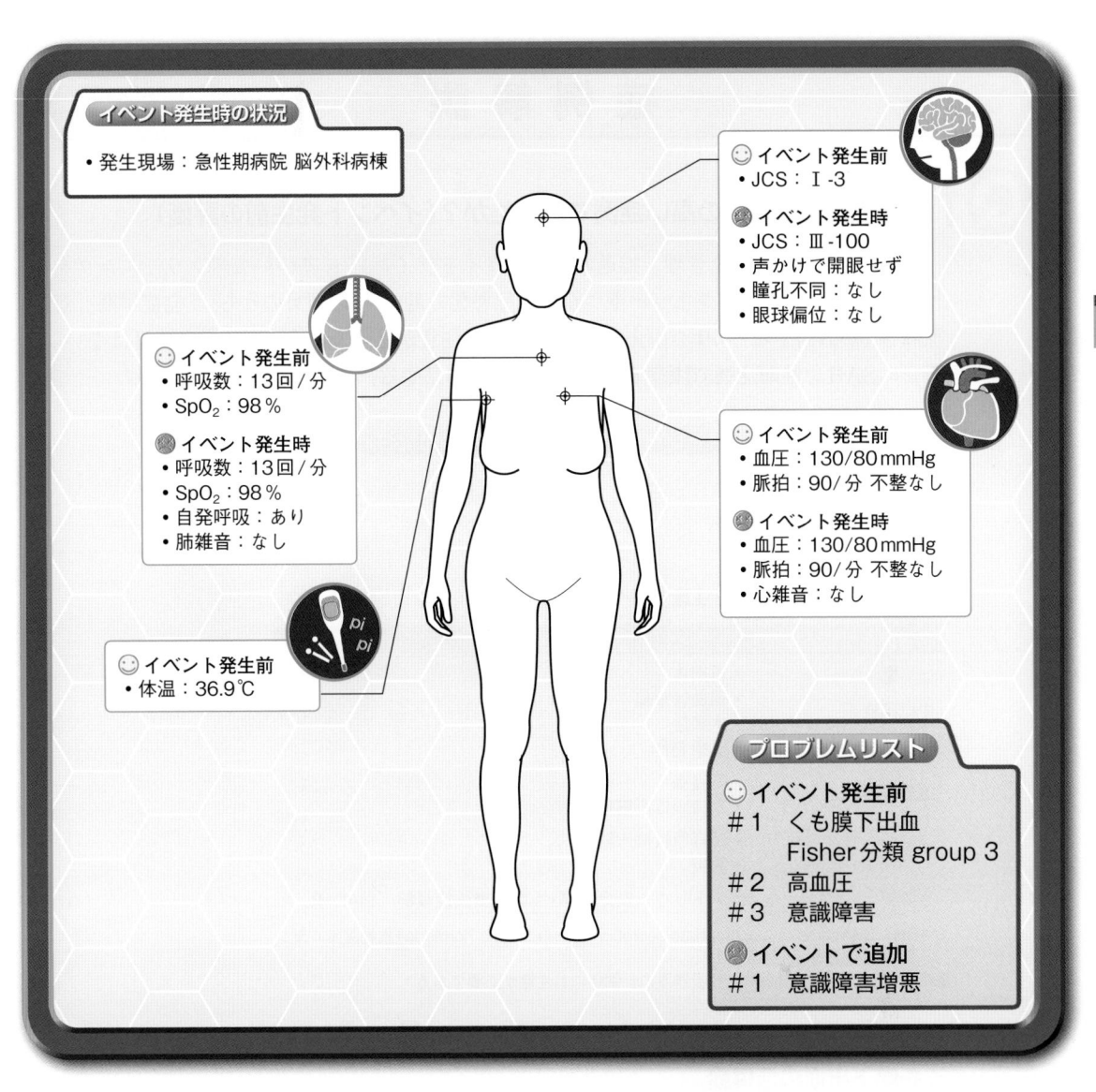

😵 イベントで追加
- #1 意識障害増悪

ケーススタディ：急性期病院

- このとき実施した血液検査の所見を表1に示す。

表1 本症例の12月9日に実施した血液検査所見

検査	結果	基準値・単位
WBC	7,200	4,000〜8,000/μL
RBC	500	女性：380〜550×10⁴/μL
Hb	14.5	女性：12.0〜15.0 g/dL
Ht	45	女性：33〜45％
PLT	30	10〜40×10⁴/μL
BUN	16	8〜20 mg/dL
CRE	0.9	0.36〜1.06 mg/dL
Na	140	139〜146 mmol/L
K	4.2	3.7〜4.8 mmol/L
TP	6.5	6.3〜7.8 g/dL
Alb	3.2	3.7〜4.9 g/dL

イベント発生

12月10日午前

- リハのためベッドサイドに訪問したところ、声かけに開眼せず、JCS Ⅲ-100程度となっていた。
- 担当看護師に問い合わせたところ、朝の意識レベルはJCS Ⅱ-30とのことであった。

- 血圧：130/80 mmHg
- 脈拍：90/分 不整なし
- 呼吸数：13回/分
- SpO₂：98％

- ベッドサイドモニターの心電図波形では異常を認めなかった。

症例解説

Q1 この症例はリスクの高い症例であったか？（イベント発生前の評価）

日本リハ医学会『安全管理・推進のためのガイドライン』[1]に基づいてスクリーニングを行う。「リスクマネジメントシート：全身状態悪化の可能性」の項目のうち，「発症早期」「意識障害」が該当する。「リハ中止基準：その他の注意が必要な場合」には該当項目はない。表2にSAH急性期症例で注意するべき合併症を列挙する。

> **リスクマネジメントシート：全身状態悪化の可能性**
> - 発症早期
> - 意識障害

表2　SAH急性期症例で注意するべき合併症

合併症を生じる臓器	内容
中枢神経系	・再出血 ・脳血管攣縮 ・水頭症 ・痙攣発作
循環器系	・不整脈 ・タコつぼ心筋症
呼吸器系	・神経原性肺水腫 ・肺炎
その他	低ナトリウム血症（中枢性塩類喪失症候群，SIADH）

SIADH：Syndrome of inappropriate secretion of antidiuretic hormone（抗利尿ホルモン不適合分泌症候群）
脳だけではなく，循環器系・呼吸器系の合併症にも注意が必要である

くも膜下出血の合併症

●重症度評価

発症早期のSAHであること，発症後1週間以上が経過しているが意識障害が遷延していることが，患者が不安定であることを示唆する情報である。

発症早期のSAHで注意するべき中枢神経系の合併症としては，脳動脈瘤からの再出血，脳血管攣縮，水頭症，痙攣発作が挙げられる。中枢神経系の合併症の発生リスクは，SAHが重症であるほど高くなると考えられる。SAHの重症度評価は，意識障害や神経症状で評価するWFNS分類（表3）と，Hunt and Kosnik分類（表4）がある。本症例は，来院時のGCSが13点で局所神経症状がないことからWFNS grade Ⅲ，傾眠傾向であることからHunt and Kosnik grade Ⅲと評価される。

SAHでは出血量も重要な所見となる。SAHの画像所見の重症度評価としては，CTによるFisher分類（表5）がある。SAHでは時間が経過すると血腫が流出してしまうため，SAHの重症度をCTで評価する場合には，発症当日のCTを用いる必要がある。

表3 WFNS分類

grade	GCS score	主要な局所神経症状（失語あるいは片麻痺）
I	15	なし
II	14〜13	なし
III	14〜13	あり
IV	12〜7	有無は不問
V	6〜3	有無は不問

（文献2より引用）

表4 Hunt and Kosnik分類

grade	症状・状態
grade 0	未破裂の動脈瘤
grade I	無症状か，最小限の頭痛および軽度の項部硬直をみる
grade Ia	急性の髄膜あるいは脳症状をみないが，固定した神経学的失調のあるもの
grade II	中等度から強度の頭痛，項部硬直をみるが，脳神経麻痺以外の神経学的失調はみられない
grade III	傾眠傾向，錯乱状態，または軽度の巣症状を示すもの
grade IV	昏迷状態で，中等度から重篤な片麻痺があり，早期除脳硬直および自律神経障害を伴うこともある
grade V	深昏睡状態で除脳硬直を示し，瀕死の様相を示すもの

（文献3より一部改変引用）

表5 Fisher分類

group	症状・状態
group 1	出血を認めない
group 2	びまん性に存在するか，すべての垂直槽（半球間裂，島回槽，迂回槽）に1mm以下の薄い出血を認める
group 3	局所的に血腫があり，垂直槽に1mm以上の出血を認める
group 4	脳内あるいは脳室内に血腫を認める

CT所見によるSAHの重症度分類．Fiher分類3，4は脳血管攣縮のリスクが大きい

●くも膜下出血における中枢神経系の合併症

・再出血

　脳動脈瘤からの再出血は，未治療の動脈瘤が残っている場合に問題となる．未治療の動脈瘤の出血頻度は，発症後1カ月間で20〜30％と高率である．このため，重篤な症例以外は急性期にクリッピングや血管内治療が実施される．

・脳血管攣縮

　脳血管攣縮は，SAHの後に発生する持続的な動脈の攣縮である．SAH発症後，3〜14日での発生が多くみられる．血管撮影にて脳血管攣縮を認める頻度は50〜70％，臨床症状を呈する脳血管攣縮は30％程度と頻度の高い問題である．脳血管攣縮はSAHがびまん性に広く分布している場合や，局所的に血腫を形成している場合に生じやすい．Fisher分類group 3・4で多くみられる合併症である．

　脳血管攣縮が重度の場合，脳虚血から脳梗塞に至る場合もあり，機能予後を大幅に悪化させることとなる．脳血管攣縮の症状としては，意識障害，麻痺，失語症などがあるが，意識障害が先行してみられることが多い．

本症例はFisher分類 group 3であり，脳血管攣縮のリスクが高いと考えられる。

- 水頭症

SAHによる水頭症には，発症時にみられる急性水頭症と，発症後1カ月以上経過してから生じる正常圧水頭症があり，SAHの15〜30％に出現する。

認知機能低下，歩行障害，尿失禁などが正常圧水頭症の症状である。症状は速やかな治療によって改善することが多いため，早期発見が重要である。

- 意識障害，その他

SAHでは意識障害と予後は相関が強いため，SAH症例にリハを実施するにあたっては，意識障害の重症度や経過を評価することが重要である。この際，JCSやGCSなど，数値化できる評価方法を使用することが好ましい。

また，交感神経系の緊張により，不整脈や肺水腫といった循環器系・呼吸器系の合併症を生じることもある。心電図異常の頻度は高く，一部は致死的な不整脈を生じる。肺水腫も重症化することがある。

Q2 このイベントのキーワードは何か？

重度の併存疾患がないSAH症例である。SAHは，脳梗塞や脳出血と比較して，死亡や重度障害に至る頻度が高い病型である。最も注意するべき点はSAHに続発しやすい合併症であり，重症度を評価することが重要である。

本症例は，画像所見から比較的重度なSAHであり，発症から10日目の急性期である。意識レベルは改善傾向にあったものの，誘因なく意識レベルの低下を生じていた。重要なキーワードは次のようになる。

> **重要なキーワード**
> - SAH急性期症例に生じた意識障害

Q3 リハ中止基準に該当するか？

『安全管理・推進のためのガイドライン』の「リハ中止基準」に該当する項目がある。本症例の病歴から予測される合併症として，脳動脈瘤再破裂や脳血管攣縮が挙げられる。このイベントでみられる症状は，これらを否定できない。以上から，この状況ではリハを中止するべきである。

リハ中止基準の関連項目

リハ中止基準	関連項目
途中でリハを中止する場合	意識状態の悪化

Q4 想定される鑑別診断は？

意識障害の鑑別診断としては，AIUEOTIPSがある（p.21参照）。意識障害の鑑別診断は膨大であり，診断の確定は困難である。

このイベントの重要なキーワードは，「SAH急性期症例（クリッピング術後10日目）に生じた意識障害」である。SAHに生じやすい意識障害を表6に列挙する。鑑別診断としては，SAHによる脳の問題と，SAHにより二次的に生じるその他の問題を考える。

表6 重要なキーワードから想定するべき鑑別診断

- 再出血
- 脳血管攣縮
- 水頭症
- 痙攣発作
- 低ナトリウム血症
- せん妄

Q5 診断の絞り込みは可能か？

このイベントのキーワードから想定される鑑別診断は表7のようになる。**最も疑わしいものは脳血管攣縮である。**

表7 本症例の鑑別診断の絞り込み

診断名	肯定・除外の理由	疑わしさ
再出血	以下の理由により積極的に肯定することはできない ・動脈瘤は1つのみであり，これはすでにクリッピングされていることから，可能性は高くない	△
脳血管攣縮	以下の理由により積極的に肯定できる ・SAH発症から2週間以内であり，脳血管攣縮の発生しやすい時期である ・脳血管攣縮はFisher分類group 3〜4の比較的重度のSAHに多くみられる	◎
水頭症	以下の理由により肯定的である ・急性水頭症対策として，すでにシャントは設置されている。しかし，シャント閉塞により水頭症が生じている可能性は否定できない	○
痙攣発作	以下の理由により否定的である ・意識障害の持続時間が長い	×
低ナトリウム血症	以下の理由により否定的である ・SAHでは低ナトリウム血症となることが少なくないが，本症例では前日の血液検査で異常を認めていない	×
せん妄	以下の理由により肯定的である ・低活動性せん妄による発動性低下の可能性は否定できない	○

Q6 緊急性は？

鑑別診断からは，脳血管攣縮，水頭症といったSAHに続発する脳の問題と，せん妄が絞り込まれた。このうち，最も緊急性が高いものは脳血管攣縮である。

脳血管攣縮による虚血から脳梗塞を生じることがあり，これは重大な機能障害を生じる原因となる。**早急な対応が必要な状態である。**

Q7 申し送りは？（誰に，どのように申し送りをするか？）

本症例では，可及的早期に医師の診察と治療開始，安静度の変更が必要である。脳血管攣縮が否定できない状況であることを，適切に伝えることが求められる（表8）。

表8 SBARに従った申し送り

SBAR	伝達内容
Situation（状況）	リハ実施前から意識レベルの増悪がみられる
Background（背景）	・60歳女性 ・SAH発症10日目である ・昨日までは意識レベルがJCSで1桁であったが，本日朝から2桁，現在は3桁となっている。
Assessment（評価）	・SAH急性期患者で意識障害が増悪傾向にある ・脳血管攣縮の可能性も否定できない
Recommendation（提案）	医師の診察と治療開始をお願いしたい

Q8 現場での応急処置は？

SAH後に生じた脳血管攣縮による脳虚血である。頭部挙上などで脳血流を阻害しないような配慮が必要である。**安静臥床として，医師の対応を待つこととする。**

Q9 翌日からのリハは可能か？（リハプログラムへの影響は？）

脳血管攣縮では脳梗塞を続発することがあり，頭部の挙上は脳血流を障害する危険性がある。**症状が改善し，安定したことを確認するまでは離床練習は控えるべきと考える。**

意識レベルや神経症状の増悪がないことを確認し，主治医と相談したうえで練習メニューを検討する。脳血管攣縮による脳梗塞を発生した場合には，ゴール設定を再検討しなくてはならない。

まとめ

　SAHの急性期には，さまざまな合併症がある。なかでも脳血管攣縮は頻度が高く，脳梗塞を生じることで機能予後は不良となる。脳血管攣縮を生じやすいのは，Fisher分類group 3・4のSAHである。発症時のCTを観察し，ハイリスクと考えられる場合は，特に意識障害などの神経症状に注意してリハを実施する必要がある。

【文　献】
1) 日本リハビリテーション医学会診療ガイドライン委員会 編：リハビリテーション医療における安全管理・推進のためのガイドライン，医歯薬出版，2006.
2) Report of World Federation of Neurological Surgeons Committee on a Universal Subarachnoid Hemorrhage Grading Scale. J Neurosurg 68(6): 985-986, 1988.
3) Hunt WE, Kosnik EJ: Timing and perioperative care in intracranial aneurysm surgery. Clin Neurosurg 21: 79-89, 1974.

Case 6 ケーススタディ：急性期病院
脳出血後の痙攣

基本情報（カルテから得られる情報）
- 73歳男性
- 既往歴：高血圧，痛風
- 内服薬：ニルバジピン（ニバジール®，降圧薬），アロプリノール（ザイロリック®，高尿酸血症治療薬）

現病歴
20XX年12月4日
- 朝から軽い頭痛があった。同日午後から右上下肢麻痺を生じたため，急性期病院を受診した。
- 頭部CT像で左頭頂葉皮質下に脳出血を認めたため，脳神経外科入院となった。床上安静，血圧管理などで保存的に加療する方針となった。
- 発症翌日の頭部CT像では血腫増大や水頭症などの異常はみられず，経過は良好と判断された。

12月6日
- リハ処方された。

検査所見
- 急性期病院受診時の頭部CT像を図1に示す。

図1　本症例の頭部CT像

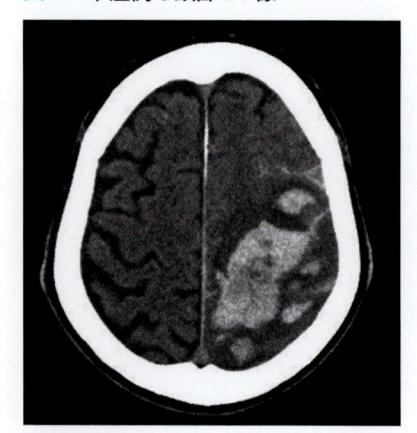

左頭頂葉皮質下に出血を認める

経過
12月6日
- 理学療法にて座位耐性練習を実施することとした。
- 見当識障害はあるものの，練習の意欲はみられた。
- その後も血圧は高めであるものの，バイタルサインの変動などはみられなかった。
- 食事摂取量は不十分であったが，経鼻経管栄養にて不足分は補充されていた。

リハ開始時の所見
- 自発的に開眼し，自分の氏名はいえるものの，見当識は障害されていた。意識レベルはJCS I-2と判断された。
- 麻痺は重度であり，右上下肢の随意収縮はみられなかった。
- 体幹バランス不良であり，端座位をとることも困難であった。

イベント発生
12月14日
- 練習開始時のバイタルサインには異常はみられなかった。
- 座位練習を実施していたところ，意識消失して倒れ込み，四肢の痙攣を生じた。痙攣は四肢に生じており，肘関節屈曲・下肢伸展で強直していた。
- 発作は2分間程度持続し，自然に治まったが，意識障害は持続していた。
- 痛み刺激に反応せず，JCSで3桁の意識障害であった。

イベント発生時の状況

- 発生現場：急性期病院 リハ室

イベント発生前
- JCS：I-2

イベント発生時
- JCSで3桁

イベント発生前
- 呼吸数：13回/分
- SpO₂：93%

イベント発生時
- 呼吸数：12回/分
- SpO₂：93%

イベント発生前
- 血圧：150/80 mmHg
- 脈拍：80/分 不整なし

イベント発生時
- 血圧：145/80 mmHg
- 脈拍：75/分 不整なし

イベント発生時
- 痙攣

イベント発生前
- 体温：37.2℃

イベント発生時
- 痙攣

プロブレムリスト

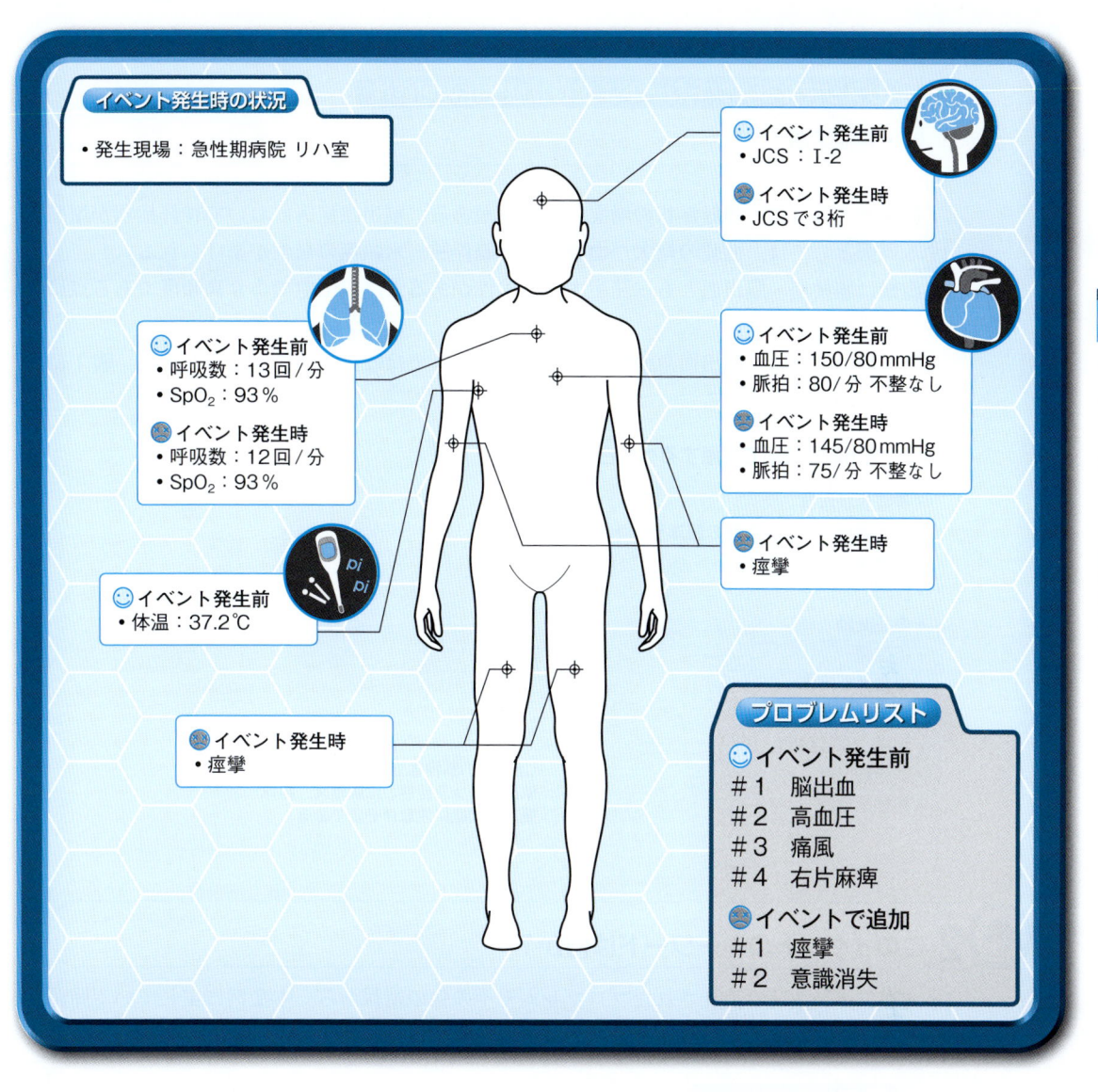

イベント発生前
- #1 脳出血
- #2 高血圧
- #3 痛風
- #4 右片麻痺

イベントで追加
- #1 痙攣
- #2 意識消失

ケーススタディ：急性期病院

症例解説

Q1 この症例はリスクの高い症例であったか？（イベント発生前の評価）

　日本リハ医学会『安全管理・推進のためのガイドライン』[1)]に基づいてスクリーニングを行う。「リスクマネジメントシート：全身状態悪化の可能性」の項目のうち、「発症早期」が該当する。「リハ中止基準：その他の注意が必要な場合」では該当項目はない。

　続いて、病歴やプロブレムリストから予想される合併症やイベントを列挙する。本症例は脳卒中の急性期症例である。Case 4と同様に、『脳卒中治療ガイドライン2015』[2)]の記載を参考とする（p.60，**表1**）。

> **リスクマネジメントシート：全身状態悪化の可能性**
> ・発症早期

　脳梗塞と同様に，神経症状の増悪の危険性がある．脳出血症例において神経症状が増悪する原因としては，血腫の増大，血腫周囲の脳浮腫，水頭症の発生が挙げられる．

　痙攣は脳梗塞・脳出血ともに発生する危険性があるが，脳出血でより高頻度である点に注意が必要である．

　以上のことから，脳出血急性期で特に注意しなくてはならない合併症としては，表1に挙げたものが想定される．

表1　脳出血急性期で注意するべき合併症

- 神経症状増悪
  ▶血腫増大，血腫周囲の脳浮腫，水頭症
- 痙攣発作
- DVT
- 血圧変動
- 不整脈
- 虚血性心疾患
- 心不全
- 誤嚥（誤嚥性肺炎）
- 消化管出血
- 尿路感染症

Case 4の脳梗塞でも同様であるが，脳出血では急性期の血腫増大，脳浮腫，水頭症に注意が必要である

Q2　このイベントのキーワードは何か？

　イベント発生時に追加されたプロブレムやその他の情報から，本症例に生じている問題を考察する．重要なキーワードは次のようになる．

> **重要なキーワード**
> ・脳出血急性期症例に発生した痙攣発作

Q3　リハ中止基準に該当するか？

　『安全管理・推進のためのガイドライン』における「途中でリハを中止する場合」の「意識状態の悪化」に該当する．新規に発生した痙攣発作であり，**リハを中止して対応する必要がある**．

リハ中止基準の関連項目

リハ中止基準	関連項目
途中でリハを中止する場合	意識状態の悪化

Q4 想定される鑑別診断は？

脳出血急性期症例に発生した痙攣であり，予想されていた合併症である．しかし，重大な合併症を見落とさないために，痙攣の鑑別診断を想起してみる．

中枢神経系の異常によるものと，**血糖や電解質異常などによるもの**が代表的である（表2）．

表2 痙攣の鑑別診断

中枢神経系疾患	・脳卒中 ・頭部外傷 ・低酸素脳症 ・脳炎 ・脳腫瘍
それ以外の疾患	・低血糖・高血糖 ・電解質異常（低ナトリウム，低カルシウム，低マグネシウム血症など） ・熱中症 ・アルコール離脱

Q5 診断の絞り込みは可能か？

表2の鑑別診断リストから，本症例の病歴に矛盾しないものを挙げる．ここでは，脳卒中後の痙攣発作，血糖や電解質異常を絞り込み対象の鑑別診断に挙げることとする（表3）．

表3 本症例の鑑別診断の絞り込み

診断名	肯定・除外の理由	疑わしさ
脳卒中後の痙攣発作	以下の理由により積極的に肯定できる ・脳出血急性期である	◎
低血糖・高血糖	以下の理由により積極的に肯定することはできない ・併存疾患に糖尿病がなく，インスリンなどの治療も行われていない	△
電解質異常	以下の理由により積極的に肯定することはできない ・経鼻経管栄養にて必要量の栄養は投与されている ・下痢や嘔吐などの電解質異常をきたす原因がみられない	△

脳卒中後の痙攣発作

ここでは当初の予想どおり，**脳卒中後の痙攣発作を生じていることが最も疑われる**．

脳卒中では痙攣を生じることが少なくない．Seizure After Stroke Study（SASS）[3]では，1,897例の急性期脳卒中症例の調査において，8.9％に痙攣発作を生じたとしている．それによると，脳出血10.6％，脳梗塞8.6％の割合で，脳出血のほうに痙攣が多かったとしている．また，脳卒中発症早期ほど痙攣を生じやすかったとしている．特に病巣に皮質を含む脳出血では，痙攣発生のリスクが高かったとしている．

『脳卒中治療ガイドライン2015』では痙攣の予測因子として，出血性脳卒中，皮質（特に頭頂側頭葉）を含む病巣，高齢，錯乱，種々の合併症を挙げている（表4）．本症例では，出血性脳卒中，皮質を含む病巣の2つが該当する．

表4　脳卒中後の痙攣を予測する因子

- 出血性脳卒中
- 皮質（特に頭頂側頭葉）を含む病巣
- 高齢
- 錯乱
- 種々の合併症

脳卒中後の痙攣は，高頻度にみられる合併症である．この予測因子に該当する症例では，特に注意する必要がある

（文献2より引用）

Q6 緊急性は？

　すでに脳卒中に伴う症候性てんかんであると診断がついている場合は，痙攣発作は必ずしも重篤なものではない．このような場合は，抗てんかん薬が処方されている場合が多く，痙攣発作を生じたとしても軽症であることが多い．

　しかし，初回発症の痙攣発作では，前述の血糖値異常や電解質異常のほかに，新規に発生した中枢神経系の疾患を鑑別する必要がある．

　また，痙攣発作が長時間続く場合は，脳に不可逆的な障害が発生する可能性がある．このため，痙攣発作を早期に停止する必要がある．さらに，痙攣発作がいったん停止した場合でも，短期間で再発を繰り返す場合もある．このような痙攣発作の停止には，ジアゼパムの静脈注射が有効である．このため，**本症例のような初回発生の痙攣発作では医師を現場に招集し，対応を依頼することが好ましい．**

重積発作

　通常の痙攣発作は2分程度の短時間で治まることが多く，痙攣発作による重大な障害が残存することはまれである．これに対して，てんかん重積発作は長時間発作が持続するもの，あるいは短期間に発作が反復するものであり，脳に不可逆的な障害を生じる危険性がある．

　動物実験の結果からは，30分以上持続する痙攣発作では脳に損傷が生じるとされている．このことから，長時間持続するてんかん発作を放置することは危険である．発作が10分以上持続する場合は，てんかん重積状態と判断して対応することが好ましい．

　重積発作では，早急にジアゼパムの静脈注射を行って発作を停止する必要がある．ジアゼパムを静脈注射した場合の痙攣発作の抑制効果は20分程度であり，作用時間の長いフェニトインやフェノバルビタールなどの追加投与が必要である．

Q7 申し送りは？（誰に，どのように申し送りをするか？）

脳出血後の痙攣発作であり，想定されていた合併症である。しかし，**初回発作であり，患者を安全に搬送できるかは不明である**。重積発作となる可能性もあるため，**痙攣発作を生じていることを速やかに医師へ報告する必要がある**。（表5）。

表5 SBARに従った申し送り

SBAR	伝達内容
Situation（状況）	脳出血患者が痙攣発作を生じ，意識障害を呈している
Background（背景）	・発症10日目の脳出血患者 ・リハ前には症状変化はなく，バイタルサインにも問題はなかった。座位練習中に意識消失し，四肢の痙攣を生じた ・四肢の強直性の発作であった ・痙攣は2分程度で治まったが，JCSで3桁の意識障害が持続している
Assessment（評価）	初回発生の痙攣発作である
Recommendation（提案）	医師に現場での対応をお願いしたい

Q8 現場での応急処置は？

痙攣発作では意識障害を合併することが多く，かつ四肢体幹の不随運動も生じることが多い。このため，発作発生時の二次的外傷の予防が重要である。**車椅子やベッドからの転落事故を生じないように，安全管理を行う**。

痙攣発作中は換気が不十分となることがあり，呼吸状態の確認が必要である。**SpO_2低下やチアノーゼがみられるようであれば，気道確保や酸素投与を行うことを考慮する**。舌をかむことを予防するために無理に口を開けたりすることは，口腔内の損傷や歯の折損，医療従事者がかまれる危険もあり，実施しないほうが安全である。

可能であれば，どのような発作であるかを観察し，医師に申し送る（表6）。これは，発作のタイプにより第一選択となる抗てんかん薬が異なるためであり，治療開始の際の参考となる情報である。

ときに心因性の痙攣発作があるが，これは特に発作の状況が重要な情報となる。頭部を観察し，頭部が正中を越えて左右に運動するような場合は，心因性の発作が疑わしい。

表6　痙攣発作の際の観察事項

発作の時間		・いつ始まったか ・持続時間はどのくらいか
発作の種類 （痙攣の有無とタイプ）	強直性	筋肉が拮抗筋群間で同時に持続的に収縮する。上肢は屈曲，下肢は伸展位で強直することが多い。強い収縮であり，関節を他動的に動かせないことが多い
	間代性	筋肉の収縮と弛緩が交互に生じる。関節の屈伸運動を生じる
	強直間代性	強直性痙攣が間代性痙攣に移行する。痙攣重積発作ではこのパターンを呈することが多い
	ミオクローヌス	短時間の収縮である
	Jackson型	痙攣が局所から始まり，全身へ広がる
意識障害		発作前・発作中・発作後の意識障害の有無
その他		・初回発作か ・呼吸停止の有無，SpO_2低下の有無 ・開眼・閉眼 ・眼球偏位の有無 ・発声の有無 ・異常行動の有無

Q9 翌日からのリハは可能か？（リハプログラムへの影響は？）

　痙攣発作後に麻痺が残存することがある。Todd麻痺とよばれるものであり，1〜3日間程度で消失することが多い。

　症候性てんかんと診断されれば，抗てんかん薬が処方されることが多い。なお，抗てんかん薬には副作用がある（MEMO参照）。合併症や副作用がリハの阻害因子となることがあるため，**抗てんかん薬が追加投与された場合は，副作用に考慮したリハプログラムを再調整することが必要となる。**

まとめ

　痙攣発作は，リハの場面で高頻度に遭遇するイベントである。痙攣発作は脳の疾患であるてんかんにより生じるものと，てんかん以外の全身疾患によって生じるものがある。

　脳卒中は，特に痙攣発作の危険性が高い疾患である。脳卒中のなかでも脳出血において高頻度に発生し，皮質を含む大きな病巣を呈する症例では，リスクがさらに高くなる。

　初回発生の痙攣発作では，原因検索や応急処置のために，医師を現場へ招集する必要がある。

　痙攣発作の種類により治療法が異なるため，どのような発作であったか詳細な申し送りができることが好ましい。

MEMO

抗てんかん薬の副作用

脳卒中症例で痙攣発作を繰り返し，脳波検査にて異常がみられた場合には，症候性てんかんと診断されることとなる．この場合，再発予防目的に抗てんかん薬が処方されることが多い．抗てんかん薬にはいくつかの副作用があり（表7），副作用による二次的な合併症発生や，副作用がリハの阻害因子となることがある．神経系への副作用としては，めまい，眼振，複視，眠気，嘔気，食欲低下，失調，精神症状などがある．これらの副作用は用量依存性に生じる．

表7 主な抗てんかん薬の副作用

一般名	略号	商品名	代表的な副作用
ジアゼパム	DZP	セルシン®，ホリゾン®，ダイアップ®	めまい，ふらつき，血圧低下，呼吸抑制
バルプロ酸	VPA	デパケン®，セレニカ®	血小板減少，振戦，低ナトリウム血症，高アンモニア血症，パーキンソン症候群
カルバマゼピン	CBZ	テグレトール®	複視，眼振，めまい，運動失調，眠気，低ナトリウム血症，心伝導系障害，心不全，認知機能低下
ガバペンチン	GBP	ガバペン®	めまい，運動失調，眠気
フェニトイン	PHT	アレビアチン®，ヒダントール®	複視，眼振，めまい，運動失調，眠気，末梢神経障害，心伝導系障害，心不全
ゾニサミド	ZNS	エクセグラン®	食欲不振，精神症状，眠気，認知機能低下
フェノバルビタール	PB	フェノバール®	めまい，運動失調，眠気，認知機能低下
レベチラセタム	LEV	イーケプラ®	眠気，行動異常

【文 献】

1) 日本リハビリテーション医学会診療ガイドライン委員会 編：リハビリテーション医療における安全管理・推進のためのガイドライン，医歯薬出版，2006.
2) 日本脳卒中学会 脳卒中ガイドライン委員会 編：脳卒中治療ガイドライン2015，協和企画，2015.
3) Bladin AF, et al.: Seizures after stroke: a prospective multicenter study. Arch Neurol 57(11): 1617-1622, 2000.

Case 7 ケーススタディ：急性期病院
肺癌症例に生じた腰痛

基本情報（カルテから得られる情報）
- 75歳男性
- 既往歴：特記事項なし
- 内服薬：なし

現病歴
- 慢性的な咳嗽と体重減少を主訴に急性期病院を受診し，胸部X線検査やCTにて肺癌と診断された。

20XX年4月5日
- 化学療法目的に呼吸器内科入院となった。衰弱による易疲労性と腰痛があり，活動性は低下していた。

4月6日
- 化学療法実施前より，リハ処方となった。

検査所見
- 血液検査：軽度の貧血および低アルブミン血症を認めた（表1）。
- 胸部単純X線像・胸部CT像：肺野の異常陰影および胸水貯留を認めた。
- 腰痛があるため，腰椎X線検査が施行されていた（図1）。

経過

4月6日：リハ開始
- 歩行は可能であったが，階段昇降の際に息切れするとのことであった。
- 腰痛の訴えあり，Visual Analog Scale（VAS）にて4/10程度の痛みであり，安静時にも痛みはあった。
- 理学療法にて歩行練習を実施することとした。

リハ開始時の所見
- 意識清明
- 血圧：120/65 mmHg
- 脈拍：70/分 不整なし
- 呼吸数：13回/分
- SpO_2：92 %
- 体温：36.7 ℃

図1 本症例の腰椎X線像

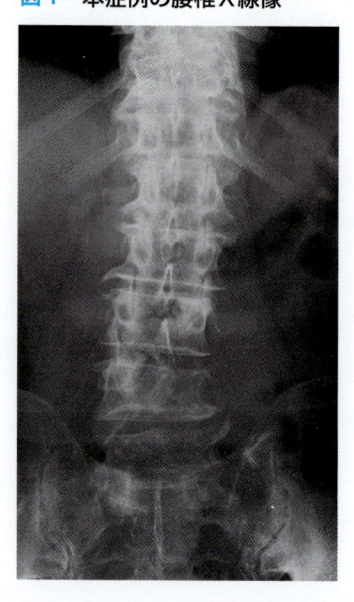

表1 本症例の入院時血液検査所見

検　査	結　果	基準値・単位
WBC	7,460	4,000～8,000/μL
RBC	430	男性：420～570×10⁴/μL
Hb	12.8	男性：12.4～17.0 g/dL
Ht	38.4	男性：38～51 %
PLT	16	10～40×10⁴/μL
CRP	1.2	0.3 mg/dL以下
TP	6.5	6.3～7.8 g/dL
Alb	3.6	3.7～4.9 g/dL
空腹時血糖	86	70～110 mg/dL
HbA1c	5.9	～6.2 %

ケーススタディ：急性期病院

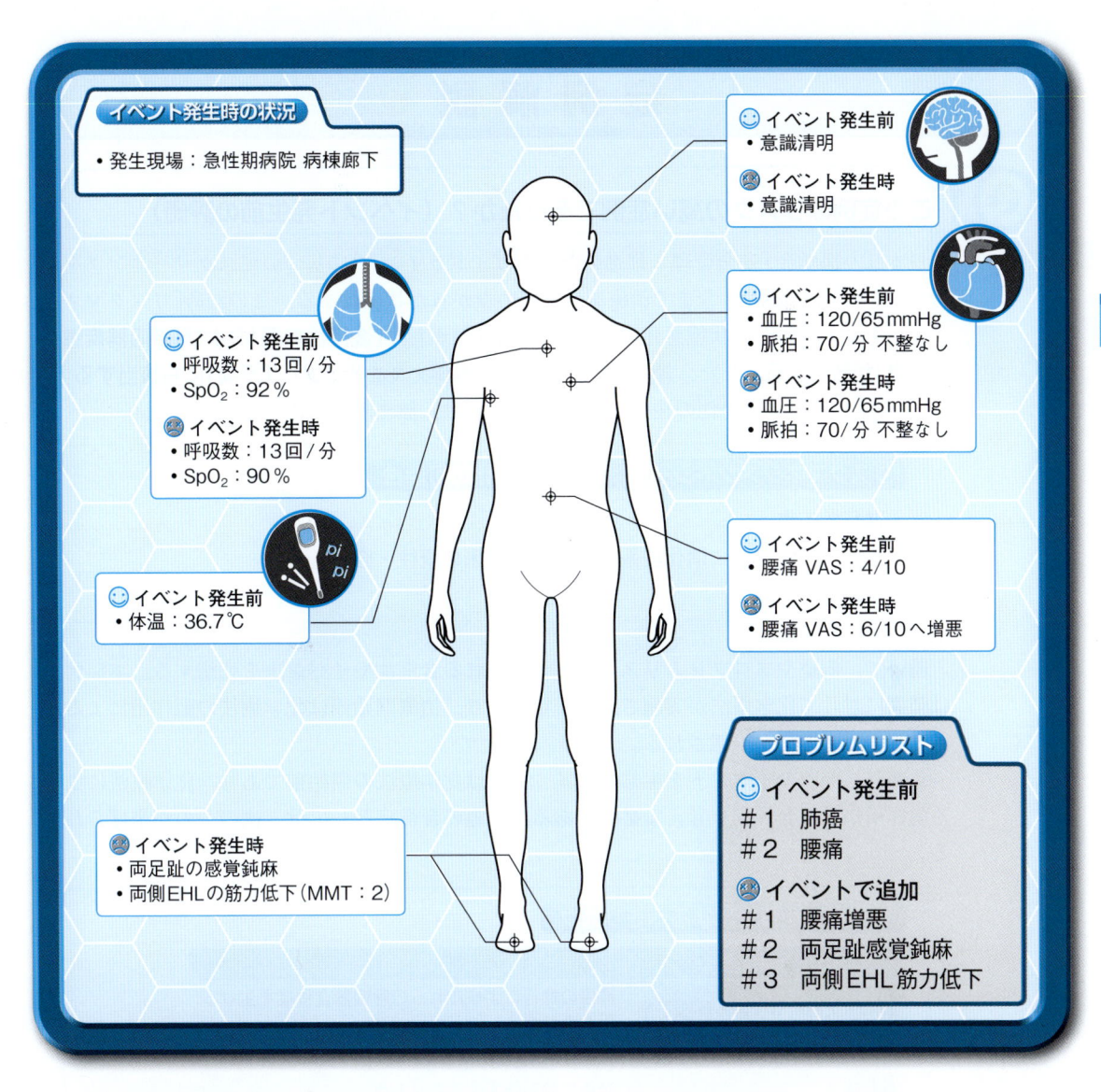

イベント発生時の状況
- 発生現場：急性期病院 病棟廊下

頭部
- 😊 イベント発生前
  - 意識清明
- 😟 イベント発生時
  - 意識清明

呼吸
- 😊 イベント発生前
  - 呼吸数：13回/分
  - SpO_2：92％
- 😟 イベント発生時
  - 呼吸数：13回/分
  - SpO_2：90％

循環
- 😊 イベント発生前
  - 血圧：120/65 mmHg
  - 脈拍：70/分 不整なし
- 😟 イベント発生時
  - 血圧：120/65 mmHg
  - 脈拍：70/分 不整なし

体温
- 😊 イベント発生前
  - 体温：36.7℃

腰痛
- 😊 イベント発生前
  - 腰痛 VAS：4/10
- 😟 イベント発生時
  - 腰痛 VAS：6/10へ増悪

下肢
- 😟 イベント発生時
  - 両足趾の感覚鈍麻
  - 両側EHLの筋力低下（MMT：2）

プロブレムリスト
- 😊 イベント発生前
  - #1 肺癌
  - #2 腰痛
- 😟 イベントで追加
  - #1 腰痛増悪
  - #2 両足趾感覚鈍麻
  - #3 両側EHL筋力低下

イベント発生

- リハ開始10分後，歩行能力の評価のために病棟の廊下を歩行していたところ，腰痛が増悪した．
- 疼痛はVASで6/10となっていた．
- 患者をベッドに戻して安静とするも，疼痛は持続していた．
- 下肢症状を確認すると，両足趾の感覚鈍麻，両側長母趾伸筋（extensor hallucis longus：EHL）の筋力低下（MMT：2）を認めた．
- SpO_2は90％まで低下していたが，深呼吸をすることで93％まで回復した．
- その他のバイタルサインに変動は認めなかった．

症例解説

Q1 この症例はリスクの高い症例であったか？（イベント発生前の評価）

　日本リハ医学会『安全管理・推進のためのガイドライン』[1]に基づいてスクリーニングを行う。本症例は肺癌で，今まで治療を受けていなかった状況にある。このため「リスクマネジメントシート：全身状態悪化の可能性」の項目のうち，**「進行性疾患」および「呼吸器疾患の合併」**が該当する。また，練習開始前から腰痛も訴えていたため，**「疼痛」**にも該当する。
　「リハ中止基準：その他の注意が必要な場合」には，該当項目はみられなかった。

> **リスクマネジメントシート：全身状態悪化の可能性**
> - 進行性疾患
> - 循環器・呼吸器・消化器系等内部臓器疾患の既往・合併
> - 疼痛

　続いて，病歴やプロブレムリストから予想される合併症やイベントを列挙する。本症例は肺癌に対して化学療法が実施される予定であり，治療開始後は化学療法の副作用によるさまざまな合併症が予想される。
　しかし，今回のイベントを生じたタイミングは化学療法の開始前であり，化学療法による副作用以外の合併症を考える必要がある。肺癌の合併症としては，次のものが挙げられる。

病歴などから予想するべきリスク

予想される合併症やイベント	理　由
胸水・気道狭窄による呼吸不全	肺癌の進行によりこれらの呼吸器合併症を生じる可能性がある
脳転移	肺癌は脳転移することがある
骨転移	肺癌は骨転移することがある
DVT	がんはDVTの危険因子である

　以上の合併症が予想されるが，これらはリハに関連して次のような重大な合併症を生じる危険性がある。

- 脳転移→痙攣を発生する危険性がある。
- 骨転移→運動負荷により，病的骨折や脊髄圧迫による麻痺を生じる危険性がある。
- DVT→血栓を生じている下肢の運動により，肺塞栓を生じる危険性がある。

　これらに注意して練習を実施する必要がある。

Q2 このイベントのキーワードは何か？

　肺癌治療前の患者に合併した腰痛である。病歴では1カ月前から腰痛を生じていたが，運動負荷により腰痛の増悪と下肢症状の出現を生じている。

> **重要なキーワード**
> ・肺癌患者で，歩行練習により腰痛が増悪した

Q3 リハ中止基準に該当するか？

『安全管理・推進のためのガイドライン』における「リハ中止基準」には該当項目はみられない。

しかし，事前にいくつかの重大な合併症が予想されていた症例であり，**重大な合併症の可能性を除外できなければリハは中止しておくべきである。**

Q4 想定される鑑別診断は？

ここでは，歩行練習による腰痛の増悪が最大の問題となっている。腰痛の鑑別診断を**表2**に列挙する。

表2　腰痛の鑑別診断

- 腰椎椎間板ヘルニア
- 変形性脊椎症・腰部脊柱管狭窄症
- 脊椎圧迫骨折
- 化膿性脊椎炎
- 転移性脊椎腫瘍
- 多発性骨髄腫

Q5 診断の絞り込みは可能か？

このイベントのキーワードは腰痛の増悪であった。しかも，安静としても腰痛は持続している。安静時の強い疼痛は，悪性腫瘍や感染症などの重篤な問題を予測させる重要な所見である。

ほかに，足趾の感覚鈍麻やEHLの筋力低下といった下肢症状も出現している。脊髄や神経根などの圧迫を生じている可能性を考える必要がある。

しかし，これらの所見は，腰痛を生じる疾患に特異的なものではなく，さまざまな腰痛疾患で生じる可能性がある。

本症例では発熱はなく，血液検査でも炎症所見に乏しいことから，化膿性脊椎炎を積極的に肯定する状況ではない。また，外傷などの誘因がないことから圧迫骨折も積極的には考えにくい。血液検査で貧血がないことから，多発性骨髄腫も否定的である。

このように，**所見が陰性であることから診断を除外して絞り込みを行うことも，ある程度可能である**（表3）。

さらなる診断の絞り込みには，画像所見が重要となる。入院時の腰椎X線像をよく観察すると，第4腰椎左側・第5腰椎両側の椎弓根の陰影が不明瞭である。これはpedicle sign（図2）とよばれるもので，脊椎の後方部分に溶骨性変化があり，椎弓根が破壊されると陽性となる所見である。

本症例では肺癌という骨転移の危険因子があることから，**転移性脊椎腫瘍による腰痛が**

最も疑わしいこととなる。

表3　本症例の鑑別診断の絞り込み

診断名	肯定・除外の理由	疑わしさ
腰椎椎間板ヘルニア	以下の理由により肯定的である ・腰痛と神経根症状を疑わせる下肢症状がある	○
変形性脊椎症・腰部脊柱管狭窄症	以下の理由により肯定的である ・腰痛と神経根症状を疑わせる下肢症状がある	○
脊椎圧迫骨折	以下の理由により積極的に肯定することはできない ・外傷などの誘因がない	△
化膿性脊椎炎	以下の理由により積極的に肯定することはできない ・発熱やCRP上昇などの炎症所見に乏しい	△
転移性脊椎腫瘍	以下の理由により積極的に肯定できる ・肺癌は骨転移の頻度が高い ・腰椎X線像にて溶骨性変化が観察されている	◎
多発性骨髄腫	以下の理由により否定的である ・入院時の血液検査で貧血などの所見がみられない	×

図2　pedicle sign

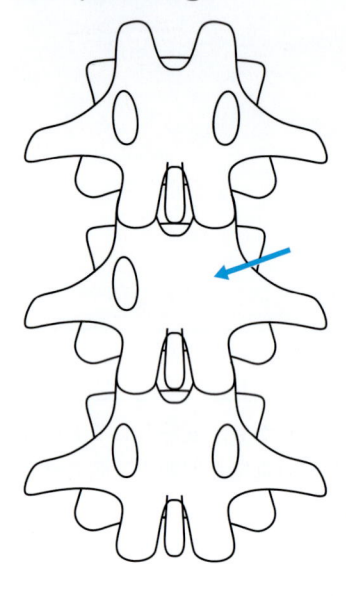

単純X線前後像にて椎弓根の陰影が欠損し，フクロウがウインクしたように見えることから winking owl sign ともよばれる

Q6 緊急性は？

　転移性脊椎腫瘍で最大の問題は，脊椎の不安定性により椎体が破壊されること，脊髄や馬尾が圧迫されることで神経症状が出現することである。

　ここでは歩行という運動負荷で症状が増悪していること，下肢の感覚鈍麻や筋力低下といった神経症状が出現していることから，**比較的重大な問題が生じていると判断するべき**である。

　転移性脊椎腫瘍における椎体安定性をスコア化して評価する方法として，Classification System for Spinal Instability in Neoplastic Disease（SINS）[2]が報告されている（表4）。これは，転移部位，疼痛，腫瘍の性状，X線像における椎体アライメントの評価，椎体破壊，脊椎の後外側の障害の程度により，脊椎の安定性を点数化するものである。18点満点で，

高得点ほど安定性は不良である．6点以下は安定性あり，7～12点は中等度，13点以上は不安定性ありと評価する．

　本症例で追加実施されたCT検査の結果を図3に示す．第4腰椎，第5腰椎に溶骨性変化を認め，第4腰椎では左後方，第5腰椎では両側後方の椎体破壊を認める．第5腰椎の椎体破壊は50％を超えていると判断できる．

　これらの所見からSINSのスコアを算出すると，次のようになる．

- 移行部の転移（第5腰椎）：3点
- 疼痛あり：3点
- 溶骨性変化：2点
- アライメント正常：0点
- 50％以上の椎体破壊：3点
- 脊椎後外側・両側性の障害：3点

合計14点であり，脊椎の不安定性ありと判断される．

　このことから，**これ以上患者を動かすことは椎体破壊の進行や麻痺増悪の危険性があると判断する**必要がある．患者を安静として，医師の対応を依頼することとなる．

　安静にしていれば，椎体破壊や麻痺が分単位で進行することは考えられないため，直ちに医師を招集するほどの緊急性はない．このため，当日のうちに医師に対応してもらうよう，患者の状況を正確に伝達する．

表4　SINS

	臨床所見や画像所見	点数
転移部位	移行部（後頭骨-C2，C7-T2，T11-L1，L5-S1）	3
	脊椎可動部（C3-C6，L2-L4）	2
	ある程度強固な部位（T3-T10）	1
	強固な部位（S2-S5）	0
動作時や脊椎への負荷時の疼痛	あり	3
	ときに疼痛がある	1
	疼痛はない	0
腫瘍の性状	溶骨性変化	2
	混合性変化	1
	造骨性変化	0
画像所見における椎体アライメントの評価	脱臼や亜脱臼の存在	4
	後彎や側彎変形の存在	2
	アライメント正常	0
椎体破壊	50％以上の椎体破壊	3
	50％以下の椎体破壊	2
	椎体の50％以上が腫瘍浸潤されているが，椎体破壊はない	1
	いずれもない	0
脊椎の後外側の障害（椎間関節，椎弓根，肋椎関節の骨折や腫瘍浸潤）	両側性	3
	片側性	1
	なし	0

合計点で転移性脊椎腫瘍の脊椎安定性を評価する．18点満点で，高得点ほど安定性は不良である．6点以下は安定性あり，7～12点は中等度，13点以上は不安定性ありと評価する

（文献2より一部改変引用）

図3 追加で実施された腰椎CT像

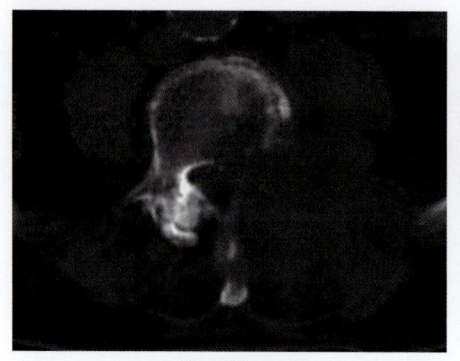

a. 第4腰椎CT像
腰椎左後方の溶骨性変化を認める

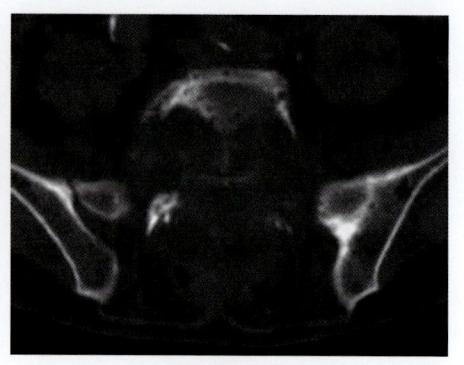

b. 第5腰椎CT像
両側椎弓根と椎体の広範な溶骨性変化を認める

Q7 申し送りは？（誰に，どのように申し送りをするか？）

このイベントは病棟の廊下で生じており，患者をすぐに病室へ戻すことができる状況にある。必ずしも緊急性が高い状態ではないので，直ちに医師の対応が必要な状況ではない。このため，**状況を病棟看護師に伝える**ことで問題ないと考えられる（表5）。

表5 SBARに従った申し送り

SBAR	伝達内容
Situation（状況）	歩行練習中に腰痛が増悪した
Background（背景）	・肺癌で入院し，初回理学療法で歩行練習を実施していた ・1カ月前から腰痛があったが，歩行練習を実施していたところ腰痛が増悪した ・両足趾の感覚鈍麻と両側EHLの筋力低下も生じている ・入院時の腰椎X線像で溶骨性変化を認めている
Assessment（評価）	肺癌の脊椎転移が疑われる
Recommendation（提案）	本日中に医師の対応をお願いしたい

Q8 現場での応急処置は？

運動により腰痛が増悪しており，下肢症状も出現している。運動の継続は神経症状の増悪の原因となる可能性があるため，**練習は中止として患者は安静にしておくことが好ましい**。

安静度の変更が必要となるため，この状況は看護師とも共有しておく必要がある。

Q9 翌日からのリハは可能か？（リハプログラムへの影響は？）

本症例のSINSの評価では，重度の脊椎不安定性があると判断でき，放射線療法が適応となると考えられる。

放射線療法が実施されたとしても，溶骨性変化が直ちに硬化するわけではなく，それには1～3カ月程度の期間がかかることが多い。このため，放射線照射後は体幹装具の着用や安静度の制限も検討する必要がある。

まとめ

　がんのリハの普及とともに，骨転移症例に遭遇する機会も増加しつつある．骨転移は脊椎や骨盤，大腿骨に生じやすいが，これらは荷重のかかる部分であるため，リハによるADL拡大で，病的骨折や脊髄圧迫による麻痺の危険性がある．

　がん患者のリハを実施するにあたっては，骨転移がないか，好発部位を中心として疼痛などの所見を観察することが重要である．また，単純X線やCTなどの画像が撮影されている場合は，その撮像範囲内の骨に異常な所見がないかを観察する習慣をつけることが必要である．

MEMO

長管骨転移における病的骨折のリスク

　骨転移の好発部位は，脊椎，骨盤，大腿骨である．大腿骨は移動時に荷重がかかる部位であり，大腿骨に転移がある場合は，病的骨折のリスクを評価する必要がある．

　長管骨の転移においてはMirelsの方法[3]（表6）が簡便である．これは，転移部位，疼痛，タイプ，転移の大きさなどからスコアを算出する方法であり，合計8点以上の場合，病的骨折のリスクが高いと判定される．

表6　Mirelsによる長管骨転移の病的骨折のリスク

	点数		
	1	2	3
場所	上肢	下肢	転子部
疼痛	軽度	中等度	重度
タイプ	造骨性	混合性	溶骨性
大きさ	＜1/3	1/3～2/3	＞2/3

（文献3より引用）

【文献】

1) 日本リハビリテーション医学会診療ガイドライン委員会 編：リハビリテーション医療における安全管理・推進のためのガイドライン，医歯薬出版，2006．
2) Fisher CG, et al.: A novel classification system for spinal instability in neoplastic disease: an evidence-based approach and expert consensus from the Spine Oncology Study Group. Spine 35(22): 1221-1229, 2010.
3) Mirels H: Metastatic disease in long bones. A proposed scoring system for diagnosing impending pathologic fractures. Clin Orthop Relat Res 249: 256-264, 1989.

Case 8 動悸の訴え

ケーススタディ：回復期リハビリテーション病院

基本情報（カルテから得られる情報）

- 65歳女性
- 既往歴：高血圧，脂質異常症
- 内服薬：アムロジピン（アムロジン®，降圧薬），プラバスタチン（メバロチン®，脂質異常症治療薬）

現病歴

20XX年1月3日

- 起床時に右上下肢が動かないことに気がついた。同日，近くの急性期病院を受診した。
- 頭部MRI像にて，左放線冠に1スライスのみの小梗塞巣を認めた。ラクナ梗塞と診断され，内科入院となった。

1月5日

- リハが開始された。
- リハは順調に進み，病棟内歩行は可能となった。

2月4日

- 左上肢の麻痺が残存するため，回復期リハ病院に転入院となった。入院当日にリハ処方が行われた。

検査所見

- 発症時のMRI像を図1に示す。
- 回復期病院入院時の心電図を図2に示す。

経過

2月4日

- 回復期リハ病棟に入院。同日，リハ処方となった。
- 主な練習メニューを屋外歩行練習，利き手交換練習などとしたリハ計画を立てた。
- 経過は良好であり，練習は順調に進んだ。

リハ開始時の所見

- 意識清明
- 血圧：135/70mmHg
- 脈拍：71/分 不整なし
- 呼吸数：12回/分
- SpO$_2$：94％
- 体温：36.7℃
- 右片麻痺を認めた。ブルンストロームステージは，上肢Ⅱ，手指Ⅰ，下肢Ⅳであった。
- 歩行は可能であったが，上肢麻痺が重度であり，身辺動作の一部に介助が必要な状態であった。

図1 発症当時のMRI像（前医で撮影）

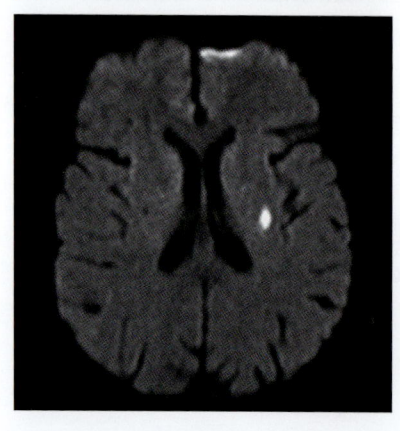

拡散強調画像（DWI）にて左放線冠に1スライスのみの小梗塞巣を認めた

図2 回復期病院入院時の心電図検査

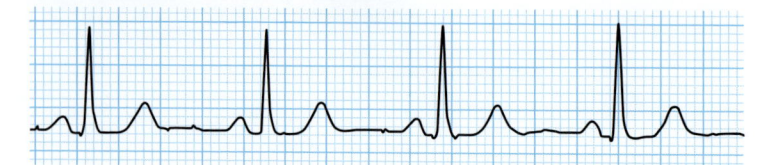

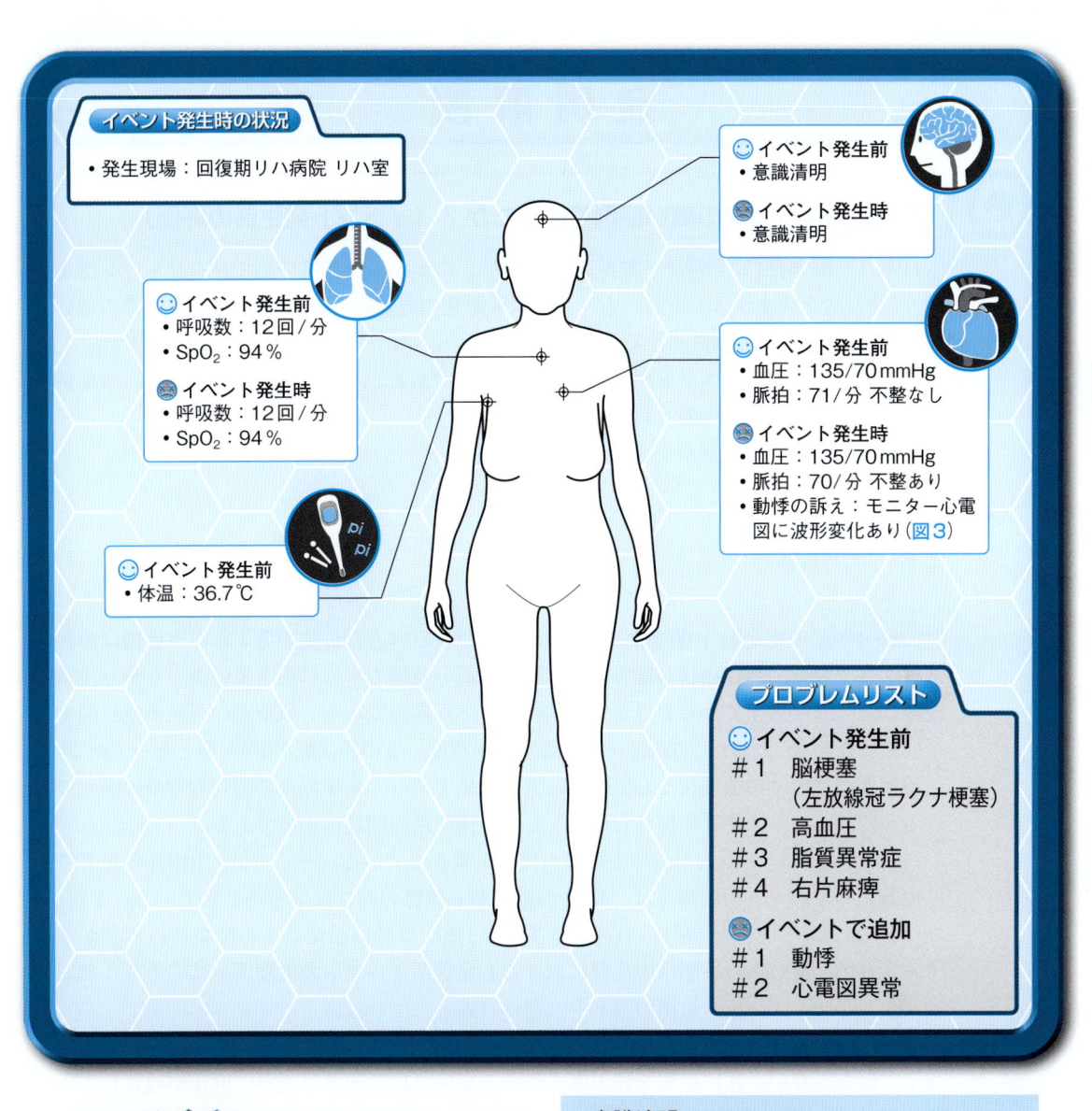

イベント発生時の状況
- 発生現場：回復期リハ病院 リハ室

🙂 イベント発生前
- 呼吸数：12回/分
- SpO$_2$：94％

😷 イベント発生時
- 呼吸数：12回/分
- SpO$_2$：94％

🙂 イベント発生前
- 体温：36.7℃

🙂 イベント発生前
- 意識清明

😷 イベント発生時
- 意識清明

🙂 イベント発生前
- 血圧：135/70mmHg
- 脈拍：71/分 不整なし

😷 イベント発生時
- 血圧：135/70mmHg
- 脈拍：70/分 不整あり
- 動悸の訴え：モニター心電図に波形変化あり（図3）

プロブレムリスト

🙂 イベント発生前
- #1 脳梗塞（左放線冠ラクナ梗塞）
- #2 高血圧
- #3 脂質異常症
- #4 右片麻痺

😷 イベントで追加
- #1 動悸
- #2 心電図異常

イベント発生
2月25日午前
- 座位で作業療法を実施していたところ，胸部不快感を訴えた。どのような症状か聞くと，胸がどきどきするということであった。
- 表情は悪くなく，冷汗などもみられなかった。
- バイタルサインは次のとおりで，明らかな異常はみられなかった。

✚ 意識清明
✚ 血圧：135/70mmHg
✚ 脈拍：70/分 不整あり
✚ 呼吸数：12回/分
✚ SpO$_2$：94％

- モニター心電図を着用したところ，図3のような波形を呈していた。

図3 動悸を生じた際のモニター心電図

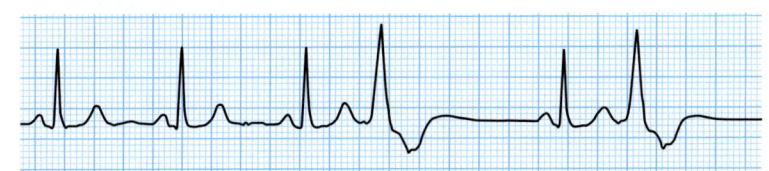

ケーススタディ：回復期リハビリテーション病院

症例解説

Q1 この症例はリスクの高い症例であったか？（イベント発生前の評価）

日本リハ医学会『安全管理・推進のためのガイドライン』[1]に基づいてスクリーニングを行う。「リスクマネジメントシート：全身状態悪化の可能性」や「リハ中止基準：その他の注意が必要な場合」には該当する項目はみられない。

続いて、病歴からイベントを発生しやすい症例であるかをスクリーニングする。本症例のプロブレムリストは次のとおりである。
- ＃1 脳梗塞(左放線冠ラクナ梗塞)
- ＃2 高血圧
- ＃3 脂質異常症
- ＃4 右片麻痺

Case 4の脳梗塞症例(p.60参照)と同様に、予想するべき合併症を考える。本症例は急性期は過ぎており、神経症状が増悪する危険性が高い時期もすでに過ぎている。しかし、脳梗塞は急性期を過ぎてからも再発する危険性がある疾患である。脳梗塞の再発頻度に関する研究は複数みられるが、発症から1年間で10％程度、その後は毎年5％前後となっている。

脳梗塞の原因は動脈硬化や心房細動による血栓であり、循環器系の問題も背景に潜んでいる。このため、脳梗塞症例の合併症として、循環系の問題は重要である。

Prosserら[2]は、846例の脳卒中患者の死因を調査している。そこでは、19.0％の患者で心血管系のイベントが観察され、4.1％の患者が心原性の死亡に至ったとしている。また、発症1〜2週までは中枢神経系の割合が多く、3週間以降は循環器系や感染症の割合が多くみられていた（図4）。脳卒中症例における心血管系イベントの危険因子は心不全、糖尿病、クレアチニン高値、重度の脳卒中、期外収縮としている。

また、痙攣発作は急性期だけではなく回復期に発生することもあるため、注意しておかなくてはならない。特に痙攣発作の既往がある症例では危険性は高い。麻痺が残存している症例ではDVTの危険性もあるため、下肢の所見に注意を払う必要がある。

急性期を過ぎた症例特有の問題としては、うつ状態や麻痺肢の疼痛がある。疼痛の原因としては、一般的な整形疾患によるものだけではなく、脳卒中後中枢神経性疼痛（central poststroke pain：CPSP）や複合性局所疼痛症候群（complex regional pain syndrome：CRPS）といった問題も含まれる。これらは生命にかかわるような緊急性の高い合併症ではないが、リハの重大な阻害因子となり、機能予後に影響を与える。薬剤などで症状が改善することも多いため、早期に発見して対応することが求められる。

これらから、脳梗塞回復期症例で注意すべき合併症を整理すると表1のようになる。

本症例では高血圧や脂質異常症といった動脈硬化の危険因子があることから、脳梗塞の再発の危険性は高いと考える必要がある。同様の理由により、虚血性心疾患などの循環器系の問題のリスクも高いと考えなくてはならない。身体所見やバイタルサインの変動に注意をして、リハを進める必要がある。

図4 発症からの期間と死亡原因

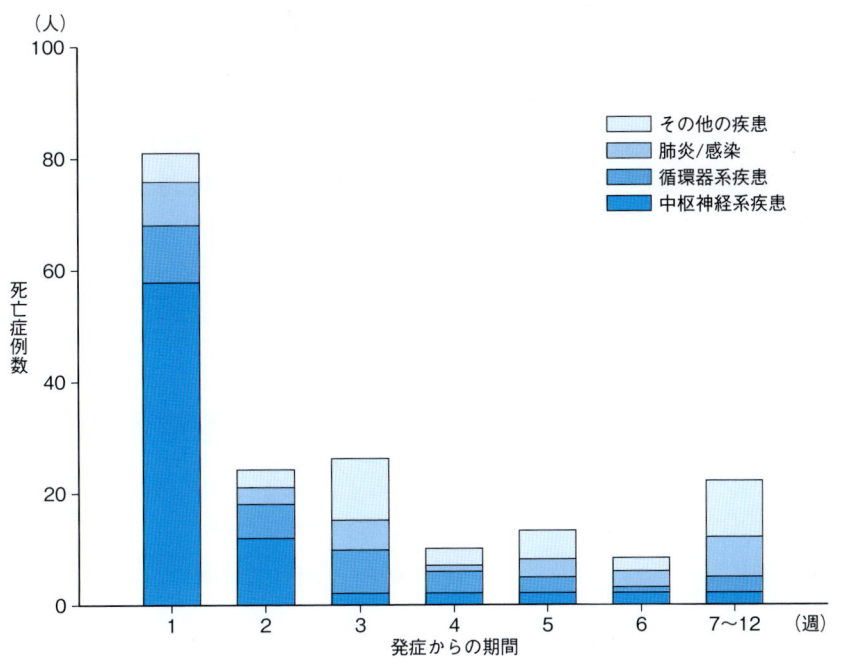

凡例：
- その他の疾患
- 肺炎/感染
- 循環器系疾患
- 中枢神経系疾患

縦軸：死亡症例数（人）
横軸：発症からの期間（週）1, 2, 3, 4, 5, 6, 7〜12

死因として，発症1〜2週までは中枢神経系の割合が多く，3週間以降は循環器系や感染症の割合が多くなる
（文献2より引用）

表1 脳梗塞回復期症例で注意するべき合併症

- 脳梗塞再発
- 虚血性心疾患
- 心不全
- 不整脈
- 肺炎
- 尿路感染症
- 痙攣発作
- DVT
- うつ状態
- 疼痛(CPSP，CRPS)

Q2 このイベントのキーワードは何か？

イベント発生時に追加されたプロブレムやその他の情報から，本症例に生じている問題を考察する。重要なキーワードは次のようになる。

重要なキーワード
- 脳梗塞回復期症例に生じた動悸・不整脈

Q3 リハ中止基準に該当するか？

『安全管理・推進のためのガイドライン』の「リハ中止基準」には，動悸や不整脈に関する記述がいくつかみられる。

本症例では練習開始後に症状が出現していることから，途中でリハを中止する場合の「**運動により不整脈が増加した場合**」と，いったんリハを中止し回復を待って再開する場合の「**軽い動悸，息切れが出現した場合**」が該当する。

ここでは新規に発生した胸部症状，不整脈であり，リハを中止して，緊急性を考える必要がある。

リハ中止基準の関連項目

リハ中止基準	関連項目
積極的なリハを実施しない場合	・著しい不整脈がある場合 ・リハ実施前にすでに動悸・息切れ・胸痛のある場合
途中でリハを中止する場合	運動により不整脈が増加した場合
いったんリハを中止し，回復を待って再開	軽い動悸，息切れが出現した場合

Q4 想定される鑑別診断は？

動悸の鑑別診断としては，循環器疾患と循環器以外の問題によるものが挙げられる（表2）。循環器系の問題として代表的なものは**不整脈**であるが，それ以外にも，**弁膜症，心不全，ペースメーカーの異常，虚血性心疾患**などで動悸を訴えることがある。そのほかに，**肺塞栓**やその他の原因による**頻脈**でも動悸を感じる場合がある。

表2 動悸の鑑別診断

循環器疾患	不整脈	頻脈性不整脈（上室性不整脈，心室性不整脈）
		徐脈性不整脈（洞不全症候群，房室ブロック）
		期外収縮（上室性期外収縮，心室性期外収縮）
		心房細動・心房粗動
	弁膜症	
	心不全	
	ペースメーカー不全	
	虚血性心疾患	
循環器疾患以外	肺塞栓	
	洞性頻脈	貧血・脱水
		発熱
		甲状腺機能亢進症
		薬剤（交感神経刺激薬，血管拡張薬）
	心因性	ストレス，不安

Q5 診断の絞り込みは可能か？

このイベントのキーワードは動悸と不整脈である．動悸の鑑別診断は多くあるが，ここではモニター心電図で不整脈がみられているため，**不整脈による動悸に診断が絞り込まれる**．不整脈としては，頻脈性不整脈，徐脈性不整脈，期外収縮，心房細動・心房粗動などが鑑別に挙がる．

症状出現時のモニター心電図では期外収縮が観察されているため，診断は比較的容易であると考えられる（表3）．

表3 本症例の鑑別診断の絞り込み

診断名	肯定・除外の理由	疑わしさ
頻脈性不整脈	以下の理由により否定的である ・症状出現時に頻脈がみられていない	×
徐脈性不整脈	以下の理由により否定的である ・症状出現時に頻脈がみられていない	×
期外収縮	以下の理由により積極的に肯定できる ・モニター心電図にて期外収縮を認めている	◎
心房細動・心房粗動	以下の理由により否定的である ・入院時，症状出現時に心房細動や心房粗動がみられていない	×

Q6 緊急性は？

緊急性を判断するためには，最初に「不安定なサイン」がないかを確認することが必要である．ここでは，期外収縮による動悸が問題となっているため，循環器系の問題による「不安定なサイン」を考える．

循環器系の問題としては，心拍出量の不足により脳などの重要臓器の血流が維持できない状態や，心虚血により状態が経時的に増悪する危険性がある場合が挙げられる．表4に示した所見がある場合は，「不安定なサイン」を呈している可能性があり，緊急性が高いと判断する必要がある．

今回のイベントでは，「不安定なサイン」を感じさせる症状は呈していない．続いて，症状出現時のモニター心電図から緊急性を考察する．

不整脈の心電図を見るためのポイントは次のとおりである．
- 脈の早さは？
- QRS幅は？（幅広でないか？）
- 脈の間隔は？（不整はないか？）
- P波の有無は？
- P波とQRS波の関係は？

図2では正常な洞調律の間に変形したQRS波が散発しているのが観察される．QRS幅が広いことから，心室性の期外収縮であると判断できる．

表4 不整脈の際の「不安定なサイン」

脳虚血を疑う症状	・失神・意識障害 ・めまい・眼前暗黒感
心筋虚血を疑う症状	胸痛
その他	・バイタルサインの異常(血圧・脈拍,呼吸状態の変動) ・VT・VF ・突然死の家族歴

VT：ventricular tachycardia(心室頻拍),VF：ventricular fibrillation(心室細動)

心室性期外収縮(PVC)

　心室性期外収縮(premature ventricular contraction：PVC)は,基礎心疾患がなければ良性のものと判断してよい。健常者にみられることも多く,無症状のPVCが検診で指摘されることもある。心エコーなどで器質的心疾患が疑われない症例では,生命予後や心血管イベントとの関連もないとされている。

　ただし,PVCでも3連発以上のもの,連発時のRR間隔が短いもの,連発時にQRSの波形が変化するもの,出現頻度が著しく高いものは注意が必要である。特に,心不全を有する患者で頻発するPVCは,心臓突然死のリスクが高い。また,R on T型のPVCは,心室細動などの致死的不整脈を誘発するリスクが高く,これらには十分な注意が必要である。

　PVCの重症度分類としてはLown分類がある(表5)。これは,PVCの発生頻度や連発の有無,波形の多型性の有無やR on T型の有無により重症度を判定するものである。

　本症例の心電図では2つのPVCがみられるが,連発ではなくQRSの波形も同一であるため,Grade 2の頻発PVCと判断できる。

　リハ中止の基準としては,米国スポーツ医学会(American College of Sports Medicine：ACSM)の基準が参考にできる(表6)。**本症例は新規に発生した頻発PVCであり,リハを中止して医師の診察を依頼することが必要である**と考えられる。

表5 Lown分類

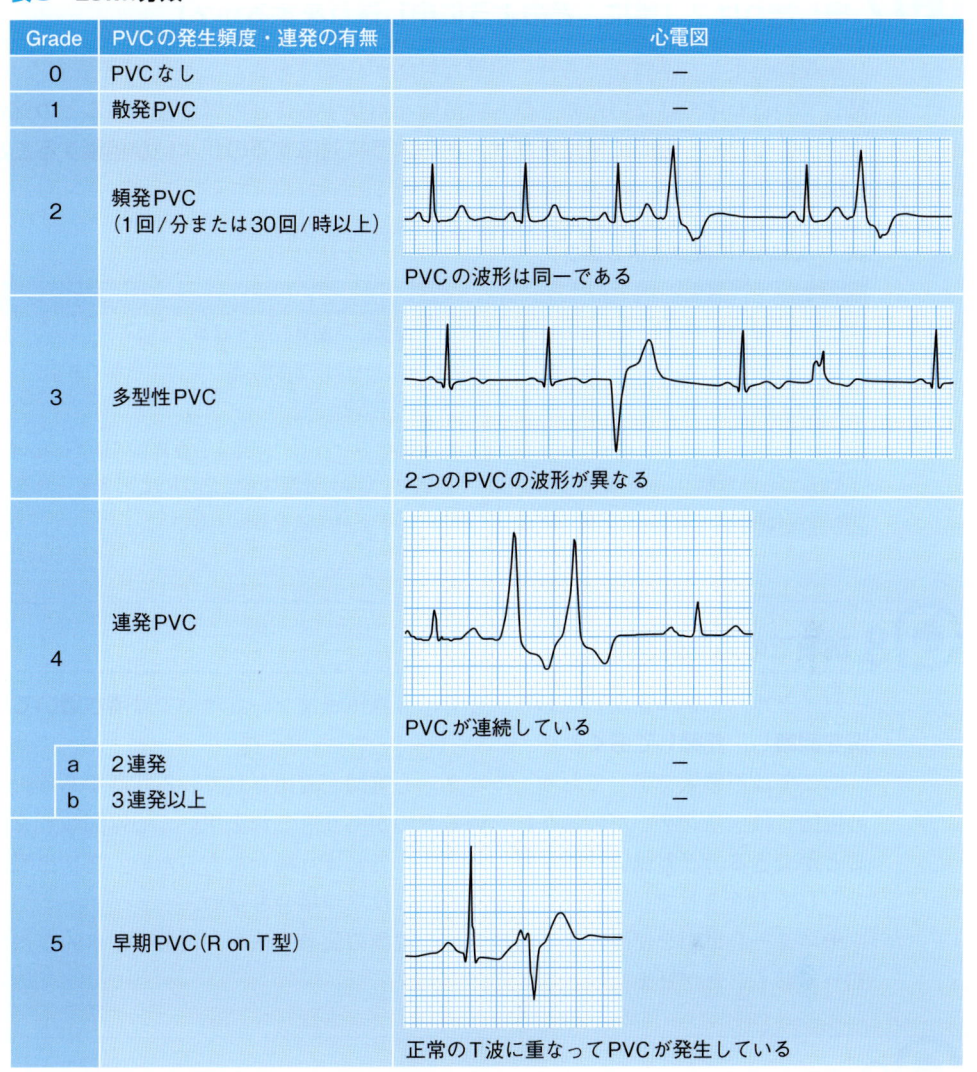

Grade	PVCの発生頻度・連発の有無	心電図
0	PVCなし	—
1	散発PVC	—
2	頻発PVC（1回/分または30回/時以上）	PVCの波形は同一である
3	多型性PVC	2つのPVCの波形が異なる
4	連発PVC	PVCが連続している
a	2連発	—
b	3連発以上	—
5	早期PVC（R on T型）	正常のT波に重なってPVCが発生している

PVCの重症度分類である。Grade 4bおよび5では緊急性が高い

表6 ACSMのリハ中止基準

1. 心室頻拍（3連発以上）
2. R on Tの心室期外収縮
3. 頻発する単一源性心室期外収縮（30％以上）
4. 頻発する多源性の心室期外収縮（30％以上）
5. 2連発（1分間に2回以上）

（文献3より引用）

ケーススタディ：回復期リハビリテーション病院

Q7 申し送りは？（誰に，どのように申し送りをするか？）

新規に発生した不整脈であり，慎重な対応が必要である。しかし，「不安定なサイン」を呈しているわけではないため，直ちに医師を招集するほどの緊急性があるとの確信はもてない。このため，**医師に電話をかけ，どのように対応するのがよいか相談することが好ましい**（表7）。

表7 SBARに従った申し送り

SBAR	伝達内容
Situation（状況）	患者が動悸を訴え，心電図にて期外収縮を認めている
Background（背景）	・65歳女性，脳梗塞発症から約7週間経過している患者である ・練習中に動悸を訴えたため，モニター心電図を確認したところ，期外収縮がみられた ・バイタルサインの変動はみられず，外見上も重篤な印象ではない
Assessment（評価）	新規に発生した不整脈で，Lown分類Grade 2のPVCと考えられる
Recommendation（提案）	病棟に搬送してよいか，アドバイスをもらいたい

Q8 現場での応急処置は？

バイタルサインは安定しており，患者にも重篤感はない。現場では**落ち着いて患者の状況を観察し，記録しておく**。

ここでは不整脈を呈しており，モニター心電図が着用されている状態である。モニター心電図にはプリンターが装備されているものがあり，これを用いて心電図波形を出力することができる。不整脈は時間が経つと消失してしまう場合もあるため，異常出現時にプリントしておくことで，その後の診断や治療に役立つ場合も多い。

モニター心電図を使用できる環境では，電極の装着方法や，装置の基本的な操作方法を知っておくことが好ましい。

Q9 翌日からのリハは可能か？（リハプログラムへの影響は？）

新規に発症した不整脈であり，心エコーやホルター心電図などで精査が行われると思われる。それによって明らかな心臓の異常がみられなければ，予後は不良ではないと判断できる。その場合，**翌日からの練習は許可されるものと予想される**。

しかし，PVC再発や，頻度の増加の可能性は否定できない。このため，通常よりも慎重に，自覚症状の有無やバイタルサインを確認することが必要である。可能であれば，脈拍をモニタリングしておくことが好ましい。パルスオキシメータを使用することで，脈拍数をモニタリングすることが可能である。歩行練習など運動負荷をかける際には，これを用いることも有用と考えられる。

まとめ

脳卒中はリハの対象となることが多い，代表的な疾患である．その一方で，脳卒中を生じる症例はさまざまな併存疾患をもっていることが多く，リハ中に合併症を生じる危険性は低くない．脳卒中症例にはどのような合併症が生じるかを知っておくことが重要である．

脳卒中では神経症状増悪などの中枢神経系の問題のほかに，循環器系の問題や感染症などがあり，これらは生命に影響を与える重大な合併症となることがある．練習前や練習中に，自覚症状やバイタルサインを確認することが重要である．

不整脈は脳卒中以外の症例にも頻繁にみられる問題である．重篤な不整脈には，心室頻拍，心室細動，重度の頻脈や徐脈がある．新規に発症した不整脈は早期の対応が必要であり，初期評価時に心電図異常の有無を確認しておくことが必要である．

MEMO

動悸の原因の割合

Weberら[4]は，動悸を主訴として受診した症例の調査を行っている．それによると，動悸の原因として多いものは，不整脈43％，心因性31％，洞性頻脈10％であった．不整脈のなかで多くみられたものは，心房細動，上室性頻拍，PVCであった．

【文献】

1) 日本リハビリテーション医学会診療ガイドライン委員会 編：リハビリテーション医療における安全管理・推進のためのガイドライン，医歯薬出版，2006.
2) Prosser J, et al.: Predictors of early cardiac morbidity and mortality after ischemic stroke. Stroke 38(8): 2295-2302, 2007.
3) アメリカスポーツ医学会 編，日本体力医学会体力科学編集委員会 監訳：運動処方の指針 原著第8版，南江堂，2011.
4) Weber BE, Kapoor WN: Evaluation and outcomes of patients with palpitations. Am J Med 100(2): 138-148, 1996.

Case 9 ケーススタディ：回復期リハビリテーション病院
脳梗塞後の上肢痛

基本情報（カルテから得られる情報）
- 70歳男性
- 既往歴：高血圧，心房細動
- 内服薬：オルメサルタン（オルメテック®，降圧薬），ワルファリンカリウム（ワーファリン，抗凝固薬）

現病歴

20XX年11月2日
- 起床時に左上下肢の脱力に気づいた．救急車にて近隣の急性期病院を受診し，脳梗塞の診断となった．
- 右中大脳動脈（middle cerebral artery：MCA）領域の広範な梗塞（図1）と，入院時の心電図検査で心房細動を認めた（図2）．
- 心原性塞栓の診断で神経内科入院となり，抗凝固薬点滴などにて加療された．入院後数日間は血圧高値であり，床上安静となっていた．

11月8日
- 血圧安定したため，リハ処方となった．麻痺は重度であり，回復には長期間を要すると判断された．

12月14日
- 回復期リハ病院へと転院になった．

経過

12月14日：リハ開始時の所見
- 回復期リハ病院入院当日より，回復期病棟でのリハが開始された．
- コミュニケーションは可能であるものの，ややぼんやりした印象であり，JCS I-1と判断された．
- 血圧：140/80 mmHg
- 脈拍：80/分 不整あり
- 呼吸数：12回/分
- SpO_2：94％
- 体温36.6℃
- 麻痺：重度であり，左上下肢の随意収縮はみられなかった．ブルンストロームステージで上肢Ⅰ，手指Ⅰ，下肢Ⅰであった．
- 左上下肢：痛覚過敏および肩関節痛の訴えがあった．肩関節痛は脳梗塞発症後4週程度か

図1　本症例の頭部MRI像

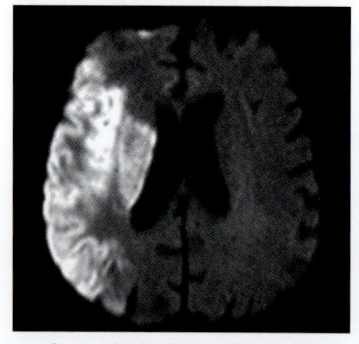

a．右MCA領域の広範な梗塞巣を認めた
b．MRAでは右MCAの閉塞を認めた 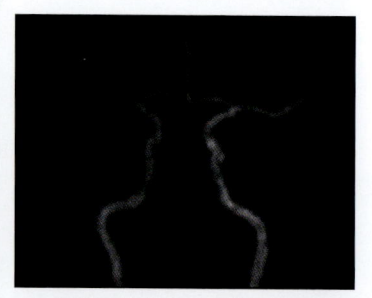

図2　本症例の入院時心電図

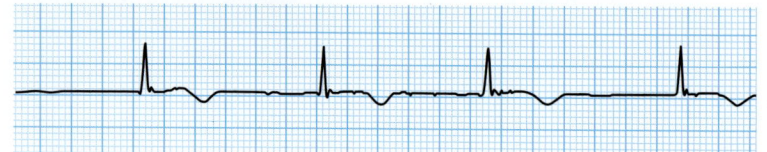

P波を認めず，心房細動と診断された

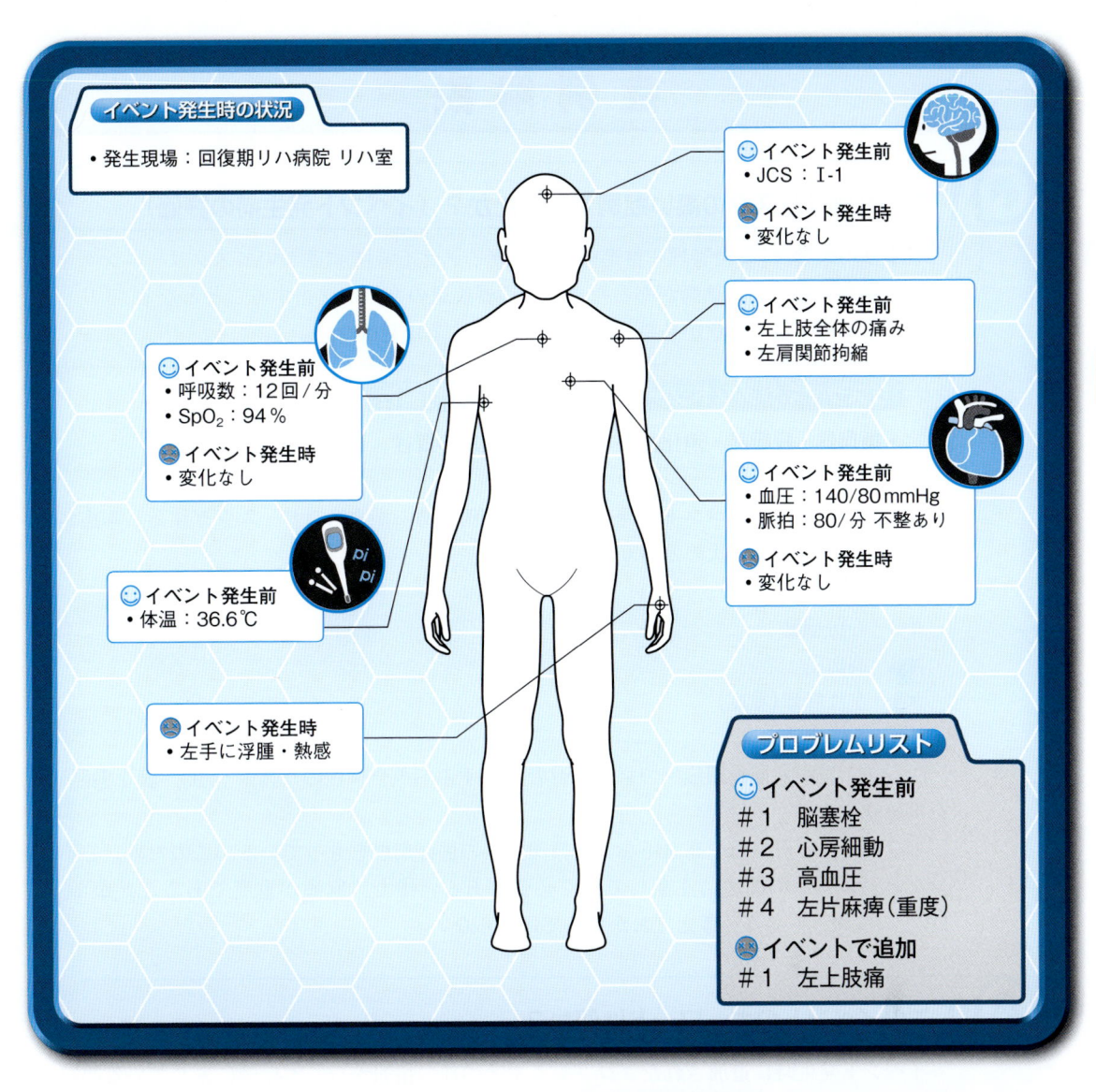

イベント発生時の状況
- 発生現場：回復期リハ病院 リハ室

頭部
- 😊 イベント発生前
  - JCS：I-1
- 😟 イベント発生時
  - 変化なし

左上肢／肩
- 😊 イベント発生前
  - 左上肢全体の痛み
  - 左肩関節拘縮

呼吸
- 😊 イベント発生前
  - 呼吸数：12回/分
  - SpO$_2$：94％
- 😟 イベント発生時
  - 変化なし

循環
- 😊 イベント発生前
  - 血圧：140/80 mmHg
  - 脈拍：80/分 不整あり
- 😟 イベント発生時
  - 変化なし

体温
- 😊 イベント発生前
  - 体温：36.6℃

左手
- 😟 イベント発生時
  - 左手に浮腫・熱感

プロブレムリスト
😊 イベント発生前
- #1 脳塞栓
- #2 心房細動
- #3 高血圧
- #4 左片麻痺（重度）

😟 イベントで追加
- #1 左上肢痛

ら徐々に増悪していたとのことであった。痙性亢進，関節拘縮も認められた。
- 患肢の管理は不良であり，車椅子のアームレストから上肢が垂れ下がっている状態も多くみられた。
- 平行棒内での立位練習，四肢可動域練習から開始することとした。
- 肩関節の拘縮が強く，可動域練習の際には痛みを伴った。痛みは徐々に増悪する傾向であった。
- 数日間練習を継続したが，肩関節の疼痛は増悪し，運動時だけではなく安静時痛を訴えるようになった。
- 疼痛の範囲は肩だけではなく，手にも及ぶようになった。

イベント発生
12月30日
- バイタルサインは初回リハ時と同様であった。
- 作業療法を開始しようとしたところ，上肢痛が強く，練習を拒否された。
- 左の肩から手にかけて上肢全体の痛みを訴えていた。ジリジリと焼けるような痛み・しびれ感であるとの訴えであった。
- VASで，10点満点中10点の痛みとのことであった。触るだけでも痛みがあり，上肢の練習は全面的に拒否していた。
- 可動域の評価は痛みのため困難。左手には浮腫，熱感がみられた。

症 例 解 説

Q1 この症例はリスクの高い症例であったか？（イベント発生前の評価）

日本リハ医学会『安全管理・推進のためのガイドライン』[1]に基づいてスクリーニングを行う。併存疾患に心房細動があるため，循環器疾患の合併が該当することとなる。「リハ中止基準：その他の注意が必要な場合」には該当する項目はない。

> **リスクマネジメントシート：全身状態悪化の可能性**
> ・循環器・呼吸器・消化器系等内部臓器疾患の既往・合併

続いて，病歴からイベントを発生しやすい症例であるかをスクリーニングする。本症例のプロブレムリストは次のとおりである。

#1　脳塞栓
#2　心房細動
#3　高血圧
#4　左片麻痺（重度）

Case 8の脳梗塞回復期症例で挙げられた注意するべき合併症のリスト（p.93, 表1参照）を再確認する。

本症例は，心房細動や高血圧などの循環器系の併存疾患をもっている。このため，心不全など循環器系の問題に注意しておく必要がある。また，麻痺が重度であることから，DVTの危険性もあると考えておかなくてはならない。

Q2 このイベントのキーワードは何か？

イベント発生時に追加されたプロブレムやその他の情報から，本症例に生じている問題を考察する。重度の麻痺を呈する脳梗塞症例で，急性期を過ぎている。問題は左上肢に限局している。上肢に生じた疼痛が主訴であり，局所の身体所見としては，左肩関節拘縮，左手の浮腫・熱感である。

重要なキーワードを整理すると，次のようになる。

> **重要なキーワード**
> ・脳梗塞発症から約2カ月で生じた左上肢の疼痛，手の浮腫・熱感

Q3 リハ中止基準に該当するか？

『安全管理・推進のためのガイドライン』の「リハ中止基準」には，該当する記載はない。また，バイタルサインにも明らかな異常はみられない。

患者はリハを拒否してはいるが，すぐにリハ中止の判断をしなくてはならない状態とは考えにくい。

Q4 想定される鑑別診断は？

脳卒中後になんらかの疼痛を訴える患者は比較的多く，その頻度は10〜40％程度である。

脳卒中により引き起こされる中枢性の疼痛は，**脳卒中後中枢神経性疼痛（CPSP）**とよばれる。従来は視床痛とよばれることが多かったが，視床以外の病変でも脳卒中後の疼痛は生じることがあるため，CPSPとよばれるようになってきた。脳卒中発症より，数週間〜数カ月経過してから生じることが多い。痛みは自発痛の場合と，痛覚過敏などの異常知覚によるものがある。痛覚過敏と感覚鈍麻が同時に存在することもある。

脳卒中後に肩関節痛を訴える患者も多くみられる。その原因としては，**肩関節周囲炎，石灰沈着性関節炎，拘縮**などの一般的な問題に加え，**複合性局所疼痛症候群（CRPS）**も鑑別診断に挙げる必要がある。また，脳卒中後に**異所性骨化**を生じる可能性もあるため，これも鑑別に挙げておく。

さらに脳卒中とは直接関連しないものの，**化膿性関節炎**や**転移性骨腫瘍**の可能性も否定はできないため，鑑別に挙げることとする（表1）。

表1 肩関節痛の鑑別診断

鑑別診断		特徴			
		発症様式	安静時痛	異常感覚	疼痛の部位
中枢神経系	CPSP	緩徐	○	○	上肢全体
	CRPS	緩徐	○	○	上肢全体
運動器系	肩関節周囲炎	緩徐	△	×	肩から上腕
	拘縮	緩徐	×	×	拘縮した関節中心
	石灰沈着性関節炎・腱板炎	急速	○	×	問題を生じた関節中心
	異所性骨化	緩徐	○	×	問題を生じた関節中心
	化膿性関節炎	急速	○	×	問題を生じた関節中心
	転移性骨腫瘍	緩徐	○	×	問題を生じた関節中心

Q5 診断の絞り込みは可能か？

鑑別診断には，中枢神経系や運動器系の問題によるものが挙がっている。本症例の最も重要なキーワードは，上肢の疼痛である。

疼痛ではOPQRST（総論4，p.22参照）で病歴を聴取すると，必要な情報を網羅することができる。本症例のOPQRSTを作成すると，**表2**のようになる。

発症様式が緩徐で安静時痛があり，異常感覚を伴うものとしては，CPSPとCRPSが鑑別診断に残ることとなる。本症例では手の浮腫・熱感なども伴っていることから，CPSPよりもCRPSのほうが，より疑わしいこととなる（**表3**）。

表2　本症例のOPQRST

OPQRST	本症例での状況
Onset：発症時の状況（発症様式）	・脳梗塞発症1カ月ごろから出現 ・症状は緩徐に進行している
Provocative/Palliative：症状を悪化/軽快させる要因	・安静時痛あり ・患肢に触れることで疼痛増悪
Quality：症状の性質	ジリジリと焼けるような痛み・しびれ
Region/Radiation：部位・放散の有無	・部位：肩から手にかけての痛み
Related symptom：関連症状	・関連症状：肩関節拘縮，手の浮腫，熱感
Severity：症状の程度	VAS：10/10
Time course：症状の持続時間・経過	・脳梗塞発症1カ月ごろから出現 ・現時点で発症から約2カ月が経過しているが，増悪傾向にある

表3　本症例の鑑別診断の絞り込み

診断名	肯定・除外の理由	疑わしさ
CPSP	以下の理由により積極的に肯定できる ・異常感覚を伴う上肢全体の痛みである ・手の浮腫・熱感を伴っている	◎
CRPS	以下の理由により肯定的である ・異常感覚を伴う上肢全体の痛みである	○

複合性局所疼痛症候群（CRPS）

　脳卒中はCRPSの誘因として重要であり，脳卒中患者の10～20％にCRPSを生じるとされ，表4に示すような多彩な症状を呈する．脳卒中に限らず，四肢の外傷や手術後，頸部の外傷後，虚血性心疾患，帯状疱疹後などにも生じることがある．従来は肩手症候群と称されることが多かったが，近年ではCRPS Type 1の一種とされている．

　CRPSによる上肢の症状は，次のように進行していく例が多くみられる．

- 発症早期は肩や手の疼痛，手の浮腫・発赤・熱感を呈する．
- 次第に上肢の関節拘縮を生じる．
- 最終的に関節拘縮は重度となり，皮膚・筋・骨萎縮が顕著となる．

　慢性化することで治療はさらに困難となるため，発症早期に診断をつけることが必要である．2010年に厚生労働省のCRPS研究班により判定指標が報告されており[2]（表5），診断の確定はこれを使用することもできる．

　本症例では，この判定指標のA項目のうち関節可動域制限，痛みの性質，浮腫の3項目，B項目のうち関節可動域制限，痛覚過敏，浮腫の3項目がみられているため，CRPSと判断することができる．

表4 CRPSによる症状

- 肩関節・手の疼痛（持続性疼痛）
- 上肢の知覚障害（痛覚過敏・異常感覚）
- 手の熱感・腫脹・浮腫
- 皮膚の色調変化（発赤・チアノーゼ）
- 発汗異常（過剰・低下）
- 皮膚温異常（上昇・低下）
- 関節拘縮
- 筋・骨萎縮
- 皮膚萎縮（しわの消失・光沢）
- 爪の変形

表5 厚生労働省CRPS研究班によるCRPS判定指標：臨床用CRPS判定指標

A 病期のいずれかの時期に，以下の自覚症状のうち2項目以上該当すること。ただし，それぞれの項目内のいずれかの症状を満たせばよい。
1. 皮膚・爪・毛のうち，いずれかに萎縮性変化
2. 関節可動域制限
3. 持続性ないしは不釣り合いな痛み，しびれたような針で刺すような痛み（患者が自発的に述べる），知覚過敏
4. 発汗の亢進ないしは低下
5. 浮腫

B 診察時において，以下の他覚的所見の項目を2項目以上該当すること。
1. 皮膚・爪・毛のうち，いずれかに萎縮性変化
2. 関節可動域制限
3. アロディニア（触刺激ないしは熱刺激による）ないしは痛覚過敏（ピンプリック）
4. 発汗の亢進ないしは低下
5. 浮腫

（文献2より引用）

Q6 緊急性は？

CRPSからバイタルサインの変動や，その他の重大な合併症をきたすことは考えにくい。**緊急性が高いとはいえない状態である。**

必要があれば，患者を病室へ搬送することも問題ないと考えられる。

Q7 申し送りは？（誰に，どのように申し送りをするか？）

緊急性はない状態であるが，放置すると症状が増悪して治療が困難になると予想される。また，強い疼痛はリハの重大な阻害因子となり，機能予後に悪影響を与えることとなる。

内服薬などによる治療が早期に開始される必要がある。**医師にCRPSが強く疑われる状況であること，症状は増悪傾向であることを伝える**（表6）。

表6 SBARに従った申し送り

SBAR	伝達内容
Situation（状況）	強い上肢痛を訴えている
Background（背景）	・脳梗塞発症2カ月弱の患者である ・以前から肩痛の訴えがあったが、疼痛の範囲は拡大して手にまで及んでいる ・疼痛は重度であり、VAS 10/10となっている ・手には痛覚過敏があり、浮腫や熱感もみられる
Assessment（評価）	CRPSの増悪と考えられる
Recommendation（提案）	リハの重大な阻害因子となっているため、早期の治療をお願いしたい

Q8 現場での応急処置は？

全身状態は安定しており、緊急で行うべき処置はない。練習を実施しないと機能回復に悪影響がある可能性を患者に説明し、疼痛の許す範囲で練習を実施することが好ましい。

Q9 翌日からのリハは可能か？（リハプログラムへの影響は？）

練習を実施しないことにより関節可動域制限は増悪し、廃用症候群も進行する危険性がある。このため**練習は積極的に実施する必要がある**。

CRPSによる疼痛に対しては、一般的な非ステロイド性消炎鎮痛剤の効果は不十分であることが多い。神経障害性疼痛治療薬であるプレガバリン（リリカ®）や、ステロイドの経口投与が適応となる。また、一部の抗うつ薬や抗てんかん薬が有効なこともある。症状が進行した後では難治性となることが多いため、早期の対応が必要である。

治療に対する反応が不良で疼痛や拘縮が残存すると、リハのゴール設定を下方修正することになる可能性がある。CRPSによる障害の経過を記録し、カンファレンスなどで多職種と情報共有し、ゴールを再検討する必要がある。

まとめ

脳卒中後の疼痛は高頻度に遭遇する問題である。疼痛は患者のQOLを低下させる原因となり、さらにリハの阻害因子となることでリハのゴールに悪影響を与える可能性がある。疼痛の原因を特定し、早期に対応する必要がある。

代表的なものとしては、従来、肩手症候群とよばれていたCRPSが挙げられる。これは対応が遅れると難治性となることがあるため、早期発見と早期治療が必要である。

MEMO

肩手症候群の重症度評価

Braus ら[3]は，疼痛，浮腫，肩関節の可動域を用いて肩手症候群の重症度を評価する方法を考案している（表6）。肩手症候群の重症度判定，増悪・再燃の有無，治療に対する反応などの経過を記録するために，このような数値での評価指標を用いることも効果的である。

表6　肩手症候群スコア

疼痛	ない：0，軽度：1，中等度：2，強い：3，かなり強い：4，誘因なく自発痛：5
浮腫	ない：0，軽度：1，強い：2，かなり強い：3
肩関節外転	120°以上：0，120°以下：1，90°以下：2，45°以下：3
肩関節外旋	30°以上：0，30°以下：1，20°以下：2，10°以下：3

4項目の合計点数で評価する。高得点であるほど重症と判断する

（文献3より引用）

【文　献】

1) 日本リハビリテーション医学会診療ガイドライン委員会 編：リハビリテーション医療における安全管理・推進のためのガイドライン，医歯薬出版，2006.
2) Sumitani M, et al.: Development of comprehensive diagnostic criteria for complex regional pain syndrome in the Japanese population. Pain 150: 243-249, 2010.
3) Braus DF, et al.: The shoulder-hand syndrome after stroke: A prospective clinical trial. Ann Neurol 36(5): 728-733, 1994.

Case 10 圧迫骨折後の持続する腰痛

ケーススタディ：回復期リハビリテーション病院

基本情報（カルテから得られる情報）

- 70歳男性
- 既往歴：関節リウマチ（Steinbrocker stage Ⅱ）
- 内服薬：プレドニゾロン（プレドニン®，副腎皮質ステロイド）

現病歴

- 関節リウマチのため，近隣の診療所でプレドニゾロン2mgの内服処方をされていた。
- 関節リウマチはSteinbrocker stage Ⅱであったが，ADLは自立しており，屋外歩行も可能な状況であった。

20XX年10月1日

- 自宅で転倒し，腰痛が出現した。

10月7日

- 腰痛が軽減しないため急性期病院受診，第12胸椎圧迫骨折の診断で整形外科入院となった。
- ダーメン型体幹装具が作製され，保存的加療とされた。
- 入院後も腰痛が持続し，歩行練習は進まなかった。

10月14日

- 回復期病院に転入院となった。

検査所見

- 入院時の血液検査所見を表1に示す。
- 前医からの診療情報提供書とともに，前医入院中の胸腰椎MRI像が添付されていた（図1）。
- 入院時に胸腰椎の単純X線検査が施行された（図2）。

表1 入院時の血液検査所見

検査	結果	基準値・単位
WBC	5,900	4,000〜8,000/μL
RBC	421	男性：420〜570×10⁴/μL
Hb	12.5	男性：12.4〜17.0g/dL
Ht	37.1	男性：38〜51％
PLT	16.2	10〜40×10⁴/μL
CRP	0.9	0.3mg/dL以下
BUN	12	8〜20mg/dL
CRE	0.69	0.36〜1.06mg/dL
Na	144	139〜146mmol/L
K	3.9	3.7〜4.8mmol/L
TP	5.6	6.3〜7.8g/dL
Alb	3.7	3.7〜4.9g/dL
空腹時血糖	80	70〜110mg/dL
HbA1c	5.5	〜6.2％

図1 前医入院中のMRI像（10月7日検査）

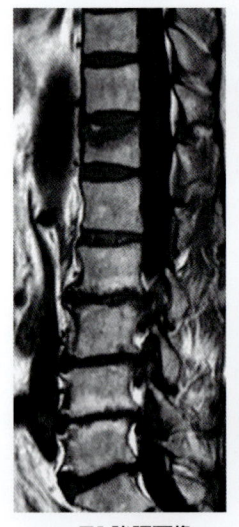

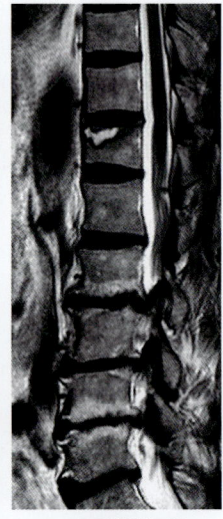

a. T1強調画像　　b. T2強調画像

第12胸椎に圧迫骨折を認める。T2強調画像では骨折を生じた椎体の上部に液体貯留が見られる。第2〜5腰椎にかけて変形性脊椎症を呈している

イベント発生時の状況
- 発生現場：回復期リハ病院 病室

イベント発生前
- 意識清明

イベント発生時
- 意識清明

イベント発生前
- 呼吸数：11回/分
- SpO_2：93％

イベント発生時
- 呼吸数：11回/分
- SpO_2：92％

イベント発生前
- 血圧：125/75mmHg
- 脈拍：70/分 不整なし

イベント発生時
- 血圧：120/70mmHg
- 脈拍：68/分 不整なし

イベント発生前
- 体温：36.4℃

イベント発生前
- 腰痛 VAS：2/10（安静時）

イベント発生時
- 腰痛 VAS：5/10（安静時）

プロブレムリスト
イベント発生前
#1 第12胸椎圧迫骨折
#2 関節リウマチ
#3 骨粗鬆症

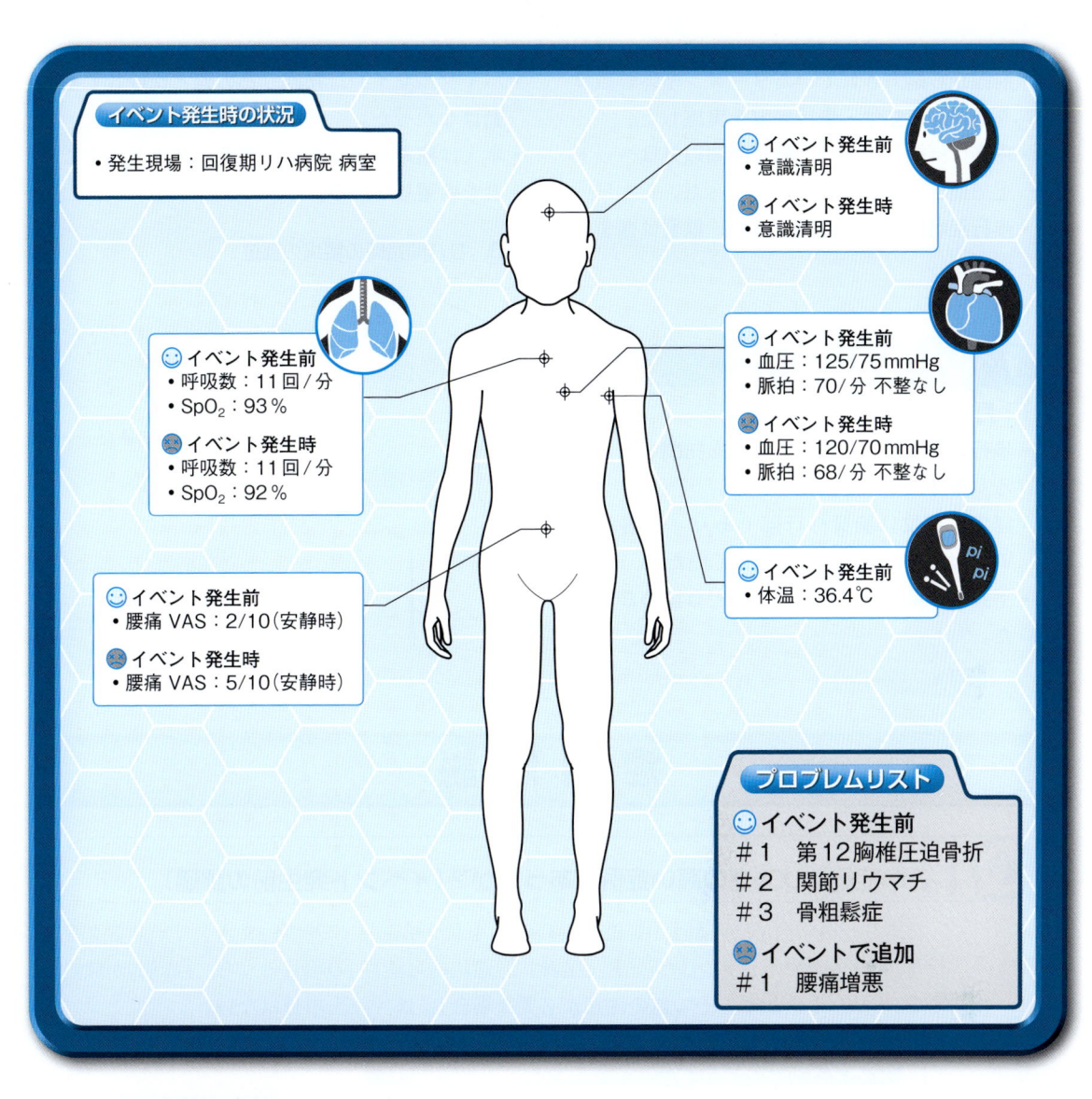

イベントで追加
#1 腰痛増悪

図2 回復期病院入院時の単純X線像（10月14日検査）

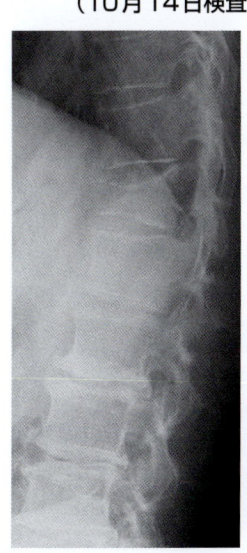

第12胸椎の圧迫骨折による楔状の変形を認める。上下の椎体の骨萎縮は著明である。椎体内の骨梁は縦・横方向ともに不明瞭であり，慈恵医大式分類3度の重度の骨萎縮と判断される（p.115, 図9参照）

経過

10月14日：リハ開始時の所見
- 回復期病院入院当日から理学療法開始となった。
- 意識清明
- 血圧：125/75mmHg
- 脈拍：70/分 不整なし
- 呼吸数：11回/分
- SpO_2：93％
- 体温：36.4℃
- 腰痛は持続していた。痛みはVASで安静時2/10，動作時には最大5/10程度とのことであった。疼痛の部位を図3に示す。

ケーススタディ：回復期リハビリテーション病院

- 前医から処方されていたダーメン型体幹装具を着用して立位・歩行練習を実施した。
- 疼痛は持続しており，練習時間以外はベッド上で過ごしていることが多かった。
- 歩行距離の拡大は困難であり，練習は進まなかった。

- バイタルサインは初回リハの際と比較して変動はなかった。
- 本人は痛みが強いため，練習は休みとすることを希望している。

図3 リハ開始時の腰痛の部位

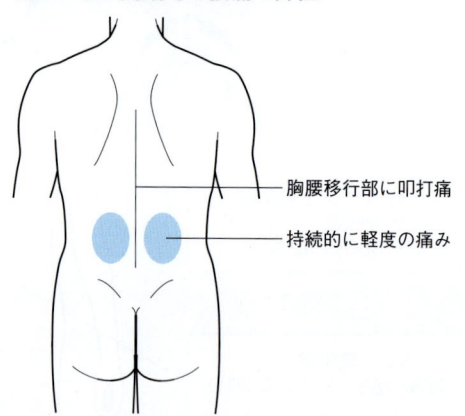

―胸腰移行部に叩打痛
―持続的に軽度の痛み

イベント発生

11月1日

- 歩行練習の目的で患者の病室を訪問したところ，腰痛の増悪を訴えていた。
- 疼痛の部位は胸腰移行部であり，安静時のVASは5/10程度まで増悪していた。
- 下肢の感覚障害，筋力低下などは認めなかった。

症例解説

Q1 この症例はリスクの高い症例であったか？（イベント発生前の評価）

日本リハ医学会『安全管理・推進のためのガイドライン』[1]に基づいてスクリーニングを行う。「リスクマネジメントシート：全身状態悪化の可能性」の項目のうち，「疼痛」が該当する。「リハ中止基準：その他の注意が必要な場合」には，該当項目はない。

リスクマネジメントシート：全身状態悪化の可能性
- 疼痛

続いて，病歴やプロブレムリストから予想される合併症やイベントを列挙する。関節リウマチがありステロイドを内服していることから，これらに関連する合併症に注意が必要である。これらの合併症は大変多様なため，高頻度かつ重大なもののみを挙げる。

また，関節リウマチやステロイド内服による重度の骨萎縮もみられており，骨癒合の遷延や新規の骨折も予想される。

病歴などから予想するべきリスク

予想される合併症やイベント	理由
関節リウマチの増悪	併存疾患に関節リウマチがあり，治療中であること
間質性肺炎	関節リウマチの代表的な呼吸器合併症であること
感染症	ステロイド内服していること
消化性潰瘍	ステロイド内服していること
骨折	ステロイド内服しており，骨粗鬆症もあること

以上のことから，**本症例はハイリスク症例であると予想される**。リハの実施にあたっては，練習メニューに配慮し，自覚症状やバイタルサインの変動に注意する必要がある。

Q2 このイベントのキーワードは何か？

受傷から1カ月経過しても改善しない腰痛があり，しかも疼痛は増悪傾向にあることが最大の問題である。

> **重要なキーワード**
> ・圧迫骨折後，遷延して増悪傾向にある腰痛

Q3 リハ中止基準に該当するか？

腰痛を訴えているものの，バイタルサインなどに重大な異常は認められず，『安全管理・推進のためのガイドライン』における「リハ中止基準」に該当項目はない。

しかし，遷延していた腰痛の増悪がみられており，**重大な疾患が除外できない場合は，リハの中止を考慮する必要がある**。

Q4 想定される鑑別診断は？

ここでは受傷から1カ月経過した後も腰痛が持続しており，それが増悪していることが問題となっている。

腰痛の鑑別診断に挙がるものとしては，Case 7（p.85，表2参照）と同様である。

Q5 診断の絞り込みは可能か？

ここまでの病歴や身体所見・検査所見をまとめると，本症例では次のような情報がある。
- 関節リウマチやステロイド内服など，骨萎縮の危険因子をもっている。
- 第12胸椎圧迫骨折の受傷時から持続している腰痛
- 骨折部である胸腰移行部の疼痛
- 安静時にも疼痛がある。
- 入院時の単純X線像
- 前医のMRI所見
- 入院時の血液検査では，重大な異常は認めていない。

情報は豊富であり，特に画像所見があるため，診断の絞り込みは比較的容易である（表2）。

表2 本症例の鑑別診断の絞り込み

診断名	肯定・除外の理由	疑わしさ
腰椎椎間板ヘルニア	以下の理由により積極的に肯定することはできない ・叩打痛が胸腰移行部にある ・腰椎椎間板ヘルニアの好発部位は下位腰椎である ・本症例の画像所見においても下位腰椎の変性を認めている	△
変形性脊椎症・腰部脊柱管狭窄症	以下の理由により積極的に肯定することはできない ・叩打痛が胸腰移行部にある ・腰椎椎間板ヘルニアの好発部位は下位腰椎である ・本症例の画像所見においても下位腰椎の変性を認めている	△
脊椎圧迫骨折 (遷延癒合・偽関節)	以下の理由により積極的に肯定できる ・受傷時より疼痛が持続している ・圧迫骨折の部位である胸腰移行部に疼痛がある	◎
化膿性脊椎炎	以下の理由により肯定的である ・関節リウマチやステロイド内服により感染症のリスクがある しかし，以下の理由により積極的に肯定することはできない ・発熱やCRP上昇などの炎症所見に乏しい ・前医のMRIで脊椎に感染の所見がない(図4)	△
転移性脊椎腫瘍	以下の理由により否定的である ・がんの既往がない ・前医のMRIで脊椎に腫瘍の所見がない(図5)	×
多発性骨髄腫	以下の理由により否定的である ・入院時の血液検査にて貧血がみられない ・前医のMRIで脊椎に腫瘍の所見がない	×

図4 化膿性脊椎炎の画像の例

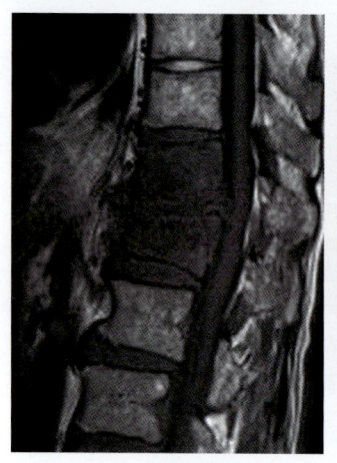

a. T1強調画像 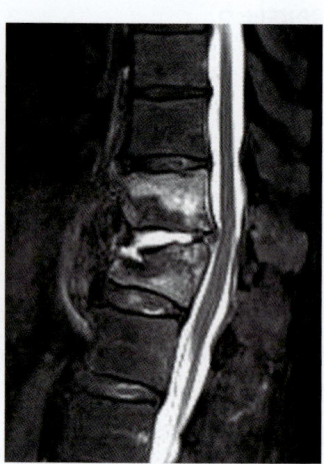　　b. T2強調画像

T2強調画像(b)において，椎間板腔の膿瘍による明瞭な高信号域が認められる。その上下の椎体内は，T1強調画像(a)で低信号，T2強調画像で高信号となっている

図5 転移性脊椎腫瘍の例

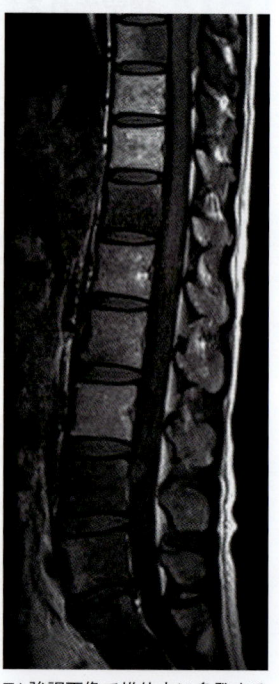

T1強調画像で椎体内に多発する低信号域を認める。このような多発病巣は転移性脊椎腫瘍や多発性骨髄腫を疑わせる所見である。転移巣が単発の場合は，圧迫骨折との鑑別が困難な場合もある

Q6 緊急性は？

情報は豊富であり，診断の絞り込みは比較的容易である．脊椎圧迫骨折による疼痛が遷延・増悪していることが強く疑われる．

脊椎圧迫骨折では，遷延癒合や偽関節が問題となる．これにより疼痛は遷延し，偽関節部の椎体破壊から脊柱管の圧迫を生じ，遅発性麻痺が発生する可能性もある．特に椎体後壁の損傷がある場合には，脊柱管圧迫の危険性が高いと判断する必要がある．

本症例の腰痛が遷延癒合や偽関節によるものかどうかは，追加の単純X線検査やCT検査(図6)で確定できる．偽関節による不安定性は，単純X線側面像において前後屈ストレス撮影をすることで評価が可能である(図7)．

本症例では，前医で撮影されたMRIのT2強調画像で，骨折部の液体貯留を認めているが，これは遷延癒合や偽関節を予測させる所見である．液体貯留のほかに，骨折部のガス像も遷延癒合・偽関節を予測させる所見となる(図8)．圧迫骨折の画像評価時には，これらの所見にも注意を払う必要がある．

今回の問題は新規に発生した合併症ではなく，既存の圧迫骨折の治癒過程に問題を生じている状況である．下肢麻痺などの緊急性を要する神経症状もなく，**高度の緊急性がある状況とは判断できない**．このため，直ちに医師の対応が必要な状況ではなく，医師に状況を申し送ることができれば十分である．

図6 本症例の追加CT像

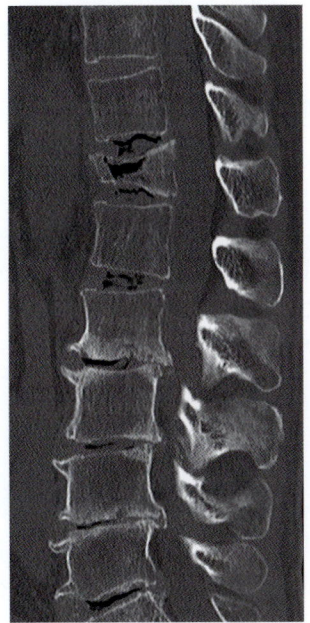

骨折部にガス貯留があり，骨折部の癒合は得られていない

図7 本症例の単純X線前後屈ストレス撮影

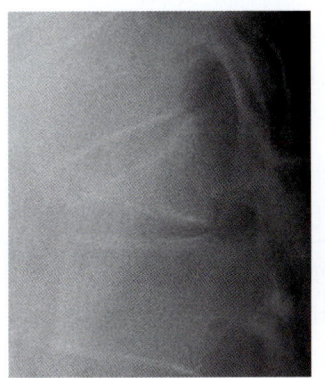

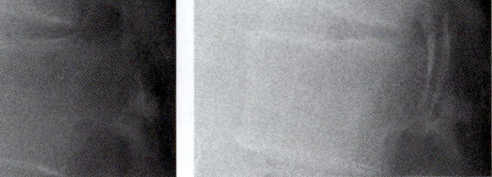

a．前屈　　　b．後屈

後屈(b)により骨折部に間隙が観察される．骨折部に不安定性があると判断することができる

図8 椎体内のガス像の例

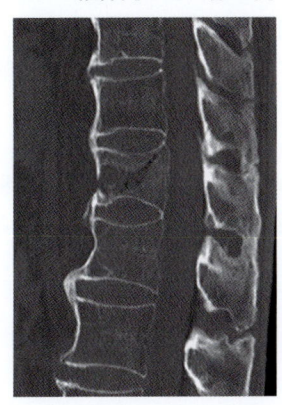

圧迫骨折部に低吸収域を認める．椎体内の液体貯留(図1参照)と同様に，遷延癒合や偽関節の危険性を予測させる所見である

Q7 申し送りは？（誰に，どのように申し送りをするか？）

回復期病院入院中の患者であり，問題が発生した場所は病室である。必ずしも緊急性が高い状態ではないので，直ちに医師の対応が必要な状況ではない。このため，**状況を病棟看護師に伝えることで問題ないと考えられる**（表3）。

表3　SBARに従った申し送り

SBAR	伝達内容
Situation（状況）	腰痛の増悪がみられる
Background（背景）	・受傷から1カ月経過した第12胸椎圧迫骨折の患者である ・関節リウマチがあり，ステロイドも内服している ・入院時より腰痛があったが，本日練習前に確認したところ，腰痛の増悪がみられた ・胸腰移行部に叩打痛もある
Assessment（評価）	骨折部の癒合状況に問題がある可能性がある
Recommendation（提案）	本日中に医師に状況を伝達してもらいたい

Q8 現場での応急処置は？

骨折部の不安定性による疼痛増悪が疑われる。直ちに麻痺を生じるような危険な状態ではないが，必要以上に骨折部にストレスをかけることは好ましくない状態である。

運動の継続は疼痛や骨折部の不安定性増悪の原因となる可能性があるため，**練習は中止として患者は安静にしておくことが好ましい。**

安静度の変更が必要となるため，この状況は看護師とも共有しておく必要がある。

Q9 翌日からのリハは可能か？（リハプログラムへの影響は？）

骨折部の安定性や麻痺のリスクを評価した後に，治療方針や安静度が決定されることとなる。その**治療方針によってリハプログラムの調整が必要となる。**

保存的に経過観察する方針となった場合は，体幹の前後屈を避ける動作を心がける必要がある。

まとめ

脊椎の圧迫骨折は，頻度の高い整形疾患である。大多数の症例は問題なく骨癒合が得られるが，ときに遷延癒合や偽関節などで長期的に疼痛が持続する場合がある。脊柱管の圧迫により遅発性の麻痺を生じる可能性があるため，骨折部の症状や画像所見に注意する必要がある。

また，腰痛の原因としては，化膿性脊椎炎や転移性脊椎腫瘍の可能性もある。安静時の強い疼痛や，疼痛が長期間持続する場合にはこれらを疑い，画像所見を確認することも必要である。

MEMO

骨萎縮の評価方法

　高齢者では加齢に伴う骨萎縮を生じており，わずかな外力で骨折を生じることがある．骨萎縮は閉経後の女性でより顕著である．腰椎や股関節のX線像が撮影されている場合，骨萎縮の有無を把握しておくことが好ましい．骨萎縮を腰椎単純X線像で評価する方法を図9に示す．

図9　骨粗鬆症の慈恵医大式分類

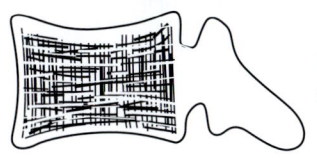

1度：軽度骨粗鬆症
横の骨梁が減少し，縦の骨梁が目立つ

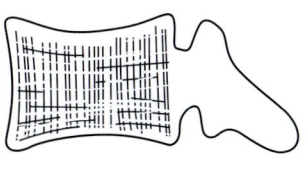

2度：中等度骨粗鬆症
横の骨梁はさらに減少し，縦の骨梁は粗になる

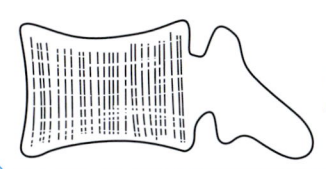

3度：重度骨粗鬆症
横の骨梁はほとんど消失し，縦の骨梁も不明瞭

【文　献】
1) 日本リハビリテーション医学会診療ガイドライン委員会 編：リハビリテーション医療における安全管理・推進のためのガイドライン，医歯薬出版，2006．

Case 11 ケーススタディ：回復期リハビリテーション病院
強い膝関節痛

基本情報（カルテから得られる情報）
- 88歳女性
- 既往歴：なし
- 内服薬：なし

現病歴

20XX年9月18日
- 左大腿骨頸部骨折により急性期病院にて加療となった。

9月20日
- 左大腿骨の人工骨頭置換術が実施された。術後経過には特に問題はなかった。

10月5日
- 歩行練習の継続目的で，回復期リハ病院に転入院となった。同日，リハ開始となり，理学療法にて下肢筋力強化練習，立位・歩行練習を実施することとした。

経過

10月5日：リハ開始時の所見
- 意識清明
- 血圧：135/70 mmHg
- 脈拍：75/分 不整なし
- 呼吸数：11回/分
- SpO_2：92％
- 体温：36.4℃
- 疼痛の訴えなどはなく，入院後の歩行練習は順調に進んでいた。

10月19日
- 左下肢筋力強化練習を実施したところ，軽度の左膝痛の訴えがあった。

10月20日
- 朝から微熱（36.8℃）があり，血液検査が実施された（表1）。

表1　本症例の血液検査所見

検査	10月5日（入院時）	10月20日（微熱検査）	基準値・単位
WBC	6,200	8,500	4,000〜8,000/μL
RBC	375	380	女性：380〜550×10⁴/μL
Hb	10.8	11.0	女性：12.0〜15.0 g/dL
Ht	32.5	33.9	女性：33〜45％
PLT	38.8	39.0	10〜40×10⁴/μL
Dダイマー	―	0.3	0.1μg/mL未満（ラテックス凝集法）
CRP	0.5	11.2	0.3 mg/dL以下
BUN	10	11	8〜20 mg/dL
CRE	0.39	0.41	0.36〜1.06 mg/dL
UA	5.5	5.6	女性：2.4〜7.0 U/L
Na	140	141	139〜146 mmol/L
K	4.2	4.1	3.7〜4.8 mmol/L
TP	5.9	6.0	6.3〜7.8 g/dL
Alb	3.2	3.3	3.7〜4.9 g/dL

UA：uric acid（尿酸）

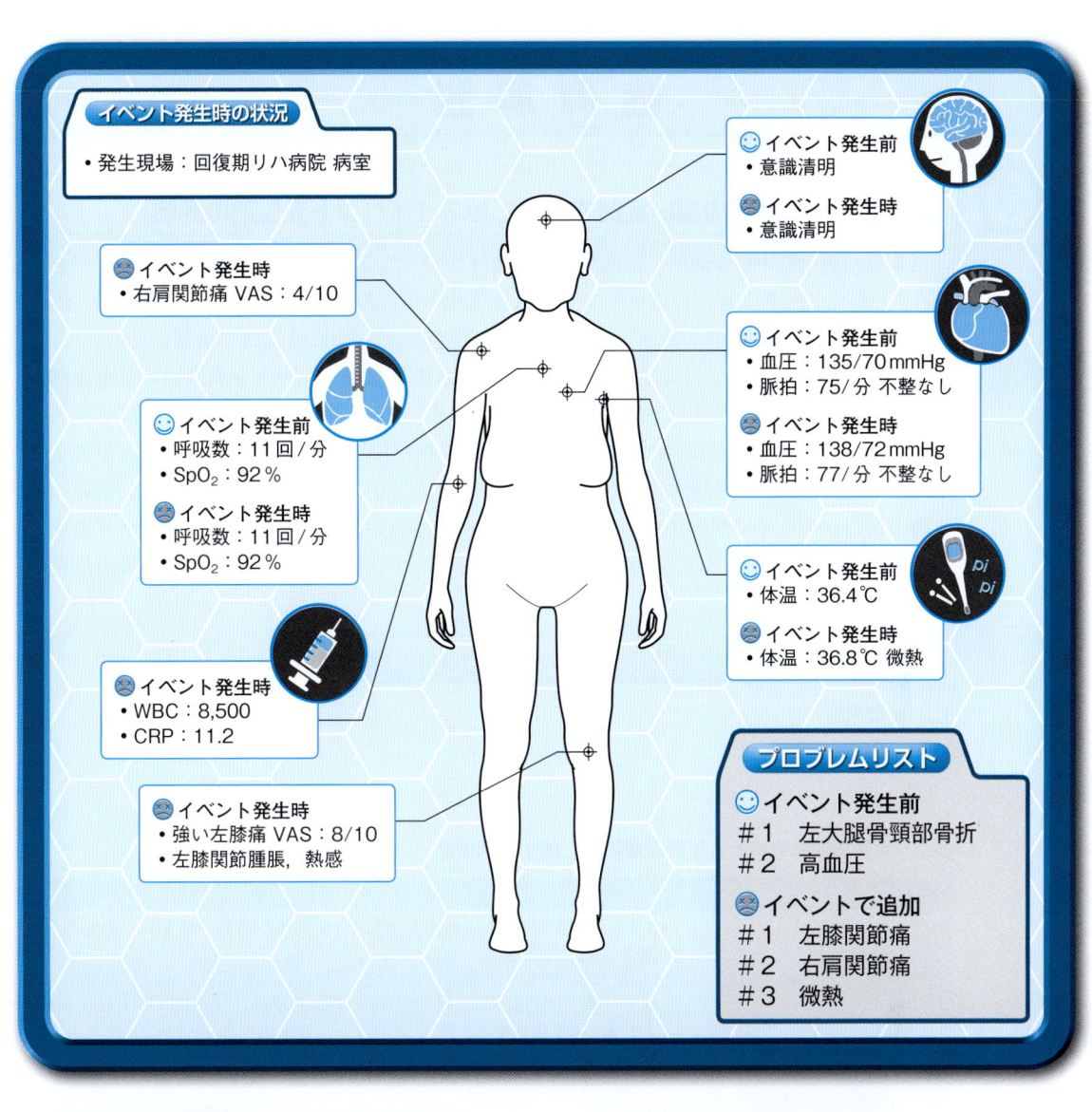

イベント発生時の状況
- 発生現場：回復期リハ病院 病室

イベント発生前
- 意識清明

イベント発生時
- 意識清明

イベント発生時
- 右肩関節痛 VAS：4/10

イベント発生前
- 血圧：135/70 mmHg
- 脈拍：75/分 不整なし

イベント発生時
- 血圧：138/72 mmHg
- 脈拍：77/分 不整なし

イベント発生前
- 呼吸数：11回/分
- SpO_2：92％

イベント発生時
- 呼吸数：11回/分
- SpO_2：92％

イベント発生前
- 体温：36.4℃

イベント発生時
- 体温：36.8℃ 微熱

イベント発生時
- WBC：8,500
- CRP：11.2

イベント発生時
- 強い左膝痛 VAS：8/10
- 左膝関節腫脹，熱感

プロブレムリスト
イベント発生前
- #1 左大腿骨頸部骨折
- #2 高血圧

イベントで追加
- #1 左膝関節痛
- #2 右肩関節痛
- #3 微熱

ケーススタディ：回復期リハビリテーション病院

イベント発生
10月21日午前

- リハ開始10分後，立位とすると強い左膝関節痛の訴えがあった。VASで8/10のうずくような痛みを訴えた。左膝関節には腫脹，熱感がみられた。
- そのほかに，右肩関節の痛みも訴えていた（VAS：4/10）。
- 担当医に電話で連絡をしたところ，外来診察中で手が離せないとのことであった。
- 左膝関節X線検査の指示が出され，検査が実施された（図1）。
- 前日と同様に36.8℃の微熱があるほかは，バイタルサインの異常はみられなかった。

図1 本症例の左膝関節単純X線像

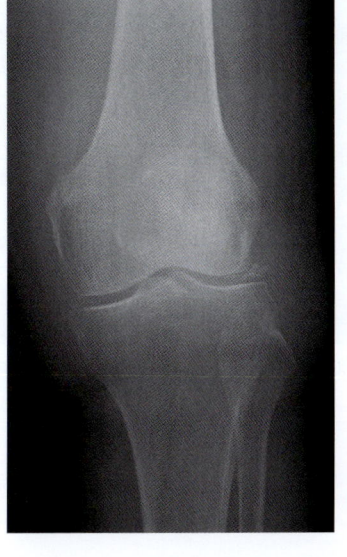

内側・外側半月に石灰化像を認める

症例解説

Q1 この症例はリスクの高い症例であったか？（イベント発生前の評価）

　日本リハ医学会『安全管理・推進のためのガイドライン』[1]に基づいてスクリーニングを行う。「リスクマネジメントシート：全身状態悪化の可能性」の項目のうち、「発熱」と「疼痛」が該当する。「リハ中止基準：その他の注意が必要な場合」には、該当項目はない。

　続いて、病歴やプロブレムリストから予想される合併症やイベントを列挙する。本症例は、大腿骨頸部骨折に対して人工骨頭置換術が実施された症例である。大腿骨頸部骨折については、日本整形外科学会／日本骨折治療学会監修の『大腿骨頸部／転子部骨折診療ガイドライン 改訂第2版』[2]が発行されている。このなかに、合併症に関する記述がある（表2）。生命予後に影響する合併症もあり、肺炎や心疾患に注意が必要である。また、大腿骨頸部骨折の局所の問題としては、手術部位感染症や脱臼、インプラント周囲の骨折、異所性骨化に注意が必要である。

> **リスクマネジメントシート：全身状態悪化の可能性**
> - 発熱
> - 疼痛

表2　大腿骨頸部骨折と人工骨頭置換術に関する合併症

Clinical Question	解　説
生命予後	・1年以内の死亡率は、わが国では10％前後、海外では10～30％と報告されている ・生命予後に影響する因子には、性（男性のほうが不良）、年齢（高齢者ほど不良）、受傷前の歩行能力（低い者ほど不良）、認知症（有するほうが不良）などがある
術後合併症とその頻度	・術後合併症としては、精神障害が最も多い ・術後内科的合併症としては、肺炎や心疾患が多い ・わが国においては、入院中の死亡原因となる合併症として、肺炎が30～44％で最も多い
精神面の管理	・せん妄は術前よりみられ、術後に増加する ・男性、低酸素血症、周術期の血圧の低下、電解質異常、感染の合併、薬剤、代謝異常、脳血流量低下などとの関連が指摘されている
術後手術部位感染症の発生率	・術後手術部位感染率は0～15％（深部感染0～4.5％、表層感染0～15％）である ・術式別には、骨接合術では0～2.4％、人工骨頭置換術では0.8～15％（深部感染0.8～3.8％、表層感染2.6～15％）と報告されている
脱臼発生率	脱臼発生率は2～7％と報告されており、前方アプローチと比較して、後方アプローチで発生しやすい
その他の術後合併症	・1～3％にインプラント周囲の骨折が発生している ・異所性骨化が約20％に発生し、重症例では歩行能力を低下させる

大腿骨頸部骨折と人工骨頭置換術に関する合併症の項目を抜粋　　　　　　　　　　　　　　　（文献2より引用）

Q2 このイベントのキーワードは何か？

イベント発生時に追加されたプロブレムやその他の情報から，本症例に生じている問題を考察する。大腿骨頸部骨折に対して人工骨頭置換術を実施した症例で，高齢者ではあるものの，順調な術後経過であった。その症例に，誘因なく強い膝関節痛を生じている。

> **重要なキーワード**
> ・人工骨頭置換術後に誘因なく発生した強い膝関節痛

Q3 リハ中止基準に該当するか？

『安全管理・推進のためのガイドライン』の「リハ中止基準」には，該当する項目はない。ここでは生じている問題の原因を考察し，その緊急性に応じてリハを中止するかを判断する必要がある。

Q4 想定される鑑別診断は？

Q1で事前に予想されていた合併症には次のものがある。
- 肺炎
- 心疾患
- せん妄
- 手術部位感染
- 人工骨頭脱臼
- インプラント周囲の骨折
- 異所性骨化

本症例では微熱を呈しており，肺炎や手術部位感染の可能性は否定できない。しかし，強い膝痛の症状はこれらでは説明できないため，ほかの問題が生じていることを考えなくてはならない。

ここで最も特徴的なキーワードは強い膝関節痛であり，膝関節痛を生じる可能性がある疾患を鑑別診断に列挙する（表3）。

表3 関節痛の鑑別診断

鑑別診断	特徴		
	発症様式	好発部位,発生関節数	その他
変形性膝関節症	緩徐	・膝関節・股関節 ・単関節〜複数関節	・膝痛の原因で最も頻度が高い ・加齢に伴い頻度は上昇する ・動作の開始時痛,階段昇降時痛 ・関節変形,O脚変形,骨棘形成,関節水腫 ・単純X線像で,関節裂隙狭小化,骨硬化・骨棘形成を伴う関節破壊がみられる(図2)
痛風	急速	・母趾MTP関節・足関節 ・単関節	・男性に多い ・高尿酸血症や痛風発作の既往 ・血清尿酸値が7.0mg/dLを超えると,高くなるに従って痛風関節炎の発生リスクが上昇する ・痛風発作出現中に尿酸が高値とは限らない
偽痛風	急速	・膝関節,足関節,手関節などの大関節 ・単関節〜複数関節	・高齢者で高頻度である ・関節腫脹,熱感,水腫などの著明な関節炎症状 ・微熱を呈することもある ・複数関節に発症することがある ・血液検査でCRP上昇 ・単純X線像で石灰沈着像がみられる
関節リウマチ	緩徐	・手指PIP関節・手関節 ・対称性・複数関節	・朝のこわばり ・単純X線像で,骨びらん,関節裂隙狭小化がみられる ・変形性関節症と比較すると,骨硬化や骨棘形成は軽度である(図3) ・血液検査でリウマトイド因子陽性
化膿性関節炎	急速	・発生部位はさまざま ・単関節	・糖尿病や関節リウマチの患者,関節手術後や関節注射後に発生することが多い ・関節腫脹,熱感,水腫などの著明な関節炎症状 ・発熱を呈することもある ・対応が遅れることで,関節破壊が進行する場合や,敗血症に至ることがある ・関節破壊が進行すると単純X線像で関節破壊を認める(図4) ・早期の診断にはMRIが必要である(図5)

MTP関節:metatarsopharangeal joint(中足趾節関節)

図2 変形性膝関節症の単純X線像

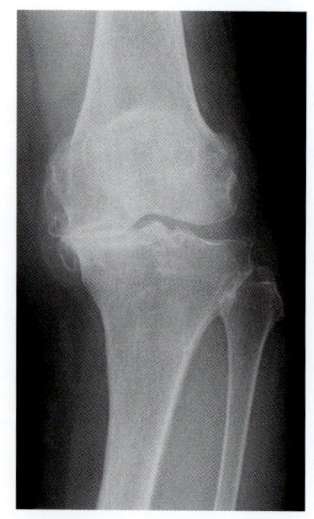

内側優位に関節裂隙の狭小化,骨硬化,骨棘形成を認める。O脚変形も呈している

図3 関節リウマチによる関節炎の単純X線像

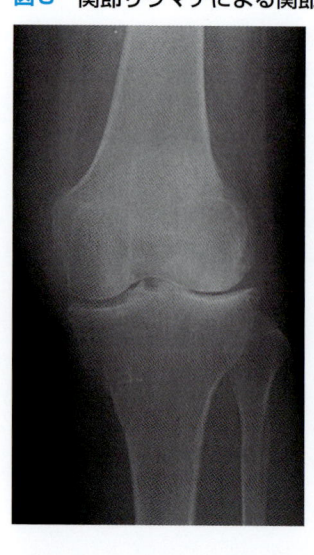

関節裂隙の狭小化を認めるが,変形性膝関節症と比較して骨硬化は軽度である

図4　化膿性膝関節炎の単純X線像

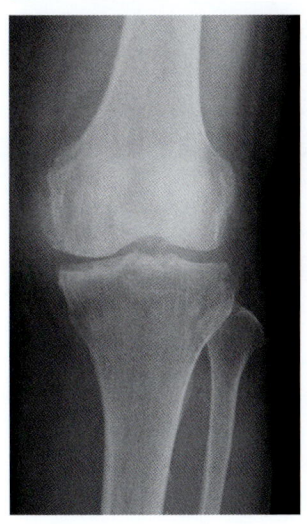

関節破壊がみられるが，変形性関節症と比較して骨硬化は軽度であり，骨棘形成は認められない

図5　化膿性膝関節炎のMRI像

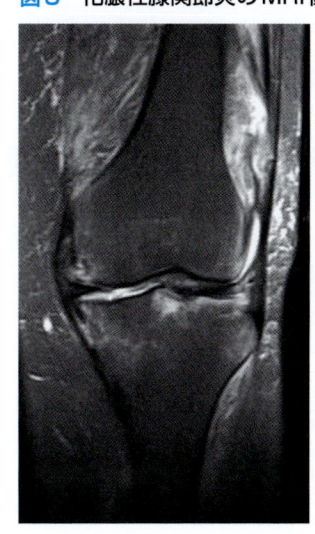

MRI T2強調画像で，関節液の貯留，骨髄内の高信号域を認める

Q5 診断の絞り込みは可能か？

　Q4で挙がった鑑別診断から，病歴などの情報により絞り込みを行う。

　関節炎では，その発症様式と，関節の部位，単関節か複数関節かが絞り込みのために重要な情報となる。

　ここでは**偽痛風が最も疑わしいと考えられる**。ただし，重大な合併症である化膿性関節炎も完全に否定できたわけではない。診断の確定には，関節液の検査・培養が必要である（表4）。

表4　本症例の鑑別診断の絞り込み

診断名	肯定・除外の理由	疑わしさ
変形性膝関節症	以下の理由により積極的に肯定することはできない ・誘因なく，急速に強い関節炎を生じている	△
痛風	以下の理由により積極的に肯定することはできない ・痛風発作の好発部位とは異なる ・複数関節に症状が発生している	△
偽痛風	以下の理由により積極的に肯定できる ・高齢者で急速に発生した強い関節炎である ・複数関節に症状が発生している ・発熱やCRP上昇がみられる	◎
関節リウマチ	以下の理由により積極的に肯定することはできない ・関節リウマチの好発部位とは異なる ・急速に強い関節炎を生じている	△
化膿性関節炎	以下の理由により積極的に肯定することはできない ・複数関節に症状が発生している	△

ケーススタディ：回復期リハビリテーション病院

偽痛風

　関節炎の発症が急速で症状が強いことが痛風に類似していることから，偽痛風とよばれている．痛風が尿酸ナトリウム結晶によって生じることに対して，偽痛風はピロリン酸カルシウム結晶によって生じる．また，痛風発作は母趾MTP関節に生じることが多いが，偽痛風は膝関節，足関節，股関節，肩関節，肘関節，手関節などの大関節に生じることが多い．

　単純X線像やCT像で，線状や斑点状の石灰化像が観察されれば，より疑いは強くなる．

　関節炎は1～2日で急速に発生し，1週間～1カ月程度で消退することが多い．急性関節炎に対しては，消炎鎮痛薬の経口投与，関節液の穿刺・排液，ステロイド注射が行われる．

Q6 緊急性は？

　偽痛風は，無治療であっても大部分が自然に消退する．しかし，変形性関節症を伴った症例では，関節痛が長期間持続する場合もある．関節痛が持続すると，リハの阻害因子となる．また，疼痛による不眠はせん妄の危険因子となるため，早期に対応されることが好ましい．

　ただし，ここでは化膿性関節炎を完全に否定できるわけではなく，診断確定のためには関節液検査と培養が必要である．**緊急性が高い状態とはいえないが，当日のうちに治療が開始されるように申し送りをする必要がある**．担当医は外来診察中で手が離せない状況であるため，手が空いた際に患者を診察してもらうよう，申し送る必要がある．

Q7 申し送りは？（誰に，どのように申し送りをするか？）

　外来診察中の医師に，電話で申し送ることとなる．当日のうちに診察してほしいことを伝える必要がある（表5）．

表5　SBARに従った申し送り

SBAR	伝達内容
Situation（状況）	強い膝関節痛を訴えている
Background（背景）	・88歳女性 ・既往歴に特記すべき事項なし ・人工骨頭置換術，術後1カ月の患者である ・2日前から誘因なく左膝関節痛を訴え，症状は増悪してきた ・本日は強い膝関節痛を訴え，腫脹や熱感などの関節炎症状も著明となっている ・右肩関節の疼痛も訴えている
Assessment（評価）	偽痛風による関節炎が疑わしい
Recommendation（提案）	患者を病室で休ませておくので，本日手が空いた際に診察をしてもらいたい

Q8 現場での応急処置は？

　腫脹，熱感を伴う急性関節炎であり，疼痛改善のためには，**関節へのストレスを軽減することが必要である**．患肢への荷重を避けて車椅子移動とするなど，病棟内での対応が必要である．患部のクーリングや湿布薬の貼付が有効な場合もあり，担当医に確認した後，実施しておくことも必要である．

Q9 翌日からのリハは可能か？（リハプログラムへの影響は？）

高齢者であり，必要以上に臥床することは廃用症候群の危険性を高める．特に強い疼痛はせん妄の危険因子となるため，日中の離床や活動性の向上は重要である．**疼痛に応じて離床を進める**必要がある．

まとめ

関節痛はリハの対象症例に多くみられる合併症である．関節痛はリハの阻害因子となり，ゴール設定に影響を与える場合がある．

関節痛を呈する疾患で重大なものには，化膿性関節炎がある．対応が遅れることで関節破壊が進行し，不可逆的な関節痛や関節拘縮・不安定性などを生じることがある．また高齢者では，疼痛はせん妄の誘発因子になる場合もある．このため，関節痛を呈する患者では，早期に診断をつけ，対応する必要がある．

偽痛風は高齢者に多くみられる関節炎である．急速に生じる重度の関節痛，関節腫脹・水腫・熱感などを呈する．発熱や白血球・CRP上昇を伴う場合もあり，感染症との鑑別が必要となることもある．偽痛風では一般的な消炎鎮痛剤が有効なことが多く，早期に診断し，薬剤による治療を開始することが求められる．

MEMO

関節炎の身体所見

関節痛の訴えがある場合，関節炎によるものか，それ以外の原因によるものかを見分ける必要がある．

関節炎の所見としては，疼痛・腫脹・熱感・発赤が挙げられる．疼痛は，痛みの有無，程度だけではなく，圧痛の部位も観察する．腫脹の観察では，骨棘による骨性の隆起と，滑膜炎によるスポンジのような柔らかい腫脹，波動を伴う水腫による腫脹の鑑別ができることが必要である．外見で明らかにわかる発赤は，重度の急性炎症が生じていることを感じさせ，化膿性関節炎，痛風や偽痛風などの結晶誘発性関節炎，外傷による関節炎を疑う．

これらの身体所見を健側と比較する．同時に，ほかの関節に関節炎所見がないかも観察する．特に偽痛風や関節リウマチなど複数の関節に生じる疾患を疑う場合は，関節炎の好発部位の所見を観察することが重要である．

これらの所見や発生部位から，原因を絞り込むことが可能となる．

【文 献】

1) 日本リハビリテーション医学会診療ガイドライン委員会 編：リハビリテーション医療における安全管理・推進のためのガイドライン，医歯薬出版，2006．
2) 日本整形外科学会/日本骨折治療学会 監，日本整形外科学会診療ガイドライン委員会 大腿骨頚部/転子部骨折診療ガイドライン策定委員会 編：大腿骨頚部/転子部骨折診療ガイドライン 改訂第2版，2011．

Case 12 嘔吐

ケーススタディ：回復期リハビリテーション病院

基本情報（カルテから得られる情報）

- 70歳男性
- 既往歴：糖尿病，高血圧
- 内服薬：シタグリプチン（ジャヌビア®，糖尿病治療薬），アムロジピン（ノルバスク®，降圧薬）

現病歴

- 糖尿病，高血圧により，近医診療所にて内服加療が行われていた．しかし，内服は定期的にされておらず，管理は不十分な状況であった．

3月3日

- 起床時に右上肢の脱力に気がついた．昼になっても改善しないため，急性期病院受診．頭部MRI像で脳梗塞を認めたため，同日神経内科入院となった．

4月1日

- リハ継続目的で回復期リハ病院に転院となった．入院当日よりリハ開始となった．

検査所見

- 回復期リハ病院入院時の血液検査所見を表1に示す．
- 入院時の心電図では異常を認めなかった．
- 頭部MRI：左放線冠に新鮮な梗塞巣を認める．病巣は1スライスのみであった（図1）．
- ラクナ梗塞と診断された．

経過

4月1日：リハ開始

- 右肩麻痺が残存していた．ブルンストロームステージで上肢Ⅲ，手指Ⅱ，下肢Ⅲであった．歩行練習，ADL練習を開始した．
- 以後，問題なく練習を継続できていた．

- 看護記録においても，血糖値が高値である以外は，問題となる記載はみられなかった．
- 内服のみでは血糖コントロールは不良であり，入院後からインスリンも追加されていた．
- 食前血糖は130〜160程度であり，血糖値は改善傾向にあったが，低血糖を生じることはなかった．食事摂取も安定してできていた．

表1 入院時の血液検査所見（4月1日）

検査	結果	基準値・単位
WBC	6,500	4,000〜8,000/μL
RBC	480	男性：420〜570×10^4/μL
Hb	14.1	男性：12.4〜17.0 g/dL
Ht	42	男性：38〜51%
PLT	12	10〜40×10^4/μL
CRP	0.8	0.3 mg/dL以下
T bil	0.5	0.2〜1.0 mg/dL
BUN	15	8〜20 mg/dL
CRE	0.44	0.36〜1.06 mg/dL
Na	145	139〜146 mmol/L
K	4.2	3.7〜4.8 mmol/L
TP	5.8	6.3〜7.8 g/dL
Alb	3.0	3.7〜4.9 g/dL
空腹時血糖	180	70〜110 mg/dL
HbA1c	7.2	〜6.2%

T bil：total bilirubin（総ビリルビン）

図1 症例の頭部MRI像

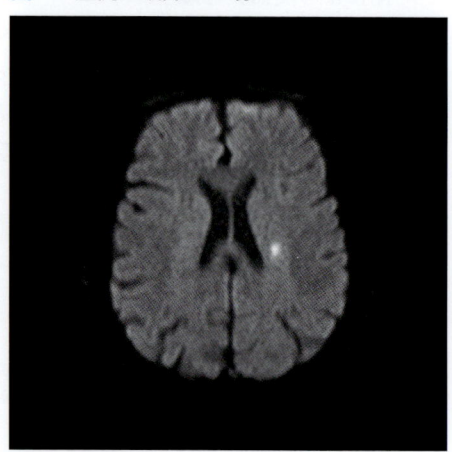

病巣は1スライスのみで，ラクナ梗塞と診断された

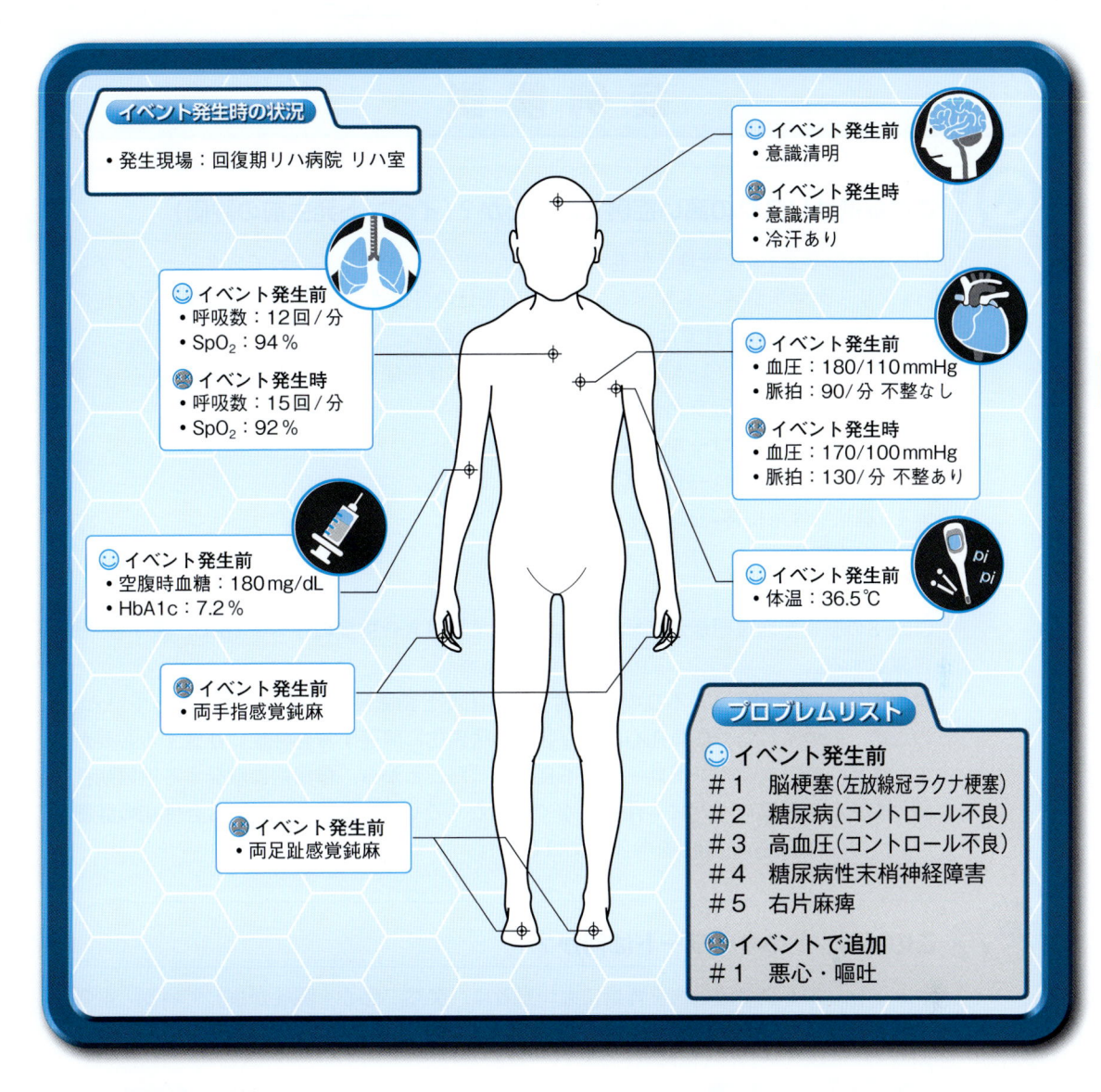

イベント発生時の状況
- 発生現場：回復期リハ病院 リハ室

🙂 イベント発生前
- 呼吸数：12回／分
- SpO$_2$：94％

☹ イベント発生時
- 呼吸数：15回／分
- SpO$_2$：92％

🙂 イベント発生前
- 空腹時血糖：180mg/dL
- HbA1c：7.2％

☹ イベント発生前
- 両手指感覚鈍麻

☹ イベント発生前
- 両足趾感覚鈍麻

🙂 イベント発生前
- 意識清明

☹ イベント発生時
- 意識清明
- 冷汗あり

🙂 イベント発生前
- 血圧：180/110mmHg
- 脈拍：90/分 不整なし

☹ イベント発生時
- 血圧：170/100mmHg
- 脈拍：130/分 不整あり

🙂 イベント発生前
- 体温：36.5℃

プロブレムリスト

🙂 イベント発生前
- ＃1 脳梗塞（左放線冠ラクナ梗塞）
- ＃2 糖尿病（コントロール不良）
- ＃3 高血圧（コントロール不良）
- ＃4 糖尿病性末梢神経障害
- ＃5 右片麻痺

☹ イベントで追加
- ＃1 悪心・嘔吐

リハ開始時の所見
- 意識清明
- 血圧：180/110mmHg
- 脈拍：90/分 不整なし
- 呼吸数：12回／分
- SpO$_2$：94％
- 体温：36.5℃
- 両手指・足趾に軽度の感覚鈍麻を認めた。

イベント発生

4月10日
- 午後2時から理学療法を開始した。
- 練習開始時のバイタルサインに問題はみられなかった。
- 前日と同様に立ち上がり練習を実施していたところ、突然悪心の訴えがあった（リハ開始5分後）。
- 臥位としたところで嘔吐した。
- 意識は保たれているものの、顔面は蒼白であり、額には冷汗もみられた。
- 麻痺の増悪や構音障害などは認めなかった。
- バイタルサインを確認したところ、頻脈および不整がみられた。
- 嘔吐から5分経過した後も、症状は緩和しなかった。

症例解説

Q1 この症例はリスクの高い症例であったか？（イベント発生前の評価）

日本リハ医学会『安全管理・推進のためのガイドライン』[1]に基づいてスクリーニングを行う。「リスクマネジメントシート：全身状態悪化の可能性」や「リハ中止基準：その他の注意が必要な場合」の項目では，該当項目はみられない。

続いて，病歴やプロブレムリストから予想される合併症やイベントを列挙する。
- ＃1　脳梗塞（左放線冠ラクナ梗塞）
- ＃2　糖尿病（コントロール不良）
- ＃3　高血圧（コントロール不良）
- ＃4　糖尿病性末梢神経障害
- ＃5　右片麻痺

Case 8の脳梗塞回復期症例で挙げられた注意するべき合併症のリスト（p.93，表1参照）を再確認する。

本症例は，コントロール不良の糖尿病や高血圧など動脈硬化の危険因子をもっている。このため，脳梗塞再発や虚血性心疾患などの動脈硬化に関連する合併症に注意する必要がある。また，糖尿病のコントロールが不良であったことから，糖尿病に続発する糖尿病性昏睡や糖尿病性網膜症などにも注意しなくてはならない〔糖尿病に続発する合併症の詳細については，Case 20（p.188）を参照してほしい〕。

Q2 このイベントのキーワードは何か？

コントロール不良の糖尿病を背景にもつ患者に，突然，悪心・嘔吐が生じている。重要なキーワードは，「脳梗塞症例に発生した嘔吐」である。

> **重要なキーワード**
> ・脳梗塞症例に発生した嘔吐

Q3 リハ中止基準に該当するか？

練習開始時には特に問題は起きていなかったため，『安全管理・推進のためのガイドライン』における「積極的なリハを実施しない場合」には該当していなかった。

しかし，練習開始後に新しい変化を生じているため，「途中でリハを中止する」基準に該当項目がないかを考える。ここでは，「嘔気」が該当項目として挙げられているため，リハを中止して対応方法を検討する必要がある。

リハ中止基準の関連項目	
リハ中止基準	関連項目
途中でリハを中止する場合	中等度以上の呼吸困難，めまい，嘔気，狭心痛，頭痛，強い疲労感等が出現した場合

Q4 想定される鑑別診断は？

　嘔吐の原因となる疾患は，中枢神経系や消化器系の問題だけではなく，さまざまなものがある。代表的なものを表2に挙げる。

　嘔吐はリハの場面で頻繁に遭遇する問題であり，表2の鑑別診断のなかで重要なものは，すぐに想起できるようになっていることが好ましい。

表2　嘔吐の鑑別診断

鑑別診断		特徴
中枢神経疾患	脳卒中	・麻痺や構音障害などの中枢神経症状 ・くも膜下出血では頭痛
	脳腫瘍	麻痺や構音障害などの中枢神経症状
	髄膜炎	頭痛，発熱，項部硬直
循環器疾患	虚血性心疾患	胸痛，動脈硬化の危険因子
	心不全	浮腫，息切れ，体重増加
呼吸器疾患	肺塞栓	呼吸困難，頻呼吸，SpO_2低下
消化器疾患	胃腸炎（ウイルス性，細菌性）	下痢，腹痛
	胃潰瘍，十二指腸潰瘍	食事前後の心窩部痛
	虫垂炎	心窩部痛，右下腹部痛
	腸閉塞	腹部全体の痛み，便秘，腹部手術歴
	胆囊炎・胆管炎	右季肋部痛，発熱，胆道疾患の既往
内耳前庭疾患	良性発作性頭位めまい症，メニエール病，前庭神経炎	回転性めまい
内分泌・代謝性疾患	甲状腺機能亢進症・低下症	動悸・徐脈，体重増加・体重減少
	糖尿病性ケトアシドーシス	糖尿病コントロール不良，高血糖，意識障害
	電解質異常	低ナトリウム，高カルシウム，高カリウム血症など
婦人科疾患	妊娠，子宮外妊娠，卵巣捻転	子宮外妊娠や卵巣捻転では下腹部痛を伴う
泌尿器疾患	尿管結石	背部痛
	尿路感染	発熱，頻尿，尿混濁，血尿
	腎不全，尿毒症	乏尿，浮腫
薬剤性	抗がん薬，抗不整脈薬，気管支拡張剤，抗うつ薬，抗菌薬，抗てんかん薬，消炎鎮痛薬，抗パーキンソン病薬，麻薬など	内服薬剤

嘔吐の原因は消化器疾患だけではなく，多岐にわたる

Q5 診断の絞り込みは可能か？

　嘔吐を生じる疾患は数多く，リハの現場で診断を絞り込むことは困難である．そのため，緊急性が高いもの，頻度が高いものを抜粋して診断の絞り込みを試みる（表3）．

　緊急性が高いものとしては，脳卒中（神経症状の増悪），虚血性心疾患，肺塞栓が挙げられる．頻度が高いものとしては，胃腸炎，腸閉塞が挙げられる．

　本症例では，併存疾患としてコントロール不良の糖尿病が挙げられていることから，糖尿病性ケトアシドーシスも鑑別に挙げる必要がある．**これらのなかでは比較的，虚血性心疾患の可能性が高いと考えられる．**

表3　本症例の鑑別診断の絞り込み

診断名	肯定・除外の理由	疑わしさ
神経症状増悪	以下の理由により積極的に肯定することはできない ・麻痺の増悪や構音障害などの症状増悪がないこと	△
虚血性心疾患	以下の理由により肯定的である ・動脈硬化の危険因子が複数あること ・冷汗を呈していること	○
肺塞栓	以下の理由により否定的である ・呼吸困難や頻呼吸などの呼吸器症状がないこと ・SpO_2低下がないこと	×
胃腸炎	以下の理由により積極的に肯定することはできない ・下痢や腹痛など，ほかの消化器症状がないこと ・突然発症であること	△
腸閉塞	以下の理由により積極的に肯定することはできない ・便秘や腹痛など，ほかの消化器症状がないこと ・突然発症であること	△
糖尿病性ケトアシドーシス	以下の理由により積極的に肯定することはできない ・入院後にインスリンを併用され，血糖コントロールは改善傾向にあること	△

Q6 緊急性は？

　緊急性が高い疾患である虚血性心疾患の除外ができていない状態である．頻脈を認めておりバイタルサインの変動を伴うこと，冷汗を呈していることなどから，重篤感の印象がある．また，5分間経過しても症状の改善が得られていないことから，患者の状態は不安定と考えるべきである．

　搬送中に経時的に増悪する可能性が否定できないため，現場にて医師の対応を依頼する必要がある．

Q7 申し送りは？（誰に，どのように申し送りをするか？）

嘔吐という高頻度に発生するイベントであるが，急激に生じたこと，バイタルサインの変動を伴っていることから，緊急性が高いと判断される状態である。この点を医師に適切に申し送る必要がある（表4）。

表4　SBARに従った申し送り

SBAR	伝達内容
Situation（状況）	脳梗塞患者で突然嘔吐を生じた
Background（背景）	・発症6週間目の脳梗塞患者で，糖尿病や高血圧の既往がある ・練習開始前には異常がなかったが，立位練習を実施していたところ，急に嘔吐を生じた ・脈拍数130/分と，頻脈がみられている ・冷汗もみられる ・5分間経過観察したが，改善傾向にはない
Assessment（評価）	・急に発生した嘔吐であり，バイタルサインの変動も伴っている ・重大な合併症の否定ができない状態と考えられる
Recommendation（提案）	現場での医師の診察をお願いしたい

Q8 現場での応急処置は？

嘔吐をしている患者を仰臥位で放置すると，吐物を気管内に吸引することで窒息や誤嚥性肺炎を生じるリスクがある。吐物には胃液が含まれているため，誤嚥を生じた際には重篤な化学性肺臓炎を生じる可能性がある。**吐物を吸引しないためのポジショニングをとる**必要がある。

原因不明の嘔吐患者の吐物処理にあたっては，ノロウイルスなどの感染症の可能性があるため，自身やほかの患者に感染が拡大しないよう配慮が必要である。

Q9 翌日からのリハは可能か？（リハプログラムへの影響は？）

この時点では診断が確定していないが，虚血性心疾患も否定はできない状況である。新規に発生した虚血性心疾患であれば，急性期には不整脈などの重大な合併症を生じる危険性がある。**確定された診断に応じて，リハプログラムは再考する必要がある。**

まとめ

嘔吐は頻度の高いイベントである。嘔吐の原因は非常に多く，リハの現場で診断を確定することは困難である。緊急性の高い嘔吐を見落とさないように注意し，それが否定できなければリハは中止としておくことが好ましい。

特に緊急性が高いものとしては，虚血性心疾患がある。胸痛やバイタルサインの変動なども観察し，これらが認められる場合は緊急性が高いものとして対応することが好ましい。

MEMO

感染性胃腸炎

　細菌やウイルスが胃や腸に感染することで，嘔吐や下痢を生じる疾患である．原因により，細菌性胃腸炎とウイルス性胃腸炎の2つに分類される．

　病原となる細菌はカンピロバクター，サルモネラ，ブドウ球菌，腸炎ビブリオ，病原性大腸菌などが代表的である．

　ウイルス性胃腸炎の原因には，ノロウイルスやロタウイルス，アデノウイルスなどがある．特にノロウイルスは感染力が強く，院内感染の原因となることもあり，十分な感染対策が必要である．

　ノロウイルスでは接触感染予防策が必要であり，吐物の処理の際にはウイルスを含んだ飛沫からの経口感染の危険性もある．ノロウイルスが疑われる場合，吐物の処理の際には，手袋だけではなく，マスクとガウンの着用が必要である．消毒には次亜塩素酸ナトリウムを使用する．

嘔吐と急性冠症候群（ACS）

　ACSにおいても悪心・嘔吐を生じることがある．心筋梗塞で嘔吐などの消化器症状を呈するメカニズムは，心臓が胸部の中でも比較的低位にあり，横隔膜と接していることにある．頻度は高くはないが，注意が必要である．

　胸痛などの随伴症状とバイタルサインを観察する習慣をつけることで，重大な合併症を見落とすリスクを減らすことができる．

【文　献】
1) 日本リハビリテーション医学会診療ガイドライン委員会 編：リハビリテーション医療における安全管理・推進のためのガイドライン，医歯薬出版，2006.

NOTEPAD

ケーススタディ：回復期リハビリテーション病院

Case 13 突然の意識障害

ケーススタディ：外来

基本情報（カルテから得られる情報）
- 45歳男性
- 既往歴：なし
- 家族歴：特記すべき事項なし

現病歴

20XX年8月2日
- 転倒後に膝痛を生じ，歩行困難となった。同日急性期病院を受診し，整形外科にて右膝内側半月板損傷と診断された。

8月4日
- 腰椎麻酔下に，関節鏡を用いた半月板縫合術が施行された。術後翌日から理学療法が開始された。

8月10日
- 自宅退院，以後外来リハを予定された。

8月12日
- 初回外来受診，理学療法を実施した。

経過

8月12日：初回外来リハ
- 簡単な問診，バイタルサインの評価の後，膝関節の可動域練習を開始した。可動域練習には疼痛を伴った。

リハ開始時の所見
- 意識清明
- 血圧：125/70mmHg
- 脈拍：70/分 不整なし
- 呼吸状態：問題なし
- 発熱：なし

イベント発生

- 座位にて可動域練習や筋力強化練習を20分ほど実施していたところ，気分不快を訴え，その後に意識消失となった。
- 声かけに応答なし，痛み刺激で払いのけようとする動作があるようであった。JCS Ⅲ-100と判断された。
- 患者を臥位とし，バイタルサインを測定したところ，次の所見が得られた。

- 血圧：60/40mmHg
- 脈拍：80/分 不整なし
- 呼吸数：12回/分程度
- SpO_2：96％
- 顔面蒼白，額には冷汗がみられた。

- 周囲の応援を依頼し，手の空いていた療法士が招集された。
- 臥位にしてから2分程度で速やかに意識は回復し，状態変化から5分程度経過した後には意識清明となった。この時のバイタルサインは次のとおりであった。

- 血圧：110/60mmHg
- 脈拍：80/分 不整なし
- 呼吸数：12回/分程度
- SpO_2：96％

イベント発生時の状況
- 発生現場：急性期病院 リハ室（外来患者）

🙂 イベント発生前
- 意識清明

😣 イベント発生時
- JCS：Ⅲ-100
- 顔面蒼白，冷汗

🙂 イベント発生前
- 呼吸数：12回/分
- SpO_2：98％

😣 イベント発生時
- 呼吸数：12回/分
- SpO_2：96％

🙂 イベント発生前
- 血圧：125/70 mmHg
- 脈拍：70/分 不整なし

😣 イベント発生時
- 血圧：60/40 mmHg
- 脈拍：80/分 不整なし

🙂 イベント発生前
- 体温：36.5℃

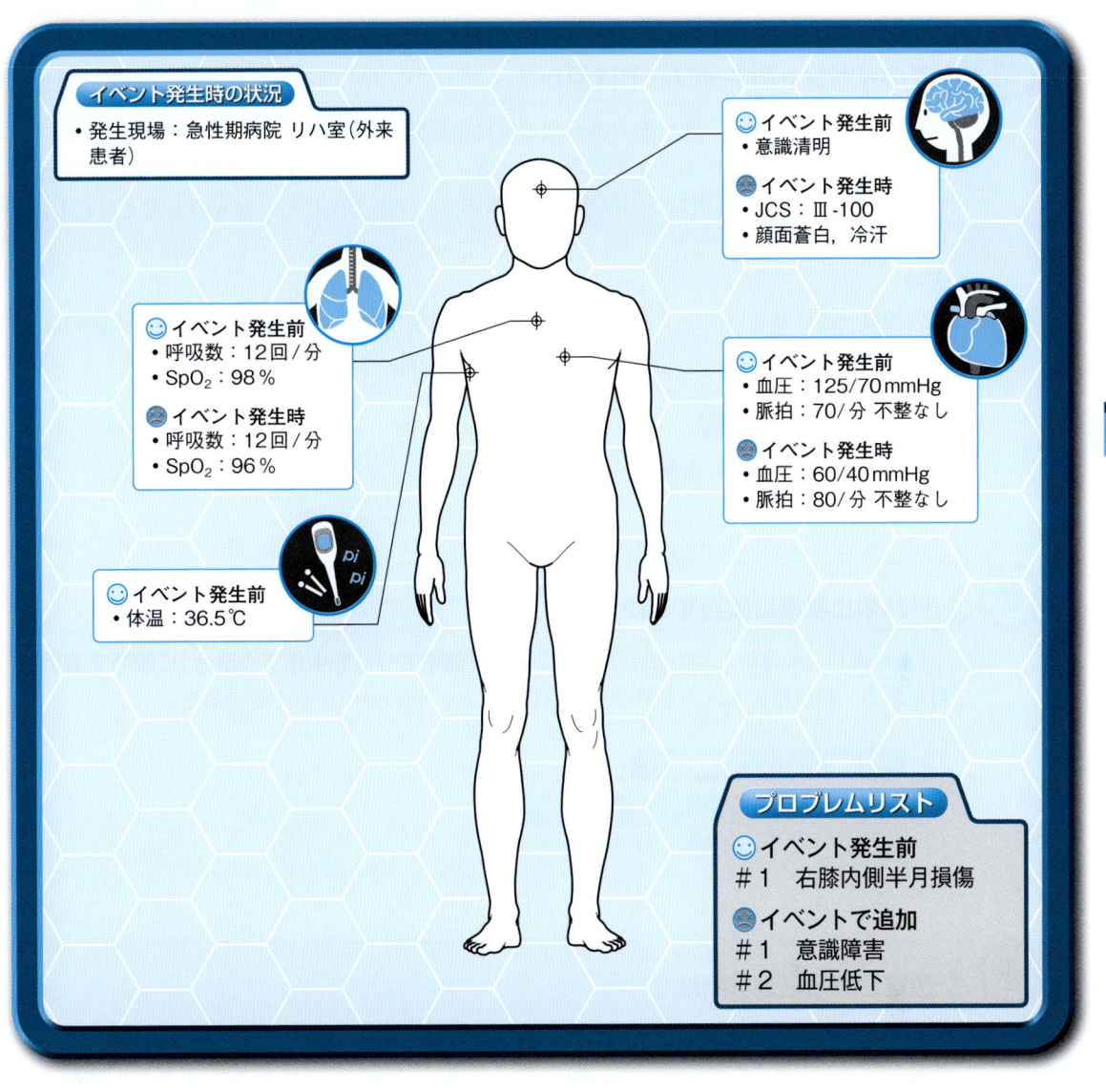

プロブレムリスト
🙂 イベント発生前
#1　右膝内側半月損傷

😣 イベントで追加
#1　意識障害
#2　血圧低下

症例解説

Q1 この症例はリスクの高い症例であったか？（イベント発生前の評価）

「リスクマネジメントシート：全身状態悪化の可能性」や「リハ中止基準：その他の注意が必要な場合」に該当する項目はない。

また，**病歴やバイタルサインなどにも異常はなく，ハイリスクな症例とは判断できない。**

病歴などから予想するべきリスク
- なし：健常な非高齢者であるため

Q2 このイベントのキーワードは何か？

　健康であった男性が，膝関節可動域練習後に突然意識障害を発生した．数分間の経過で状態は自然に改善している．すなわち，このイベントのキーワードは**「若年患者に生じた失神」**である．急速に発生した一過性の意識障害で，失神を生じていたものと考えられる．

失神
　失神は一過性の意識消失である．秒単位から分単位で意識が回復する．一過性の脳血流の低下が原因である．

> **重要なキーワード**
> ・若年患者に生じた失神

Q3 リハ中止基準に該当するか？

　『安全管理・推進のためのガイドライン』[1]の**「途中でリハを中止する場合」**に該当する項目がある．初回発症の原因不明の意識障害のため，リハの中止が必要である．

リハ中止基準の関連項目

リハ中止基準	関連項目
途中でリハを中止する場合	意識状態の悪化

Q4 想定される鑑別診断は？

　失神，またはそれに類似した一過性の意識障害を呈する疾患を，鑑別診断に列挙する．失神というと一過性脳虚血発作（transient ischemic attack：TIA）を想起することが多いと思われるが，中枢神経疾患だけではなく，循環器系の問題も複数含まれている．

　Framingham研究[2]において，失神の原因や予後が調査されている．そこでは失神の原因別に頻度が高いものとして，血管迷走神経性失神（21.2％），心原性（9.5％），起立性低血圧（9.4％）であったとされている．原因不明（36.6％）も多くみられていた．また，心原性失神では，死亡や心血管系イベントのリスクが高くなっていた．その一方で，血管迷走神経性失神では，失神のない症例と同様の低リスクであった．

　このことから，失神の鑑別診断では，高頻度のものとして**血管迷走神経性失神**，緊急性が高いものとして**心原性失神**を忘れずに挙げることが重要である（**表1**）．

表1　失神の鑑別診断

鑑別診断		特徴
神経調節性失神	血管迷走神経性失神	・精神的・身体的ストレスが誘因となる ・座位・立位を保持している際に生じることが多い ・失神の原因として最も頻度が高い
	状況失神	・排尿・排便，入浴，採血などの刺激が誘因となる ・刺激により再発を繰り返すことが多い
	起立性低血圧	・立位・座位に姿勢を変換することで下肢に血液が滞留し，急激に血圧低下を生じた状態。重度の場合，失神に至ることもある ・姿勢変化時に発生することが多い
心原性失神	不整脈	・洞不全症候群，高度房室ブロック，心室頻拍・心室細動，発作性上室頻拍，WPW症候群，Brugada症候群などによる脳循環障害が原因となる ・頻脈（180/分以上）や徐脈（40/分以下），洞不全によるポーズ（4秒以上）により心拍出量が減少することで，脳血流が不足して生じる
	器質的心疾患	・心筋梗塞，肥大型心筋症，弁膜症，心タンポナーデ，心不全などによる脳循環障害が原因となる ・大動脈弁狭窄症によるものは特に危険である
	肺循環障害	・肺塞栓による急性心不全により，脳循環障害を生じることがある ・SpO$_2$低下や頻呼吸を伴うことが多い
脳循環障害	椎骨・脳底動脈系のTIA	脳循環が一過性に低下することで生じる失神
	胸部大動脈解離	内頸動脈が閉塞することで脳循環障害を生じる
その他	循環血液量の不足	消化管出血，動脈瘤破裂，外傷などによる大量出血で，急激に血圧が低下する
	低血糖	・脳の活動には酸素のほかにブドウ糖が必要である。血糖の低下により脳機能不全を生じる
	てんかん発作	不随意的な筋収縮を伴う場合と，意識消失のみの発作がある
	心因性反応	・繰り返す失神，その他の身体的不調を訴えることもある ・失神の際に倒れても外傷がない

Q5　診断の絞り込みは可能か？

　失神の原因は数多くあるため，ここでは失神のなかでも健常者に発生することがあるものを優先して鑑別診断の候補とする。また，心原性失神には重篤なものが含まれるため，鑑別に含める（表2）。

　失神の原因は病歴から半分以上の診断がつくともいわれており，詳細な病歴聴取が必要である。次に絞り込み対象の失神とその特徴を示す。

表2　本症例の鑑別診断の絞り込み

診断名	肯定・除外の理由	疑わしさ
血管迷走神経性失神	以下の理由により積極的に肯定できる ・疼痛刺激を受けた後に症状が出現している ・症状出現までに座位姿勢を継続していた	◎
起立性低血圧	以下の理由により肯定的である ・著しい血圧低下がある	○
心原性失神	以下の理由により積極的に肯定することはできない ・循環器系の併存疾患がない ・家族歴のない若年症例である	△

血管迷走神経性失神

　血管迷走神経性失神は，失神の原因として最も多いものである。疼痛，長時間の座位・立位，疲労，恐怖などの精神的・身体的ストレスが誘因となり，全身の血管が急激に拡張することで生じる失神である。

　症状の出現と回復が比較的緩徐なことが多く，失神前に気分不快，眼前暗黒感，冷汗などの前駆症状を伴うこともある。予後は良好であるが，転倒による外傷に注意が必要である。

起立性低血圧

　立位や座位へ姿勢変換をしてから数分間で生じることが多い。自律神経障害を伴う併存疾患がある症例や，重度の廃用症候群の症例，出血や脱水などで循環血液量が減少した場合などに発生しやすい。

　臥位から座位，あるいは立位へ姿勢変換をした後に生じることが多い。予後は，起立性低血圧を生じる原因となる疾患に依存する。

心原性失神

　心原性失神は，不整脈や器質的心疾患，肺塞栓による急性循環不全が原因で発生する。心原性失神は心臓性突然死の前兆の場合もあり，生命予後不良を予測させる因子である。心電図検査や心エコーでこれを除外することが最も重要である。血管迷走神経性失神が座位・立位保持の際に発生することが多いのに対し，心原性失神は運動中や臥位で発生することもある。

　心原性失神を疑う病歴としては，次のものが挙げられる。
- 突然死の家族歴
- 動悸の訴え
- 臥位での安静時に発症した失神
- 運動中に発生した失神
- 心電図異常
    - ▶洞徐脈（脈拍＜40/分）
    - ▶房室ブロック（3度以上），長時間のポーズ（心停止）
    - ▶上室性または心室性頻拍
    - ▶その他（期外収縮，QT延長，心筋梗塞を示唆するQ波）

Q6 緊急性は？

　血管迷走神経性失神が最も疑わしいが，起立性低血圧も否定はできない．併存疾患に特に注意するべきものはない．また，臥位にしたところ経時的に状態は改善していることから，**緊急性は高くはないものと考えられる．**

　しかし，新規に発症した失神であり，緊急性の高い合併症が原因となっている可能性を完全には否定できない．失神を生じた患者において入院精査を推奨する基準も報告されており，これらに該当するかの検討が必要である．このため，帰宅の可否の判断は医師の診察後に決定される必要がある．

緊急性の高い失神

　失神は比較的頻度の高いイベントであり，臨床の現場で緊急性の高い失神を鑑別するシンプルなツールがいくつか報告されている．原因不明の失神で，これらの存在が否定できない場合は患者を帰宅させることは危険な可能性がある．

●サンフランシスコ失神ルール[3]

　表3に示した所見を認める場合は，重篤な経過をたどる可能性があると判断する（感度96％，特異度62％）．

表3　サンフランシスコ失神ルール

- 心電図異常
- 貧血（ヘマトクリット＜30％）
- 息切れ
- 収縮期血圧低下（＜90 mmHg）
- 心不全

（文献3より引用）

●ROSEルール[4]

　表4に示した7項目（BRACES）のうち，1項目でも該当すればハイリスクと判断する（感度87.2％，特異度65.5％）．

表4　ROSEルール

B	BNP：300 pg/mL 以上 Bradycardia（徐脈）：心拍数 50/分以下
R	Rectal examination（直腸検査）：便潜血陽性
A	Anemia（貧血）：ヘモグロビン 90 g/dL 以下（9 g/dL 以下）
C	Chest pain（胸痛）
E	ECG（心電図）：Q波が認められる
S	Saturation（酸素飽和度）：94％以下

（文献4より引用）

Q7 申し送りは？（誰に，どのように申し送りをするか？）

状況は改善しているものの，本症例は外来患者であり，帰宅後に予想外のイベントを発生する危険性は否定できない。**帰宅の可否の判断は医師にゆだねる必要がある**（表5）。

表5　SBARに従った申し送り

SBAR	伝達内容
Situation（状況）	練習中に突然，意識障害を生じた
Background（背景）	・45歳男性，右膝関節内側半月損傷の術後である ・座位にて練習を実施していたところ，意識レベルが低下し，JCS Ⅲ-100となった。血圧低下も生じており，60/40mmHg，脈拍80/分となった。呼吸に異常はなく，SpO$_2$ 96％であった ・現在，意識レベルは回復している
Assessment（評価）	状況は改善しているものの，新規発症の意識障害であり，帰宅可否の判断はリハの現場では困難である
Recommendation（提案）	医師の診察と帰宅可否の判断をお願いしたい

Q8 現場での応急処置は？

失神の際に頭部を挙上したままだと脳血流の回復が遅れるため，**速やかに臥位とすることが必要である**。転倒や転落の危険性もあるため，事故予防の観点からも臥位とすることが好ましい。血圧低下を伴っている場合は，下肢を挙上することも有効である。

Q9 翌日からのリハは可能か？（リハプログラムへの影響は？）

血管迷走神経性失神であったことが確認されれば，**翌日からのリハは通常どおり可能である**。疼痛刺激や長時間座位などの失神を誘発する練習メニューを避けることが好ましい。**再発することもあるため，転倒や転落に通常以上の注意を払って練習を実施する**。

まとめ

失神は急速に発生し，速やかに回復する特殊な意識障害であり，リハの現場でもときに遭遇する。

原因としては血管迷走神経性失神が最も多く，予後は良好である。これに対して心原性失神の原因には突然死に至る重篤なものが含まれている。心原性失神を見落とさないよう，循環器系の疾患の有無の確認，心原性失神を疑わせる病歴（突然死の家族歴，臥位や運動中の失神，動悸などの症状）がないかを確認することが重要である。

【文　献】

1) 日本リハビリテーション医学会診療ガイドライン委員会 編：リハビリテーション医療における安全管理・推進のためのガイドライン，医歯薬出版，2006.
2) Soterides S, et al.: Incidence and prognosis of syncope. N Eng J Med 347(12): 878-885, 2002.
3) Quinn JV, et al.: Derivation of the San Francisco Syncope Rule to predict patients with short-term serious outcomes. Ann Emerg Med 43(2): 224-232, 2004.
4) Reed MJ, et al.: The ROSE (risk stratification of syncope in the emergency department) study. J Am Coll Cardiol 55(8): 731-721, 2010.

ケーススタディ：外来

Case 14 原因不明のめまい

ケーススタディ：外来

基本情報（カルテから得られる情報）
- 50歳女性
- 既往歴：特記すべき事項なし
- 内服薬：なし

現病歴
- 数カ月前から右肩痛が生じた。

20XX年10月10日
- 整形外科診療所を受診し，右肩関節周囲炎の診断を受けた。肩関節可動域制限も生じていたため，理学療法が処方された。

10月11日
- 外来通院でのリハが開始された。

検査所見
- 血液検査，心電図検査は実施されていなかった。
- 右肩関節の単純X線像が撮影されていたが，画像上は大きな問題はみられなかった。

経過

10月11日：初回外来リハ
- 肩関節に対して物理療法および肩関節可動域練習を実施することとした。
- 週2回程度の外来リハを実施し，自宅での自主トレ指導も行った。

リハ開始時の所見
- 意識清明
- 血圧：120/65mmHg
- 脈拍：70/分
- 呼吸数：12回/分
- SpO_2：98％
- 体温：36.5℃
- 右肩痛の訴えあり。
- 右肩関節可動域：屈曲100°，外転90°程度

イベント発生

10月18日
- 外来リハのため再診となった。
- リハ実施前の問診をしていたところ，本日朝からめまいが続いているとの訴えがあった。
- めまいは回転性であり，頭部を動かすとめまいを生じ，安静にしているとめまいは消失するとのことであった。

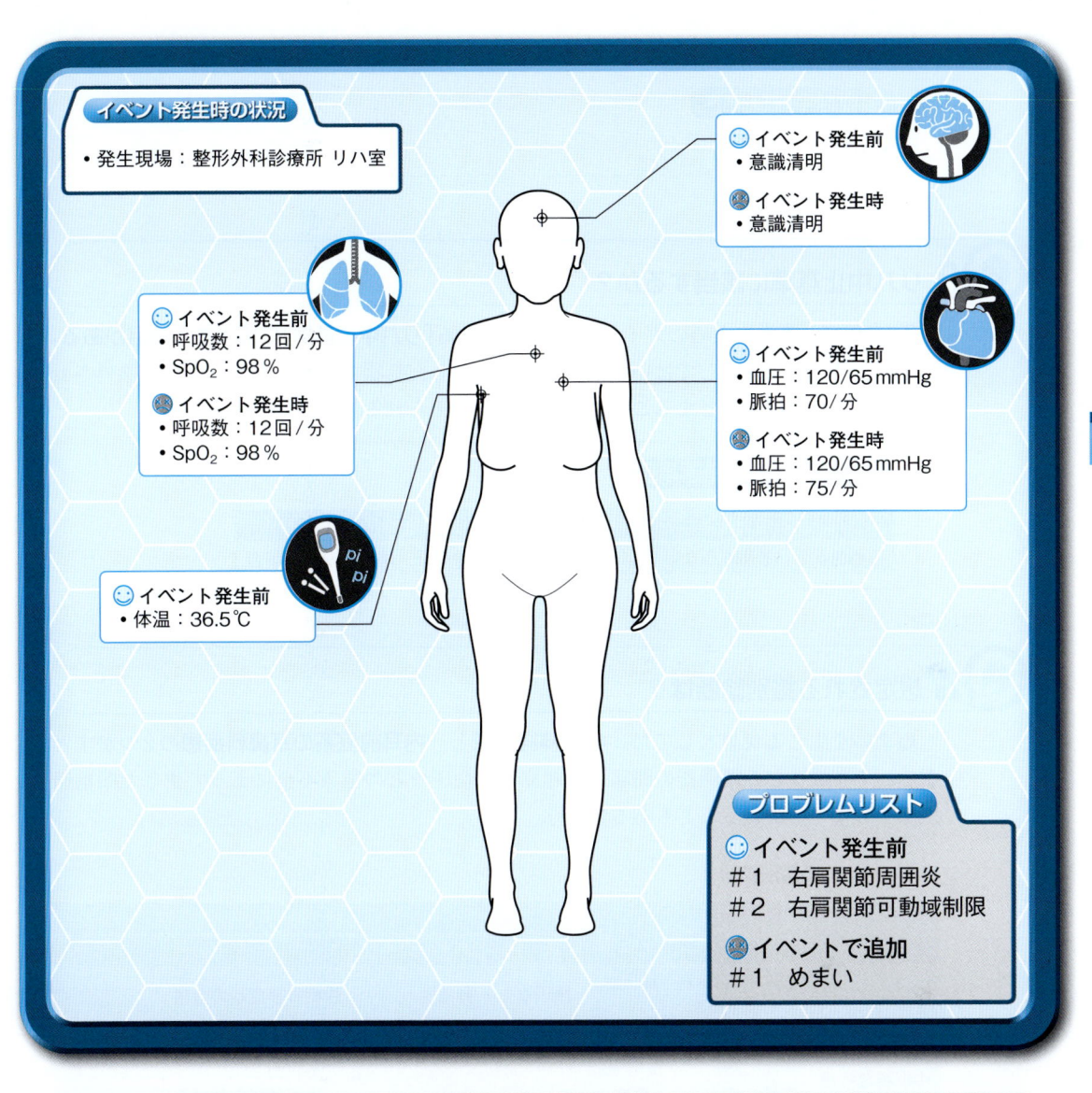

イベント発生時の状況
- 発生現場：整形外科診療所 リハ室

イベント発生前
- 意識清明

イベント発生時
- 意識清明

イベント発生前
- 呼吸数：12回/分
- SpO_2：98%

イベント発生時
- 呼吸数：12回/分
- SpO_2：98%

イベント発生前
- 血圧：120/65 mmHg
- 脈拍：70/分

イベント発生時
- 血圧：120/65 mmHg
- 脈拍：75/分

イベント発生前
- 体温：36.5℃

プロブレムリスト

イベント発生前
- #1 右肩関節周囲炎
- #2 右肩関節可動域制限

イベントで追加
- #1 めまい

症例解説

Q1 この症例はリスクの高い症例であったか？（イベント発生前の評価）

日本リハ医学会『安全管理・推進のためのガイドライン』[1]における「リスクマネジメントシート：全身状態悪化の可能性」や「リハ中止基準：その他の注意が必要な場合」には該当する項目はみられない。

高齢者ではなく，併存疾患もないことから，病歴から予測される合併症も見当たらない。このため，**本症例はハイリスクとはいえず，通常のリハプログラムを実施することが可能**と考えられる。

Q2 このイベントのキーワードは何か？

病歴などの背景はシンプルであり，**誘因なく発生しためまいがキーワードとなる**。

> **重要なキーワード**
> - めまい

Q3 リハ中止基準に該当するか？

『安全管理・推進のためのガイドライン』における「**リハ中止基準**」に該当する項目がある。バイタルサインは安定してはいるが，新規に発症した症状であり，重大な疾患が除外されなければ，リハは中止とすることが好ましいと考えられる。

リハ中止基準の関連項目

リハ中止基準	関連項目
積極的なリハを実施しない場合	座位でめまい，冷や汗，嘔気等がある場合

Q4 想定される鑑別診断は？

めまいを生じる疾患としては，**中枢神経疾患**と，**内耳前庭系の耳鼻科疾患**の2つが主となる。不整脈などの循環器の問題や，起立性低血圧などの循環不全によって生じた眼前暗黒感をめまいと訴えることもある（表1）。

表1 めまいの鑑別診断

鑑別診断		特徴		
		誘因	めまいの性状	その他
中枢神経疾患	脳卒中（脳梗塞，脳出血，くも膜下出血）	誘因なし	動揺性	中枢神経症状の合併
	椎骨脳底動脈循環不全症	誘因なし	動揺性	・反復する ・短時間
	変性疾患（脊髄小脳変性症，多発性硬化症など）	誘因なし	動揺性	・中枢神経症状の合併 ・持続性
	脳腫瘍	誘因なし	動揺性	・中枢神経症状の合併 ・持続性
内耳前庭疾患	BPPV	頭位の変換で誘発	回転性	・最も高頻度 ・反復する ・30秒以内
	メニエール病	誘因なし	回転性	・聴覚障害を伴う ・反復する
	突発性難聴	誘因なし	回転性	・突然生じる難聴 ・めまいは反復しない
	前庭神経炎	誘因なし	回転性	・持続性 ・一方向性眼振
その他	不整脈	誘因なし	眼前暗黒感	・動悸，脈拍不整，バイタルサインの変動 ・短時間
	起立性低血圧	起立時に生じる	眼前暗黒感	・血圧低下 ・反復する ・短時間

BPPV：benign paroxysmal positional vertigo（良性発作性頭位めまい症）

Q5 診断の絞り込みは可能か？

めまいの鑑別診断リストから，絞り込み対象の疾患を列挙する。鑑別診断のうち緊急性が高い疾患としては，脳卒中や不整脈が挙げられる。頻度が高い疾患としては，良性発作性頭位めまい症（BPPV），前庭神経炎，メニエール病，起立性低血圧が挙げられる。これらの頻度が高い疾患は緊急性が高いものではない。最も重要なことは，脳卒中や不整脈を見落とさないことである。

めまいの病歴聴取

めまいは病歴からかなり絞り込みが可能であり，詳細な情報が必要である。詳細な病歴の聴取にはOPQRSTが有用である（p.22, 表5参照）。

本症例をOPQRSTに従って病歴を整理すると，次のようになる（表2）。

O：比較的急速に発症
P：頭位変換で誘発される
Q：回転性めまい
R：難聴や神経学的異常などの関連症状は認めない
S：軽度のめまい
T：短時間でおさまるが，反復するめまい

これらの情報より，鑑別診断は表3のように絞り込むことができる。ここでは，**BPPVの可能性が高い**と考えることができる。

表2 病歴のOPQRST

OPQRST	具体的な内容
O（Onset）：発症時の状況（発症様式）	・突然発症 ・緩徐に発症
P（Provocative/Palliative）：症状を悪化/軽快させる要因	・頭位変換（振り返りや寝返り）で増悪する場合，BPPVや前庭神経炎が多い ・立位で増悪する動揺感（ふわふわする感じ）は，起立性低血圧や血管迷走神経性反射が多い ・めまいが反復する場合はBPPV，メニエール病が多い
Q（Quality）：症状の性質	・回転性めまい（vertigo）か非回転性めまい（dizziness）かといった性状の違いは重要である ・回転性めまいは末梢性障害（内耳前庭系）によるものが多い ・非回転性めまい（浮遊感，動揺感，ふらつき）は中枢性障害によるものが多い
R（Region/Radiation）：部位・放散の有無 R（Related symptom）：関連症状	・耳鳴や難聴を伴う場合は，末梢性めまい（メニエール病）が疑われる ・頭痛・複視・麻痺・感覚障害・失調・構音障害・失語などの中枢神経症状は，脳卒中や脳腫瘍が疑われる ・動悸・脈拍異常や失神では不整脈が疑われる
S（Severity）：症状の程度	目を開けていられない，立っていられないなどの重度なめまいは，末梢性めまいによるものが多い
T（Time course）：症状の持続時間・経過	・起床時に生じるものは末梢性めまいが多い ・反復性・数分以内でおさまるものはBPPV，起立性低血圧，椎骨脳底動脈循環不全が多い ・10分〜数時間→メニエール病 ・数時間〜数日間→前庭神経炎，脳卒中，心因性

ケーススタディ：外来

表3 本症例の鑑別診断の絞り込み

診断名	肯定・除外の理由	疑わしさ
脳卒中	以下の理由により積極的に肯定することはできない ・脳卒中の危険因子がないこと ・めまいの性状が動揺性ではなく，持続時間が短時間であること ・ほかの神経学的所見がないこと	△
不整脈	以下の理由により積極的に肯定することはできない ・脈拍不整がないこと ・動悸など循環器に関連する症状の訴えがないこと	△
BPPV	以下の理由により積極的に肯定できる ・回転性のめまいであること ・頭位変換により誘発される短時間のめまいであること	◎
前庭神経炎	以下の理由により積極的に肯定することはできない ・めまいの持続時間が短時間であること ・頭位によってめまいが誘発されること	△
メニエール病	以下の理由により積極的に肯定することはできない ・頭位によってめまいが誘発されること	△
起立性低血圧	以下の理由により否定的である ・血圧の低下がみられない ・めまいの性状が回転性である	×

良性発作性頭位めまい症（BPPV）

めまいの原因として最も多くみられる。良性のめまいであり，自然消失することも多い。BPPVが強く疑われる状況であれば，緊急性は高くないと判断することができる。

次の3つがキーワードである。
1. 頭位変換で誘発される
2. 持続時間が短い（数秒〜2分以内）
3. 回転性めまい

めまいは非常に不快な症状であり，活動性低下や自宅での引きこもりなど，廃用症候群の原因となる可能性がある。転倒などの事故に注意したうえで，積極的な活動を促すことが好ましい。

Q6 緊急性は？

最も疑わしい原因はBPPVであり，**緊急性は低いと考えられる。しかし，脳卒中や不整脈も完全には否定できない**。確定診断には，頭部MRIや心電図などの検査が必要となる。

問題が生じている場所は診療所である。医師が常駐している環境であり，帰宅前に医師の診察を受けることが好ましいと考えられる。

Q7 申し送りは？（誰に，どのように申し送りをするか？）

緊急性は高くないが，**帰宅前に医師の診察を受けることを推奨したい状況である**。新規に発生しためまいであり，医師の診察により帰宅の可否を判断してもらいたい旨を伝える必要がある（表4）。

表4 SBARに従った申し送り

SBAR	伝達内容
Situation（状況）	リハ前にめまいを訴えている
Background（背景）	・特に既往歴のない50歳女性 ・右肩関節周囲炎のリハ目的に1週間前から通院していた ・本日朝からめまいがあり，今も持続している ・バイタルサインには異常はみられず，ほかの随伴症状にも目立ったものはない
Assessment（評価）	新規に発症しためまいであり，重大な疾患の除外診断が必要と考えられる
Recommendation（提案）	医師の診察で，帰宅の可否の判断をしてもらいたい

Q8 現場での応急処置は？

めまいは非常に不快な症状であり，かつバランスの障害を呈するために転倒する危険性もある。このため，**患者を臥位としてからバイタルサインを測定することが必要である**。

めまいのある患者では，嘔吐を生じることがある。嘔気がないかを確認し，**嘔吐の危険性があると判断した場合は患者を側臥位とし，吐物による誤嚥や窒息を生じないよう予防する必要がある**。

Q9 翌日からのリハは可能か？（リハプログラムへの影響は？）

本症例ではBPPVが疑われている。これは良性疾患であり，自然に軽快することも多い。**BPPVとの診断が確定すれば，廃用症候群の予防のために積極的な練習を継続することが好ましい**。ただし，めまいによるバランス障害から転倒する危険性があるため，事故予防に十分な配慮が必要である。

まとめ

めまいは頻繁にみられる訴えである。その大部分は軽症であり，経過観察のみで問題ないことが多い。

しかし，一部に緊急性が高いめまいがある。不整脈などの循環器疾患や脳卒中などの中枢疾患に注意が必要である。これらの危険因子がないかを事前に確認する。

めまいの診断の絞り込みには，めまいの性状，めまい以外の随伴症状が参考となる。緊急性の高いめまいの特徴を知っておくことが必要である。

MEMO

不整脈によるめまい

　洞不全症候群や房室ブロックなどの徐脈性不整脈，心室頻拍などの頻脈性不整脈により，脳循環が不安定となった場合にめまいを生じることがある．失神に至ることもあるため，患者の安全を確保した後にバイタルサインなどを評価する．

　橈骨動脈の触診を行い，徐脈や頻脈，不整脈があるかを評価する．モニター心電図の装着が可能であれば，心電図の波形も記録することが好ましい．不整脈によるめまいは突然死に至る重篤なものもあるため，注意が必要である．

脳卒中によるめまい

　脳卒中では麻痺や失語症・構音障害などの中枢神経症状を呈することが多く，めまいのみを訴えることは少ない．頻度は少ないものの緊急性が高い疾患であるため，鑑別診断として想定する必要がある．脳卒中では中枢性めまい症状であり，動揺性のめまいを呈することが多い．めまいを発生しやすい病巣としては次の部位がある．

- 延髄外側：顔面の感覚解離，Horner症候群，小脳失調を合併することがある．
- 橋：小脳失調，顔面神経麻痺，病巣側への注視障害などを合併することがある．
- 小脳：小脳失調を呈することがある．

【文　献】

1) 日本リハビリテーション医学会診療ガイドライン委員会 編：リハビリテーション医療における安全管理・推進のためのガイドライン，医歯薬出版，2006．

ケーススタディ：外来

Case 15 徐脈でふらつきを訴えた

ケーススタディ：外来

基本情報（カルテから得られる情報）
- 85歳女性
- 既往歴：なし
- 生活歴：ADL自立，独居
- 内服薬：ロキソプロフェン（ロキソニン®，消炎鎮痛薬）
- 喫煙歴：なし，飲酒歴：なし

現病歴
- 数年前から誘因なく両膝痛を生じた。
- 整形外科診療所を受診し，両変形性膝関節症と診断された。
- 膝痛および活動性低下のために歩行能力が低下してきたことから，診療所にて外来リハが開始されることとなった。

検査所見
- X線像
  ▶ 胸部単純X線像では肺野に異常所見なし，心肥大あり：CTR 60％
  ▶ 両膝の単純X線像では関節症変化を認めた。
- 心電図：情報なし

経過

12月2日：初回リハ
- 診察室にて，両膝関節にヒアルロン酸注射を施行されていた。以後，週に2回程度の外来リハを実施することとなった。

リハ開始時の所見
- 意識清明，1人で外来通院できる精神機能であった。
- 血圧：110/70mmHg
- 脈拍80/分 不整なし
- 呼吸数：12回/分
- SpO$_2$：94％
- 体温：36.5℃
- 両膝痛あり，VAS 6/10程度の疼痛であった。
- 両膝の腫脹，水腫あり，O脚変形および屈曲拘縮もみられた。両下肢の浮腫は認めなかった。
- 下肢筋力は軽度低下しており，シルバーカー歩行であった。

12月14日
- 動悸があるため，他院内科診療所を受診した。頻脈がみられたとのことでベラパミル（ワソラン®）が追加処方された。

イベント発生

12月16日
- 膝痛は若干改善し，VAS 4/10程度となっていた。他院内科診療所より処方された薬剤を内服した後に動悸は改善したとのことである。
- 「今日は朝から軽度のふらつき感がある」とのことであった。
- 通常の練習を開始する前にバイタルサインを測定した。バイタルサインには変化を認めなかったが，脈拍39/分であり，著しい徐脈を認めた。橈骨動脈の触診にて軽度の不整を認めた。モニター心電図は図1のようになっていた。本人はいつも通り練習をすることを希望している。

図1 本症例のモニター心電図

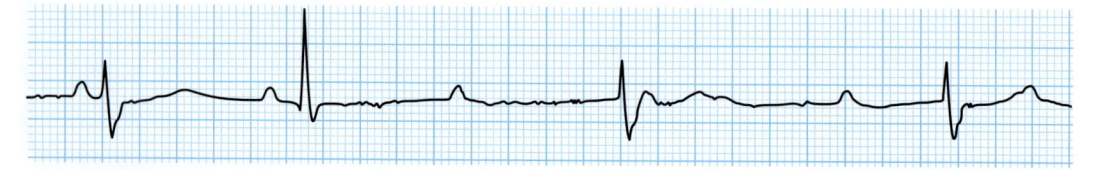

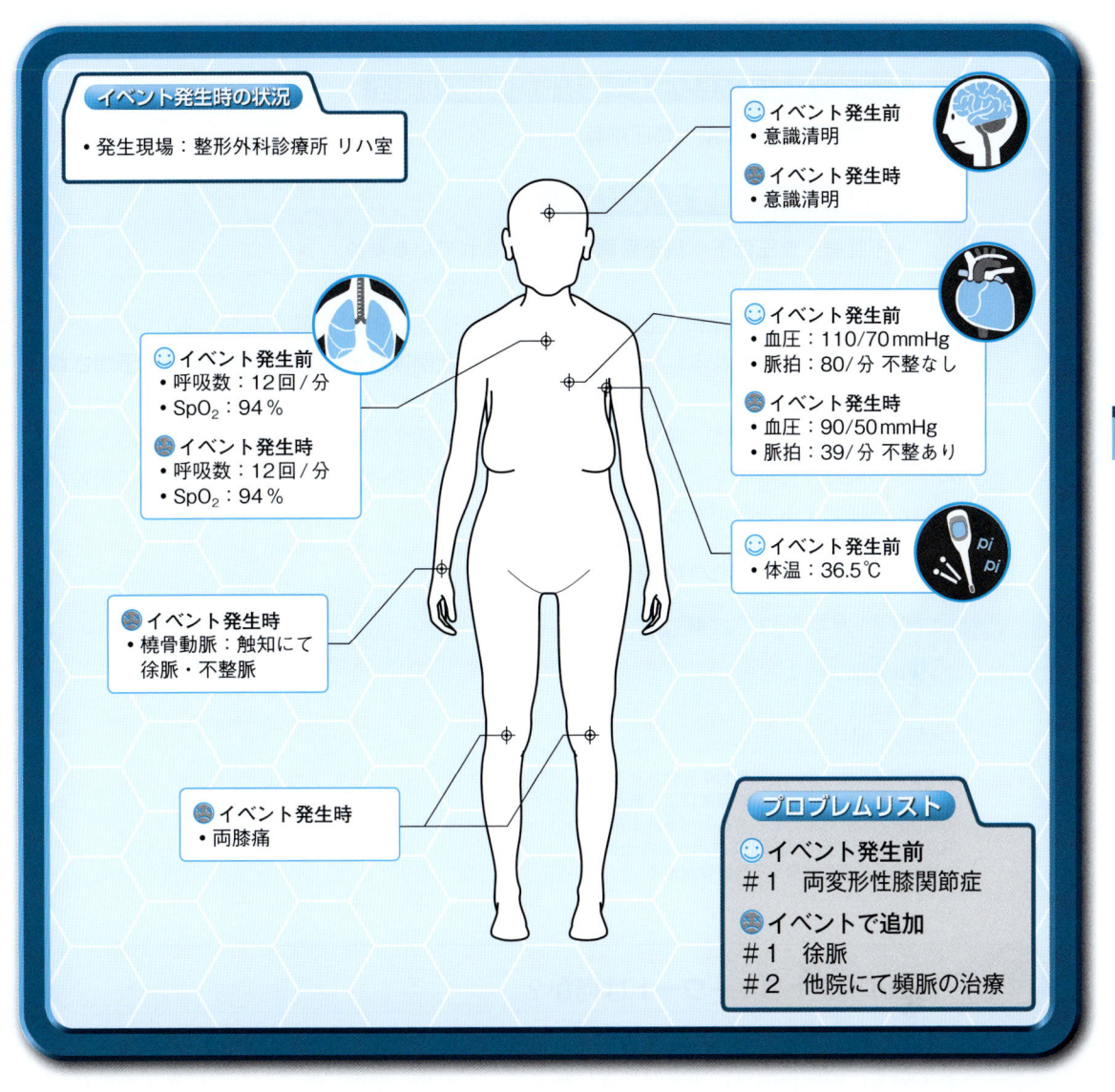

イベント発生時の状況
- 発生現場：整形外科診療所 リハ室

😊 イベント発生前
- 意識清明

😷 イベント発生時
- 意識清明

😊 イベント発生前
- 呼吸数：12回/分
- SpO_2：94％

😷 イベント発生時
- 呼吸数：12回/分
- SpO_2：94％

😊 イベント発生前
- 血圧：110/70 mmHg
- 脈拍：80/分 不整なし

😷 イベント発生時
- 血圧：90/50 mmHg
- 脈拍：39/分 不整あり

😊 イベント発生前
- 体温：36.5℃

😷 イベント発生時
- 橈骨動脈：触知にて徐脈・不整脈

😷 イベント発生時
- 両膝痛

プロブレムリスト
😊 イベント発生前
#1 両変形性膝関節症

😷 イベントで追加
#1 徐脈
#2 他院にて頻脈の治療

症例解説

Q1 この症例はリスクが高いと考えられるか？（イベント発生前の評価）

　日本リハ医学会『安全管理・推進のためのガイドライン』[1)]に基づいてスクリーニングを行う。イベント発生の2日前に、他院にて内服薬が追加されている。追加された内服薬はカルシウムブロッカーであるベラパミル（ワソラン®）であった。ベラパミルを含む抗不整脈薬はさまざまな副作用がある（表1）ため、注意が必要である。
　「リスクマネジメントシート：全身状態悪化の可能性」の項目のうち、「薬物変更（抗痙攣剤・降圧剤等）」に該当する。「リハ中止基準：その他の注意が必要な場合」には、該当項目はない。

> **リスクマネジメントシート：全身状態悪化の可能性**
> - 薬物変更（抗痙攣剤・降圧剤等）
>
> **病歴などから予想するべきリスク**
> - 不整脈・血圧低下：抗不整脈薬が追加されているため

　また，胸部単純X線像にて心肥大があり（血液検査でBNP上昇もみられる），心不全も合併していると考えられる。以上のことから，**本症例はハイリスク症例であると予想される**。予想されるイベントとしては，抗不整脈薬追加による循環動態の変動が考えられる。リハの実施にあたっては，練習メニューやリハを実施する環境に配慮する必要がある。また，リハ前だけではなく，リハ中も頻繁にバイタルサインを測定して，全身状態に変動がないかを確認する必要がある。

表1　ベラパミル（ワソラン®）の副作用

- 洞停止，房室ブロック，徐脈
- 心不全
- 血圧低下
- 意識消失
- 悪心・嘔吐

抗不整脈薬の多くは，循環動態を変動させるさまざまな作用をもつ。抗不整脈薬により新たな不整脈が誘発されることもある。ベラパミルは洞結節や房室結節を抑制する作用があるため，徐脈や血圧低下を誘発する危険性がある

Q2 このイベントのキーワードは何か？

　頻脈による動悸があり，他院にて脈拍調整目的にベラパミル（ワソラン®）が追加処方されている。内服追加後に頻脈が徐脈に転じているため，薬剤に関連した脈拍異常が疑われる。ここでは新規に発生した徐脈が最大の問題である。

> **重要なキーワード**
> - 新規に発生した徐脈

Q3 リハ中止基準に該当するか？

『安全管理・推進のためのガイドライン』における「リハ中止基準」に該当する項目がある。このため，リハの中止を考慮する必要がある。

リハ中止基準の関連項目

リハ中止基準	関連項目
積極的なリハを実施しない場合	安静時脈拍40/分以下または120/分以上

Q4 想定される鑑別診断は？

不整脈は大きく頻脈性不整脈と徐脈性不整脈に分類される(図2)。このイベントでは徐脈となっており，**洞不全症候群**と**房室ブロック**が鑑別診断に挙がることとなる(表2)。

図2　不整脈の分類

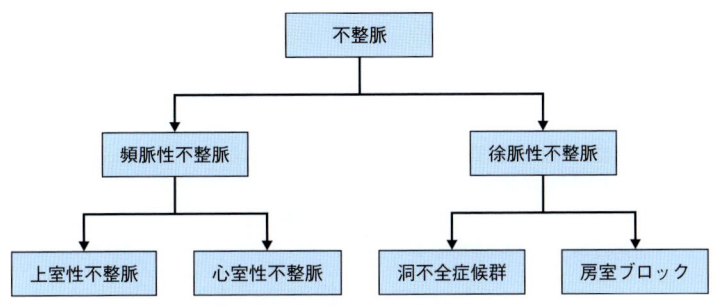

```
              不整脈
         ┌─────┴─────┐
    頻脈性不整脈      徐脈性不整脈
    ┌───┴───┐       ┌───┴───┐
 上室性   心室性   洞不全    房室
 不整脈   不整脈   症候群   ブロック
```

不整脈は大きく**頻脈性不整脈**と**徐脈性不整脈**に分類される

表2　本症例の鑑別診断リスト

- 洞不全症候群
- 房室ブロック

Q5 診断の絞り込みは可能か？

徐脈の原因は，洞不全症候群と房室ブロックに分類される。洞不全症候群はRubenstein分類により，Ⅰ～Ⅲ型に分類される(表3)。房室ブロックも同様に，Ⅰ～Ⅲ度に分類される(表4)。これらの鑑別と分類は，心電図を観察したうえで，P波の有無や，P波とQRS波の関係から判断する。

本症例では，外来で施行された心電図(図1)でP波とQRS波はみられるものの，活動は不規則であり，房室伝導が完全に途絶した状態を示している。そのため，**完全房室ブロックの状態であると考えられる**(表5)。

表3 Rubensteinによる洞不全症候群の分類

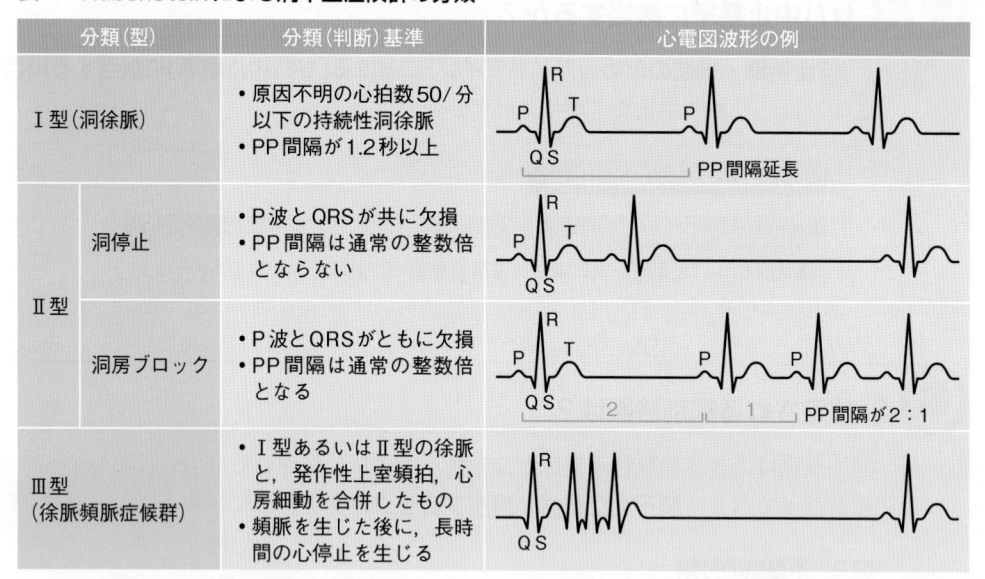

分類(型)		分類(判断)基準	心電図波形の例
Ⅰ型(洞徐脈)		・原因不明の心拍数50/分以下の持続性洞徐脈 ・PP間隔が1.2秒以上	PP間隔延長
Ⅱ型	洞停止	・P波とQRSが共に欠損 ・PP間隔は通常の整数倍とならない	
	洞房ブロック	・P波とQRSがともに欠損 ・PP間隔は通常の整数倍となる	PP間隔が2:1
Ⅲ型(徐脈頻脈症候群)		・Ⅰ型あるいはⅡ型の徐脈と，発作性上室頻拍，心房細動を合併したもの ・頻脈を生じた後に，長時間の心停止を生じる	

表4 房室ブロックの分類

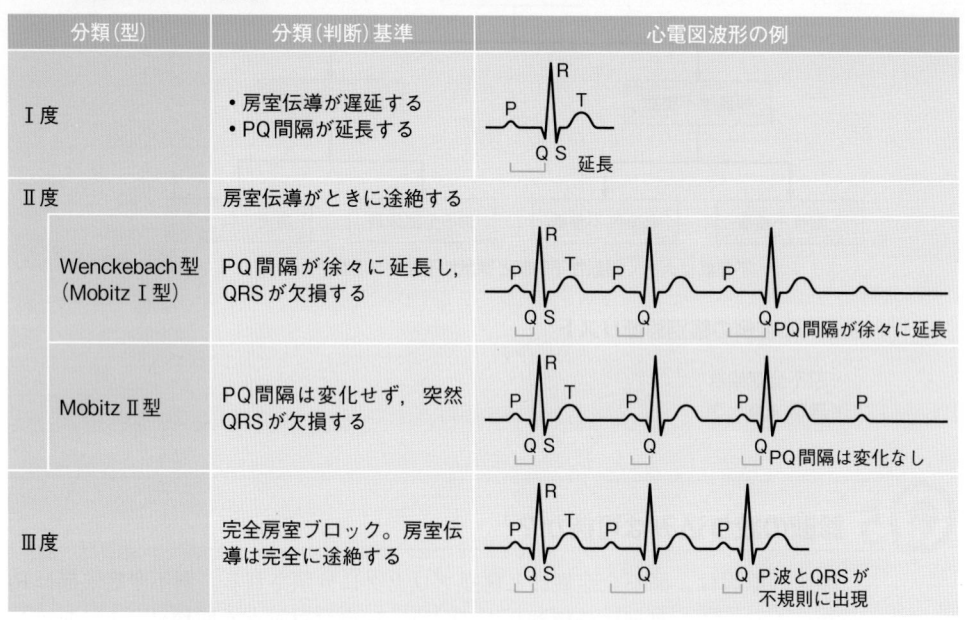

分類(型)		分類(判断)基準	心電図波形の例
Ⅰ度		・房室伝導が遅延する ・PQ間隔が延長する	延長
Ⅱ度		房室伝導がときに途絶する	
	Wenckebach型(MobitzⅠ型)	PQ間隔が徐々に延長し，QRSが欠損する	PQ間隔が徐々に延長
	MobitzⅡ型	PQ間隔は変化せず，突然QRSが欠損する	PQ間隔は変化なし
Ⅲ度		完全房室ブロック。房室伝導は完全に途絶する	P波とQRSが不規則に出現

表5 本症例の鑑別診断の絞り込み

診断名	肯定・除外の理由	疑わしさ
完全房室ブロック	以下の理由により積極的に肯定できる ・心電図においてP波とQRS波はみられるが，それぞれが不規則に出現している	◎

Q6 緊急性は？

不整脈は急変の可能性もあるため，特に慎重な対応が必要である。一部の徐脈は持続的な心停止や心室性不整脈へ移行する危険性もあるため，心電図を慎重に解釈する必要がある。

脈拍40/分以下となる場合や，3秒以上のポーズ（一時的な心停止）がある場合は，失神や急変の危険性がある。房室ブロックでは，MobitzⅡ型とⅢ度（完全房室ブロック）は危険な状態である。

本症例は**完全房室ブロックを呈しており，しかも新規に発症したものである。今後どのような変化を生じるか，予測が困難な状況である。緊急性は高いと判断する必要がある。**

Q7 申し送りは？（誰に，どのように申し送りをするか？）

患者の外見は落ち着いているように見えるが，新規に発症した重度の徐脈であり，緊急性が高い。これを診察室にいる医師にわかりやすく伝える必要がある（表6）。

表6　SBARに従った申し送り

SBAR	伝達内容
Situation（状況）	脈拍数39/分の著しい徐脈を呈している
Background（背景）	・変形性膝関節症以外に，特に併存疾患のなかった症例 ・他院で処方された頻脈治療薬を内服している ・以前は徐脈はなかったが，本日は徐脈となっている ・ふらつき以外の自覚症状はない
Assessment（評価）	新しく発症した重度の徐脈であり，緊急性が高いと考えられる
Recommendation（提案）	医師の診察，専門医への紹介が必要と思われる

Q8 現場での応急処置は？

意識は保たれており，現場で必要な応急処置はない。しかし，失神や重度の不整脈へ移行する可能性があるため，患者が転倒したり，急変するリスクがある。

患者の安全を確保するために座位や臥位としたうえで，バイタルサインなどの確認を行う。

Q9 翌日からのリハは可能か？

重度の徐脈であり，薬剤変更などの治療が実施されると予想される。治療後は新たな不整脈の出現や血圧変動など，循環動態が不安定になる可能性がある。**診療所のリハ室での積極的な練習は，循環動態が安定した後とすることが好ましいと考えられる。**

徐脈のコントロールが困難な場合は，ペースメーカーの設置となることがある。ペースメーカー設置後は，正常に機能していることが確認されれば徐脈の再発リスクは低く，安全に練習の実施が可能と考えられる。

まとめ

　徐脈では，失神やふらつきによる転倒のリスクもある．40/分を下回る徐脈や3秒以上のポーズを認める場合は，リハを中止する必要がある．

　一部の徐脈は急変につながることもあるため，新規に発症した徐脈や，心電図で重度の洞不全症候群や房室ブロックを疑った場合は緊急性が高いと判断する．

　また，不整脈治療薬の一部は新しい不整脈を誘発する可能性があるため，不整脈治療薬の追加や変更があった場合には注意が必要である．

MEMO

脈拍数とリハ中止基準

　一般に，脈拍数60/分以下が徐脈，100/分以上が頻脈とされることが多い．日本リハ医学会『安全管理・推進のためのガイドライン』記載の「リハ中止基準」では，40/分以下の徐脈と，120/分以上の頻脈はリハ中止に該当する．

　失神などの問題を生じるのは，40/分以下の重度の徐脈，150/分以上の重度の頻脈である．頻脈側には若干のゆとりがあるが，徐脈側は40/分であり，リハ中止基準に該当している徐脈患者＝不安定と判断する必要がある（図3）．

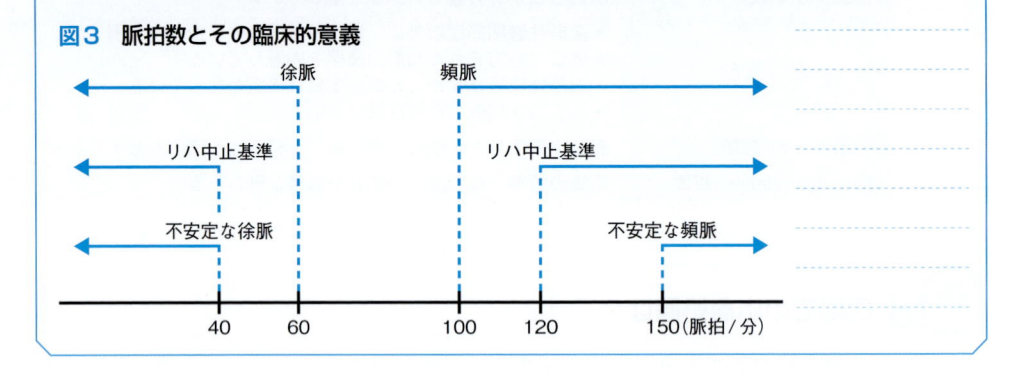

図3　脈拍数とその臨床的意義

```
         徐脈              頻脈
 ←―――――――――|        |―――――――――――――→
     リハ中止基準           リハ中止基準
 ←――――――|    :        :    |―――――――――→
    不安定な徐脈                  不安定な頻脈
 ←――|    :    :        :    :    |――――――→
    40   60              100  120  150 （脈拍/分）
```

【文　献】
1) 日本リハビリテーション医学会診療ガイドライン委員会 編：リハビリテーション医療における安全管理・推進のためのガイドライン，医歯薬出版，2006.

NOTEPAD

ケーススタディ：外来

Case 16 ケーススタディ：外来

練習中の血圧低下

基本情報（カルテから得られる情報）
- 60歳男性
- 既往歴：多系統萎縮症（multiple system atrophy：MSA，50歳時に診断）
- 内服薬：なし

現病歴
- MSAによる失調症状あり。歩行能力は，この1年間くらいで低下してきていた。
- 立ち上がりの際のふらつきが強く，しばしば転倒していた。このため，自宅では伝い歩き，屋外は車椅子移動となっていた。
- 食事や更衣などの動作は自立していたが，食事中のあくびが頻繁にみられたとのことである。

20XX年5月1日
- 診療所で外来リハを実施することとなった。

検査所見
- 心電図検査では異常はみられなかった。

経過
5月1日：初回リハ
- 筋力などの身体機能の評価を行った。MSAによる小脳症状のため体幹失調があり，歩行が不安定となっていた。
- 歩行補助具を使用して，歩行練習を実施することとした。
- 週に2回程度の外来リハが実施された。

リハ開始時の所見
- 意識清明
- 血圧：110/70 mmHg
- 脈拍：70/分 不整なし
- 呼吸数：12回/分
- SpO$_2$：94％
- 体温：36.5℃

イベント発生
5月30日13時
- 外来リハのため来院した。
- 待合室で車椅子座位としていたが，気分不良の訴えがあった（来院10分後）。
- 橈骨動脈を触診したところ，触知はできなかった。

- ＋意識清明
- ＋血圧：70/50 mmHg
- ＋脈拍：70/分
- ＋呼吸数：15回/分
- ＋SpO$_2$：95％

- 顔色は青白く，声かけには応じるものの，反応は緩慢な状態であった。

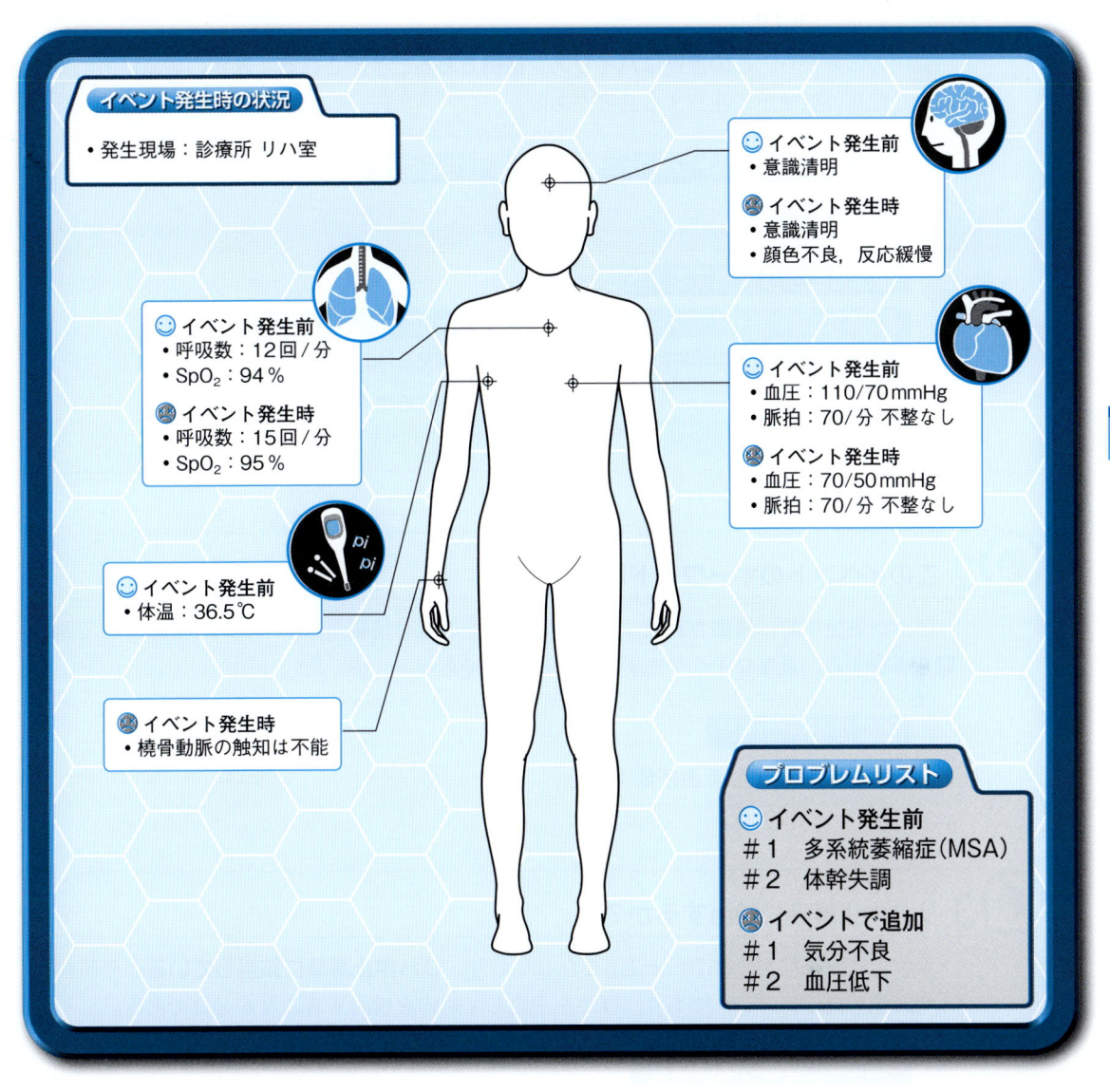

イベント発生時の状況
- 発生現場：診療所 リハ室

イベント発生前
- 呼吸数：12回/分
- SpO$_2$：94%

イベント発生時
- 呼吸数：15回/分
- SpO$_2$：95%

イベント発生前
- 体温：36.5℃

イベント発生時
- 橈骨動脈の触知は不能

イベント発生前
- 意識清明

イベント発生時
- 意識清明
- 顔色不良，反応緩慢

イベント発生前
- 血圧：110/70 mmHg
- 脈拍：70/分 不整なし

イベント発生時
- 血圧：70/50 mmHg
- 脈拍：70/分 不整なし

プロブレムリスト

イベント発生前
#1 多系統萎縮症（MSA）
#2 体幹失調

イベントで追加
#1 気分不良
#2 血圧低下

ケーススタディ：外来

症例解説

Q1 この症例はリスクの高い症例であったか？（イベント発生前の評価）

　日本リハ医学会『安全管理・推進のためのガイドライン』[1)]に基づいてスクリーニングを行う。本症例は，併存疾患にMSAが含まれている。これは，診断からの平均生存期間が10年程度とされる，進行性の神経疾患である（p.162, **MEMO** 参照）。「リスクマネジメントシート：全身状態悪化の可能性」の項目のうち，「進行性疾患」が該当する。「リハ中止基準：その他の注意が必要な場合」に該当項目はない。

　続いて，病歴やプロブレムリストから，予想される合併症やイベントを列挙する。MSAの死因としては，肺炎，尿路感染が多くみられる。また，小脳症状，パーキンソン症状のほかに自律神経症状も高頻度にみられるため，起立性低血圧にも注意が必要である。

以上のことから、**この症例はハイリスク症例であると予想される**。練習の実施にあたっては、起立性低血圧に注意する必要がある。

リスクマネジメントシート：全身状態悪化の可能性

- 進行性疾患

病歴などから予想するべきリスク

予想される合併症やイベント	理　由
肺炎・尿路感染などの感染症	MSAの死因として、感染症は上位にある
起立性低血圧	MSAでは自律神経障害を合併することが多い（p.162、MEMO参照）

Q2 このイベントのキーワードは何か？

イベント発生時に追加されたプロブレムや、その他の情報から、本症例に生じている問題を考察する。重要なキーワードは次のとおりである。

重要なキーワード

- MSA症例に生じた血圧低下

Q3 リハ中止基準に該当するか？

座位にて収縮期血圧が70mmHgとなっており、**リハ中止基準に該当している**。今回初めて発症した症状のようであり、リハを中止して対応を検討することが必要である。

リハ中止基準の関連項目

リハ中止基準	関連項目
積極的なリハを実施しない場合	安静時収縮期血圧70mmHg以下または200mmHg以上

Q4 想定される鑑別診断は？

血圧低下をキーワードとして，鑑別診断を列挙する（表1）。

表1 血圧低下の鑑別診断

鑑別診断	特徴
本態性低血圧	特に原因なく，慢性的に低血圧な状態
起立性低血圧	・座位・立位とすることで血圧が低下する ・貧血・脱水，自律神経障害がある症例で生じやすい
食事性低血圧	・食後に生じる血圧低下であり，消化器系の循環が増加することが原因である ・自律神経障害がある症例で生じやすい
貧血・脱水	循環血液量が減ることにより血圧低下・頻脈を呈する
心不全	・心機能が低下し，心拍出量が低下することで血圧低下する ・心不全に対する治療薬（利尿薬や降圧薬など）も血圧低下の原因となる ・急性心不全では，比較的緊急性が高い
ショック	さまざまな原因により急性の循環不全を生じた状態 ・心原性ショック（心不全，不整脈，心破裂など） ・閉塞性ショック（肺塞栓，緊張性気胸，心タンポナーデなど） ・循環血漿量減少性ショック（出血） ・血液分布異常性ショック（敗血症性，アナフィラキシー，神経原性ショック）
薬剤性	降圧薬，抗不整脈薬，交感神経遮断薬（前立腺肥大治療薬，神経因性膀胱治療薬など），抗不安薬などの内服

Q5 診断の絞り込みは可能か？

このイベントのキーワードは血圧低下であった。鑑別診断リストから緊急性の高いもの，病歴から強く疑われるものを抽出すると，心不全，ショック，起立性低血圧，食事性低血圧が挙がる（表2）。

このなかから起立性低血圧と食事性低血圧に絞り込まれるが，本症例では13時という昼食後に生じていること，「食後にあくびをしていることが多かった」という病歴があるため，**食事性低血圧がより疑わしい**。

表2 本症例の鑑別診断の絞り込み

診断名	肯定・除外の理由	疑わしさ
起立性低血圧	以下の理由により肯定的である ・MSAでは自律神経障害を呈することが多い	○
食事性低血圧	以下の理由により積極的に肯定できる ・MSAでは自律神経障害を呈することが多い ・食後に発生した	◎
心不全	以下の理由により積極的に肯定することはできない ・心疾患の既往，不整脈など心不全を誘発する併存疾患がない ・血圧低下以外の心不全症状がみられない	△
ショック	以下の理由により積極的に肯定することはできない ・ショックの原因となる急性疾患やその他の誘因がない	△

自律神経障害

自律神経障害は，脳卒中や脊髄疾患，パーキンソン病，MSA，糖尿病に生じることがある．このため，リハの対象疾患の多くで自律神経障害による問題に遭遇する危険性がある．

自律神経障害の代表的症状は，起立性低血圧や食事性低血圧，発汗障害，神経因性膀胱などであるが，リハで最も問題となるのは低血圧である．

● **起立性低血圧**

起立性低血圧は起立性調節障害ともよばれ，立位時の収縮期血圧が臥位よりも20mmHg以上低下する場合とされることが多い．

病因として，神経原性のものと非神経原性のものに分類される（**表3**）．神経原性起立性低血圧は自律神経障害のために圧受容器反射に破綻を生じている状態である．起立時に心拍数増加を伴わないことが多い．非神経原性起立性低血圧の原因としては，脱水，出血などが挙げられる．そのほかに薬剤性の場合もあり，原因となる薬剤としては，降圧薬，抗精神病薬，抗不安薬などがある．

表3 起立性低血圧の原因

- 循環血液量の減少：出血・貧血，脱水，発熱
- 心原性：心不全，不整脈，大動脈弁狭窄症
- 神経原性：糖尿病性末梢神経障害，パーキンソン病，MSA
- 薬剤性：降圧薬，利尿薬，抗不整脈薬，亜硝酸薬，抗不安薬，抗精神病薬，鎮痛薬
- 加齢

● **食事性低血圧**

あまり知られてはいないが，高齢者や自律神経障害を呈する疾患をもつ患者にみられることがある．ときに失神に至ることもある．

食後に，消化器に血流が集中するために生じる．食事中～食後2時間程度の発生が多い．食事中に失神することがあるため，窒息に注意が必要であり，頻発する場合には食事の際に見守りが必要である．

Q6 緊急性は？

ここでは起立性低血圧と食事性低血圧が疑われている．いずれも**適切に応急処置がなされれば，重篤な問題となることはない**．現場で応急処置を行い，バイタルサインが速やかに回復すれば問題なしと判断してよい．ただし，当日は血圧低下が再発する可能性があるため，リハは中止としておくことが好ましい．

起立性低血圧や食事性低血圧の背景に，貧血の進行やその他の疾患が潜んでいることがあるため，担当の医師にはこのようなイベントが発生したことを報告しておく必要がある．

Q7 申し送りは？（誰に，どのように申し送りをするか？）

診療所で発生したイベントであり，診察室に医師がいるはずである。**医師に状況を報告し，患者を帰宅させることに問題がないかを確認する必要がある**（表4）。普段の血圧は問題なかったが，本日は座位姿勢としている際に血圧低下を生じたことが問題である。

表4　SBARに従った申し送り

SBAR	伝達内容
Situation（状況）	気分不良の訴えと血圧低下がみられた
Background（背景）	・60歳男性，MSAで1カ月前から外来リハを実施していた ・普段の血圧は110/70mmHg程度であったが，本日はリハ前に車椅子座位としていた際に，70/50mmHg程度まで血圧低下を生じた ・脈拍は70/分で，不整脈はみられない
Assessment（評価）	自律神経障害による血圧低下が疑わしい
Recommendation（提案）	帰宅させてよいか，医師の判断を求めたい

Q8 現場での応急処置は？

座位のままにしておくと脳血流が不足するため，好ましくない。ふらつきや意識障害によって，椅子から崩れ落ちる危険性もある。**患者を臥位にさせて安全を確保し，下肢を挙上することで循環血漿量を増加させる対応が必要である。**
この状態で頻繁（1〜5分おきくらい）にバイタルサインを評価し，血圧上昇を待つ。
血圧上昇が得られない場合は，原因精査のための検査や，輸液などの処置が必要となる。

Q9 翌日からのリハは可能か？（リハプログラムへの影響は？）

自律神経障害による血圧低下は再発することが多く，リハを継続するためには適切な対応が必要である。対策としては，立ち上がりはゆっくり行うこと，長時間の立位保持を避けることなどの生活指導が有効である。また，下肢に弾性包帯やストッキングを着用する方法がある。

本症例では食事性低血圧が疑われているため，**リハは食後を避けた時間帯に予定することが好ましい。**自宅での食事性低血圧予防のためには，食事は少量頻回（4〜6回）とし，時間をかけてゆっくりと摂取する習慣をつけるなどの指導も有効である。

まとめ

血圧低下は頻繁に遭遇する問題である。原因としては，起立性低血圧や食事性低血圧が多くみられる。下肢挙上で回復が得られることが多く，落ち着いて適切な対応をすることが求められる。再発することも多いため，転倒などの事故予防の観点から，生活指導や環境調整も必要となる。

自律神経障害を呈しやすい症例では，このようなイベントを予測して対応することが必要である。

MEMO

多系統萎縮症(MSA)

　MSAは高齢発症の進行性神経変性疾患である．オリーブ橋小脳萎縮症(orivopontocerebellar atrophy：OPCA)，線条体黒質変性症(striatonigral degeneration：SND)，Shy-Drager症候群を一括する概念である．

　MSAの主症状は，小脳症状，パーキンソン症状，自律神経障害，錐体路症状などの複数の症状が時間差を伴ってさまざまに合併したものである．MSAは起立性低血圧や食事性低血圧を生じやすい．発症からの平均生存期間は10年程度であり，死因としては肺炎や尿路感染のほか，夜間の突然死もみられる．

ショック

　なんらかの原因により血圧低下を生じて，急激な循環不全を生じることをショックという．ショック状態が持続すると重要臓器の血液循環が障害され，酸素供給が不足する可能性もあるため，緊急性が高い状態である．

　ショックは原因によって，循環血液量減少性ショック，心原性ショック，血液分布異常性ショック，閉塞性ショックに分類される．血液分布異常性ショックには，敗血症性ショック，アナフィラキシーショック，神経原性ショックなどがある．ショックにおいて生じる症状には次のものがある．

- 血圧低下(収縮期血圧：90 mmHg以下)
- 5P〔pallor(蒼白)，prostration(虚脱)，pulselessness(脈拍を触れない)，perspiration(冷汗)，pulmonary deficiency(呼吸障害)〕

　なお，心拍数を収縮期血圧で除する(心拍数/収縮期血圧)ことで，ショックインデックスを算出できる．1以上であればショックと考えて対応する．数値が大きいほど重症と判断する．

【文献】
1) 日本リハビリテーション医学会診療ガイドライン委員会 編：リハビリテーション医療における安全管理・推進のためのガイドライン，医歯薬出版，2006．

NOTEPAD

ケーススタディ：外来

Case 17 ケーススタディ：介護老人保健施設
施設入所者の発熱

基本情報（カルテから得られる情報）
- 85歳女性
- 既往歴：パーキンソン病　Hoehn & Yahr分類 Stage Ⅳ（p.170，MEMO参照），肺炎で入院歴あり（過去1年間で2回）
- 内服薬：レボドパ・カルビドパ水和物（メネシット®，抗パーキンソン病薬）

現病歴
- 70歳時にパーキンソン病と診断され，近医にて内服加療となった。
- 症状は徐々に進行し，80歳ごろから歩行が困難となった。

20XX年1月10日
- 肺炎を生じて急性期病院で入院加療されたが，廃用症候群を生じたために身辺動作の大部分に介助が必要な状態となった。

2月1日
- 介護目的で介護老人保健施設に入所となった。

検査所見
- 前医からの診療情報提供書に，心電図異常なし，胸部X線像にて軽度の心肥大ありとの記載があった。
- 血液検査にて，低アルブミン血症（Alb：2.3mg/dL）を認めるとの記載がみられた。

経過

2月10日
- 発動性の低下が著明であり，日中も臥床傾向が強いため，理学療法が開始となった。

リハ開始時の所見
- 意識清明
- 血圧：100/60mmHg
- 脈拍：60/分 不整なし
- 呼吸数：12回/分
- SpO$_2$：93％
- 体温：36.3℃
- 湿性嗄声あり
- 四肢の筋萎縮著明
- 身長：155cm，体重：42kg（BMI：17.5）
- 構音障害のため，入所時よりコミュニケーションはとりにくい状態であった。
- 発動性に乏しく，リハの時間以外はベッド上に臥床していた。
- 食事摂取量は少なく，提供された食事の半分程度の摂取にとどまっていた。また，食事摂取には40分程度かかる状態であった。

イベント発生

3月1日：リハ開始10分後
- 朝から元気がなく，食事摂取ができない状態であった。
- 意識レベルはJCS Ⅱ-10となっていた。
- 体温を測定したところ，38.5℃の発熱があった。
- 痰の量はいつもより多めであった。

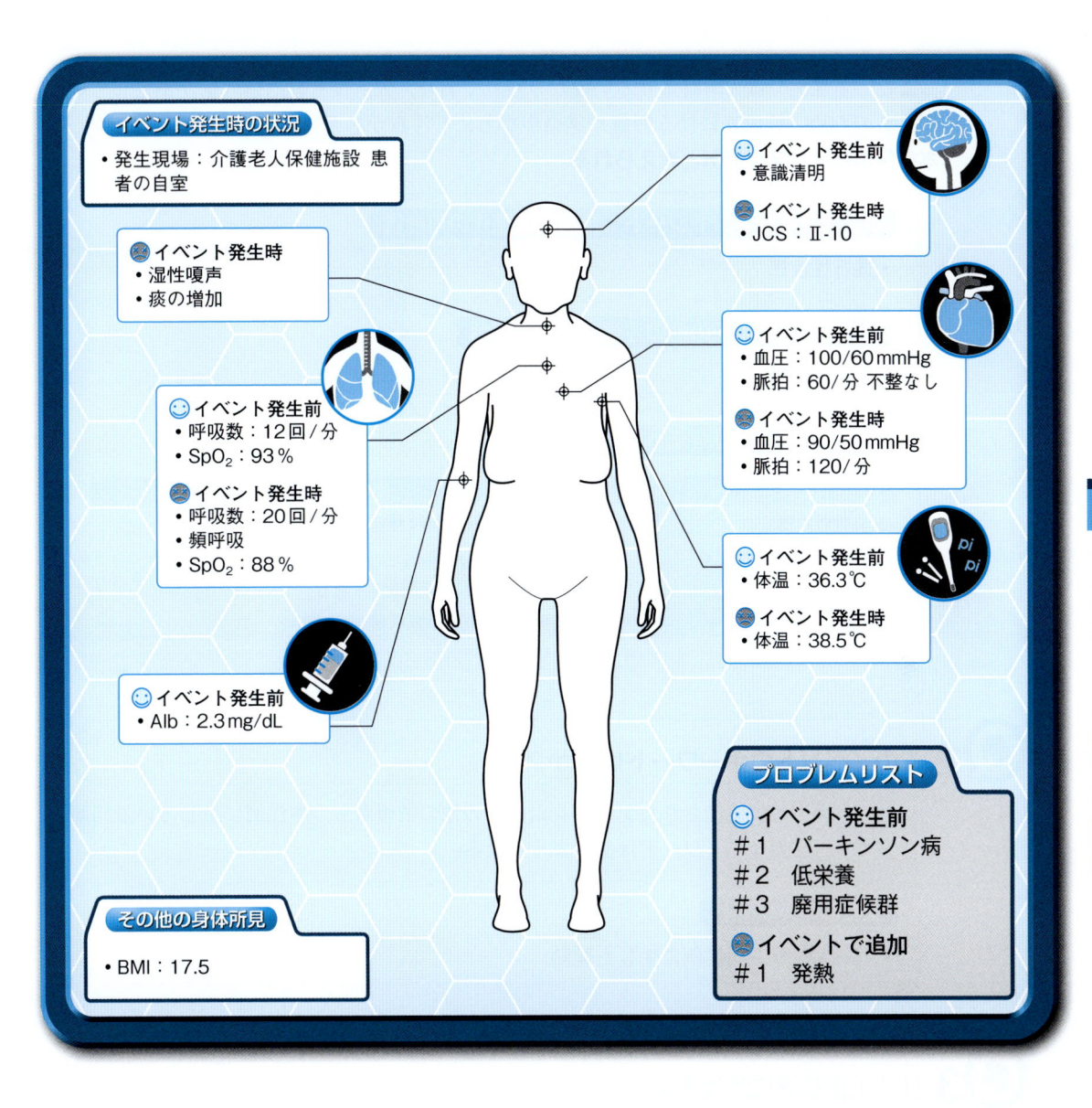

イベント発生時の状況
- 発生現場：介護老人保健施設 患者の自室

（頭部）
- 😊 イベント発生前
  - 意識清明
- 😰 イベント発生時
  - JCS：Ⅱ-10

（頸部）
- 😰 イベント発生時
  - 湿性嗄声
  - 痰の増加

（呼吸）
- 😊 イベント発生前
  - 呼吸数：12回/分
  - SpO$_2$：93％
- 😰 イベント発生時
  - 呼吸数：20回/分
  - 頻呼吸
  - SpO$_2$：88％

（循環）
- 😊 イベント発生前
  - 血圧：100/60 mmHg
  - 脈拍：60/分 不整なし
- 😰 イベント発生時
  - 血圧：90/50 mmHg
  - 脈拍：120/分

（体温）
- 😊 イベント発生前
  - 体温：36.3℃
- 😰 イベント発生時
  - 体温：38.5℃

（検査）
- 😊 イベント発生前
  - Alb：2.3 mg/dL

プロブレムリスト
- 😊 イベント発生前
  - #1 パーキンソン病
  - #2 低栄養
  - #3 廃用症候群
- 😰 イベントで追加
  - #1 発熱

その他の身体所見
- BMI：17.5

症例解説

Q1 この症例はリスクの高い症例であったか？（イベント発生前の評価）

　日本リハ医学会『安全管理・推進のためのガイドライン』[1)]に基づいてスクリーニングを行う。パーキンソン病による障害が増悪傾向にあり，「リスクマネジメントシート：全身状態悪化の可能性」の項目のうち，「進行性疾患」が該当する。「リハ中止基準：その他の注意が必要な場合」の項目では，「食欲不振時」が該当する。

　続いて，病歴やプロブレムリストから予想される合併症やイベントを列挙する。パーキンソン病では，歩行障害などの運動機能の障害だけではなく，嚥下障害や自律神経障害なども生じる。嚥下障害による誤嚥性肺炎や窒息，自律神経障害による起立性低血圧にも注意する必要がある。

また，本症例では入所時よりるい痩がみられており，入所後も経口摂取量が不足している。このため，低栄養に伴う褥瘡や感染症などにも注意が必要である。以上のことから，**本症例はハイリスク症例と考えられる**。

リスクマネジメントシート：全身状態悪化の可能性
- 進行性疾患

リハ中止基準：その他の注意が必要な場合
- 食欲不振時

病歴などから予想するべきリスク

予想される合併症やイベント	理　由
起立性低血圧	パーキンソン病による自律神経障害の危険性がある
感染症（肺炎や尿路感染）	低栄養状態である
窒息	パーキンソン病による嚥下障害がある
褥瘡	低栄養状態であること，臥床傾向にある

Q2 このイベントのキーワードは何か？

　イベント発生時に追加されたプロブレムやその他の情報から，本症例に生じている問題を考察する。重要なキーワードは次のようになる。

重要なキーワード
- パーキンソン病症例に生じた発熱

Q3 リハ中止基準に該当するか？

　『安全管理・推進のためのガイドライン』の「**リハ中止基準**」に該当する項目がある。このため，リハの中止を考慮する必要がある。

リハ中止基準の関連項目

リハ中止基準	関連項目
積極的なリハを実施しない場合	・安静時体温が38度以上 ・安静時酸素飽和度（SpO_2）90％以下

Q4 想定される鑑別診断は？

発熱の鑑別診断を列挙する（表1）。発熱で最初に想定される疾患は**感染症**である。感染症は全身に発生する可能性があり，感染症のみでも数多くの鑑別診断が挙げられる。感染症で頻度が高いものは，感冒，インフルエンザ，肺炎・尿路感染・胆道系感染，カテーテル感染である。

発熱＝感染症とは判断できない。全身に生じるさまざまな問題により発熱は生じることがある。**悪性腫瘍**や**膠原病**などでも発熱を生じることがある。

表1　発熱の鑑別診断

	鑑別診断	特徴
感染症	肺炎	喀痰，呼吸困難，SpO$_2$低下
	尿路感染	尿混濁，背部の叩打痛
	感染性心内膜炎	心雑音
	髄膜炎・脳炎	頭痛や意識障害
	胆嚢炎・胆管炎	腹痛
	腹膜炎	腹痛
	椎体炎・椎間板炎	腰痛
	カテーテル感染	中心静脈カテーテルなどの挿入
	感冒	咽頭痛，鼻汁などの上気道症状
	インフルエンザ	急速な発症で高熱と全身症状（倦怠感や筋肉痛）
	偽膜性腸炎	下痢，抗菌薬使用
感染症以外	悪性腫瘍	悪性腫瘍の既往，体重減少
	膠原病	関節痛・関節腫脹
	甲状腺機能亢進症	動悸・頻脈
	偽痛風	関節痛や関節腫脹
	薬剤性	抗菌薬や抗痙攣薬など，投与開始後1週間程度で発生することが多い

Q5 診断の絞り込みは可能か？

発熱の鑑別診断を挙げることになるが数が多いため，高熱を生じるもので緊急性が高いものを候補に挙げる。発熱以外の随伴症状に注意して肯定・否定をし，絞り込みを行うこととなる（表2）。

病歴や身体所見などからは肺炎やインフルエンザが肯定的である。インフルエンザは感染力が強いため，感染拡大を予防する対策が必要となる。診断の確定には迅速診断キットの使用が有効である。

本症例では肺炎を繰り返しており，施設入所する3週間前にも肺炎治療がなされている。このため，今回の発熱の原因は新しく生じた誤嚥性肺炎か，前回の肺炎の再燃かは判断できない。

表2 本症例の鑑別診断の絞り込み

診断名	肯定・除外の理由	疑わしさ
肺炎	以下の理由により積極的に肯定できる ・嚥下障害があることから,誤嚥性肺炎の危険性が高い症例である ・肺炎の既往が複数ある ・喀痰の増量やSpO$_2$低下なども肯定的な所見である	◎
髄膜炎	以下の理由により積極的に肯定することはできない ・頭痛がない	△
尿路感染	以下の理由により肯定的である ・低栄養による易感染性の可能性がある ・パーキンソン病による排尿障害が残尿を生じ,感染源となっている可能性がある	○
感染性心内膜炎	以下の理由により積極的に肯定することはできない ・頻呼吸,SpO$_2$低下がある	△
インフルエンザ	以下の理由により積極的に肯定できる ・冬期であり,インフルエンザの流行する時期である ・急激に発生した高熱である	◎

Q6 緊急性は?

日本呼吸器学会発行の『成人市中肺炎診療ガイドライン』[2]に,年齢や身体所見から肺炎の重症度を判断する方法が記載されている(図1)。これは,すぐに画像検査などができない環境で簡便に使用できる方法である。この方法によると,本症例では5項目中3項目を満たしており,入院治療が推奨される状態であることがわかる。

図1 肺炎の重症度分類と適切な治療環境

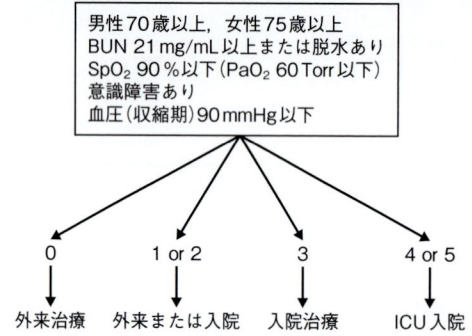

男性70歳以上,女性75歳以上
BUN 21 mg/mL以上または脱水あり
SpO$_2$ 90%以下(PaO$_2$ 60 Torr以下)
意識障害あり
血圧(収縮期)90 mmHg以下

- 0 → 外来治療
- 1 or 2 → 外来または入院
- 3 → 入院治療
- 4 or 5 → ICU入院

年齢や身体所見などから肺炎の重症度を判定する方法。5つの評価項目のうち,いくつを満たすかで判定する。該当項目が多いほど重症と判断する

(文献2より引用)

敗血症

感染症を生じている際に最も危惧するべきことは,敗血症に至っていないかである。敗血症は非常に重篤な状態であり,放置された場合,血液中の細菌量は爆発的に増加し,多臓器不全により死に至ることとなる。

敗血症は,感染により全身性炎症反応症候群(systemic inflammatory response syndrome:SIRS)を生じた状態である。表3に挙げた項目のうち,2項目以上を満たす場合にSIRSと判断する。

表3 SIRSの判断基準

① 体温＞38℃，または＜36℃
② 心拍数＞90/分
③ 呼吸数＞20回/分，またはPaCO$_2$＜32 Torr
④ 白血球数＞12,000，または＜4,000/m³，あるいは未熟型白血球＞10％

　これに循環不全を伴うときは敗血症性ショックの状態であり，緊急性を要すると判断される。収縮期血圧90 mmHg以下，通常の血圧より30 mmHg以上の低下，心拍数100回以上であれば，循環不全を呈していると判断する。
　そのほかに，次の所見も敗血症の重症度を評価する際の参考となる。
- 意識障害・せん妄
- 尿量減少
- 浮腫
- 低酸素血症
- CRP高値

　本症例は，SIRSの評価項目4つのうち，体温，心拍数，呼吸数の3項目を満たしており，SIRSの状態が疑われる。また，血圧低下や頻脈も伴っていることから，ショックを呈していると考えられる。**非常に重篤な状態であり，早急な対応が必要なことは明らかである。**

Q7 申し送りは？（誰に，どのように申し送りをするか？）

　イベントが発生した環境が介護老人保健施設であり，医師が常駐しているとは限らない。この場合は**看護師に相談する**こととなる。
　病歴や身体所見から**重症の肺炎が疑われるため，早急に救急病院を受診する必要があることを伝達する**（表4）。

表4 SBARに従った申し送り

SBAR	伝達内容
Situation（状況）	朝から高熱を呈している
Background（背景）	・パーキンソン病症例，肺炎の既往がある ・嚥下障害あり，食事摂取もできていなかった ・血圧低下・頻脈，頻呼吸，SpO$_2$低下などもみられている
Assessment（評価）	重症の肺炎が疑わしく，急性期病院での加療が必要と考えられる
Recommendation（提案）	救急病院への搬送を検討してもらいたい

Q8 現場での応急処置は？

　救急車などでの緊急搬送が必要となる状態である。SpO$_2$低下があるため，**搬送までに時間を要するようなら，施設の嘱託医に確認して酸素投与を開始することが好ましい。**

Q9 翌日からのリハは可能か？（リハプログラムへの影響は？）

ショック状態を呈しており，重症感染症が強く疑われている。**急性期病院での入院加療が必要な状態であり，しばらくは介護老人保健施設に帰ってこないものと予想される**。再入所時には，廃用症候群によってさらに虚弱になっている可能性があり，感染症や褥瘡などのリスクを考慮したリハプログラムを再構築する必要があると思われる。

まとめ

発熱は高頻度に遭遇する問題である。発熱を呈する疾患のなかにも重大なものがあり，その鑑別が重要である。特に，敗血症性ショックに至った状態では緊急性が高いため，これを見落とさないことが重要である。

MEMO

Hoehn & Yahr 分類（パーキンソン病の重症度分類）
Stage Ⅰ：症状は片側性で，機能障害はあっても軽度。
Stage Ⅱ：両側性の障害があるが，姿勢保持の障害はない。日常生活，職業の軽度の障害がある。
Stage Ⅲ：姿勢保持の障害がみられ，活動は制限される。自力で日常生活が可能。
Stage Ⅳ：重度の機能障害を有し，自力で日常生活が困難。歩行はかろうじて可能。
Stage Ⅴ：立位が不可能となり，介護なしではベッド・車椅子生活となる。

インフルエンザ
　冬期に流行する感染症である。急激に発症する高熱と全身症状が特徴的である。半日以内に体温が38℃を超えることも多い。
　肺炎に移行することもあり，虚弱な患者では特に注意が必要である。肺炎はウイルス性肺炎と，二次的な細菌感染による混合感染型肺炎がある。発症早期であれば抗ウイルス薬が有効であるため，早期に診断を確定する必要がある。飛沫感染により感染が拡大するため，他患者や医療従事者への感染拡大予防として飛沫感染対策が必要である。飛沫感染対策として，マスクの着用を徹底する。

【文　献】
1) 日本リハビリテーション医学会診療ガイドライン委員会 編：リハビリテーション医療における安全管理・推進のためのガイドライン，医歯薬出版，2006．
2) 日本呼吸器学会市中肺炎診療ガイドライン作成委員会：成人市中肺炎診療ガイドライン．日本呼吸器学会，2007．

NOTEPAD

ケーススタディ：介護老人保健施設

Case 18 原因不明の腹痛

ケーススタディ：介護老人保健施設

基本情報（カルテから得られる情報）

- 85歳男性
- 既往歴：変形性股関節症，高血圧
- 内服薬：オルメサルタン（オルメテック®，降圧薬）

現病歴

- 加齢および変形性股関節症による運動器不安定症・ADL低下のため，介護老人保健施設に半年前から入所していた。
- 高血圧に対して降圧薬を内服している以外に，大きな疾患はなかった。
- 施設内の伝い歩きは可能であり，入浴以外の身辺動作は自立していた。
- 廃用症候群予防のため，集団練習を週2回程度実施していた。

検査所見

- 血液検査：特記事項なし
- X線像　：特記事項なし
- 心電図　：特記事項なし

経過

- 入所期間中，全身状態は安定していた。
- 経口摂取可能であり，睡眠も問題なかった。

20XX年Y月Z日11時ごろ

- 通常どおりの集団練習をレクリエーション室で開始した。
- 起床時から変わったことはなく，朝食（8時）も全量摂取できていた。

リハ開始時の所見

- 血圧：140/90 mmHg
- 脈拍：80/分　不整なし
- 呼吸数：12回/分
- SpO_2：93％
- 体温：36.5℃

イベント発生

練習開始5分後

- 立ち上がり練習を実施していたところ，腹痛の訴えがあった。腹痛は次第に増悪し，体動困難となるほどであった。
- 腹部触診：腹壁は軟らかかったが，臍部に拍動性の腫瘤を触知した。痛みは臍の周囲に限局していた。
- 腹部聴診：腸音聴取された。

+ 意識清明
+ 四肢末梢：冷感を認めた。チアノーゼは呈していなかった。
+ 血圧：110/65 mmHg
+ 脈拍：110/分　不整なし
+ 呼吸数：13回/分
+ SpO_2：92％

イベント発生時の状況
- 発生現場：介護老人保健施設 レクリエーション室

😊 **イベント発生前**
- 呼吸数：12回/分
- SpO$_2$：93%

😣 **イベント発生時**
- 呼吸数：13回/分
- SpO$_2$：92%

😊 **イベント発生前**
- 体温：36.5℃

😣 **イベント発生時**
- 腹壁軟，腸音聴取可能
- 臍部に拍動性腫瘤

😣 **イベント発生時**
- 冷感あり

😊 **イベント発生前**
- 意識清明

😣 **イベント発生時**
- 意識清明

😊 **イベント発生前**
- 血圧：140/90 mmHg
- 脈拍：80/分 不整なし

😣 **イベント発生時**
- 血圧：110/65 mmHg
- 脈拍：110/分 不整なし

😣 **イベント発生時**
- 橈骨動脈：触知は両側可能
- 冷感あり

プロブレムリスト

😊 **イベント発生前**
#1 変形性股関節症
#2 運動器不安定症
#3 高血圧

😣 **イベントで追加**
#1 腹痛

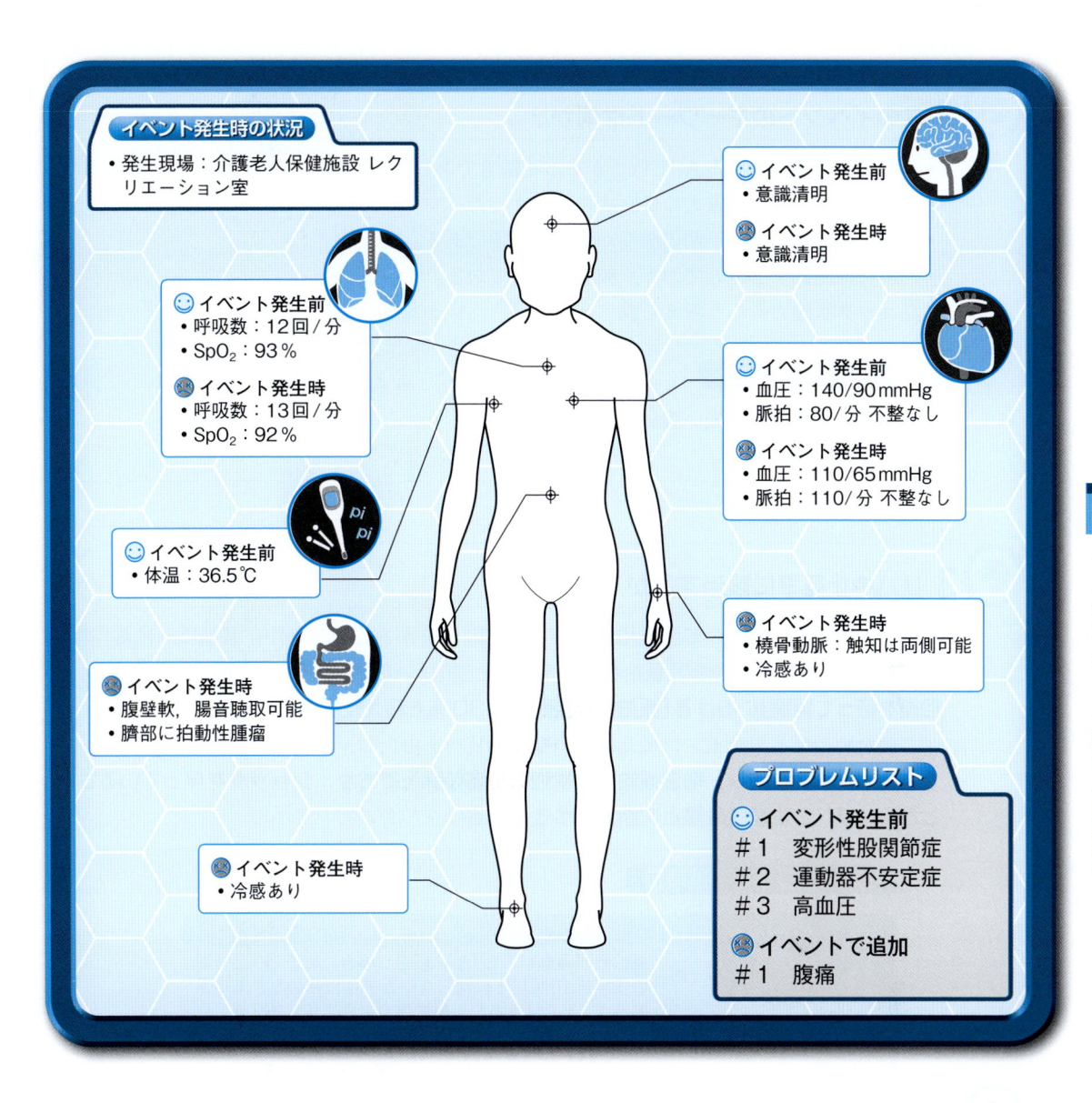

症 例 解 説

Q1 この症例はリスクが高いと考えられるか？（イベント発生前の評価）

　日本リハ医学会『安全管理・推進のためのガイドライン』[1)]に基づいてスクリーニングを行う。「リスクマネジメントシート：全身状態悪化の可能性」や「リハ中止基準：その他の注意が必要な場合」の項目では，該当項目はみられなかった。

　病歴やプロブレムリストからも，イベント発生前にこの患者に合併症のリスクを予想させる重要な所見はみられない。高齢であること，高血圧があることから，動脈硬化に伴う脳卒中や心大血管疾患の発生が危惧される。ただし，**危険因子としては重大なものではなく，ハイリスクとはいえない。**

Q2 このイベントのキーワードは何か？

- 運動器不安定症によるADL低下がある高齢者であった。
- 高血圧があるほか，重大な併存疾患はなかった。
- 急速に発症した原因不明の腹痛が最大の問題である。
- 同時に血圧低下を生じており，頻脈も呈している。
- ショック状態であると考えられる。

> **重要なキーワード**
> - 急速に発症した強い腹痛
> - ショック

Q3 リハ中止基準に該当するか？

バイタルサインにおいて脈拍増加（80/分→110/分）がある。リハ中止基準における「途中でリハ中止をする場合」の「脈拍数140/分」を超えてはいないが，**「いったんリハを中止し，回復を待って再開」における「脈拍数が運動前の30％を超えた場合」に該当している。**

このため，ガイドラインに従えば，いったんリハを中止し，回復するかどうか待つということになる。しかし，**増悪傾向を示す強い腹痛を訴えており，ショックを伴っていることから，リハの継続は危険と判断するべきである。**

リハ中止基準の関連項目

リハ中止基準	関連項目
いったんリハを中止し，回復を待って再開	脈拍数が運動前の30％を超えた場合。ただし，2分間の安静で10％以下に戻らないときは以後のリハを中止するか，またはきわめて軽労作のものに切り替える

Q4 想定される鑑別診断は？

腹痛の鑑別診断は数多く，救急外来や一般外来においても診断をつけにくい症状の一つである。

腹痛の原因には腹腔内臓器由来のものだけではなく，心筋梗塞のような胸部疾患や，糖尿病性ケトアシドーシスのような代謝性疾患も含まれる。**リハの現場で腹痛の鑑別診断のすべてを想起して対応していくことは現実的ではない。キーワードから，緊急性が高い疾患と，頻度が高い疾患など重要なものに絞って鑑別していく必要がある。**

本症例のキーワードには「急速に発症した強い腹痛」が挙がっている。ここでは強い腹痛を生じる重要な疾患を鑑別診断として表1に列挙する。

表1　強い腹痛の鑑別診断

鑑別診断	特　徴
腹部大動脈瘤	・動脈硬化の危険因子をもつ患者に多い ・急激に発症（秒単位） ・心窩部から臍周囲の疼痛 ・拍動性の疼痛 ・腰背部や鼠径部・下肢に放散することもある ・大きな動脈瘤では腹部に拍動性の腫瘤を触知することもある ・動脈瘤の直径が50mmを超えると，破裂のリスクが大きくなる ・出血によるショックを生じることもある ・死亡率が高く，緊急性も高い
急性大動脈解離	・動脈硬化の危険因子をもつ患者に多い ・急激に発症（秒単位） ・背部痛 ・引き裂かれるような疼痛，疼痛の部位が移動する ・解離した部位により，さまざまな重要臓器の虚血による障害を生じる ・緊急性は高い
腸間膜動脈血栓症	・動脈硬化の危険因子や心房細動をもつ患者に多い ・急激に発症（秒単位） ・限局しない腹痛 ・腹膜刺激症状に乏しい ・腸管壊死に陥った場合は死に至ることもあり，その致死率は高い
消化管穿孔・腹膜炎	・消化性潰瘍の危険因子をもつ患者に多い ・比較的急速に発症（分〜時間単位） ・心窩部や腹部全体の痛み ・鋭い痛み ・腹膜刺激症状陽性 ・重症化した場合は敗血症に至ることもある
胆嚢炎・胆管炎	・急速に発症（分〜時間単位） ・右季肋部の疼痛，圧痛 ・鋭い痛み ・嘔吐や発熱を伴うこともある ・閉塞性化膿性胆管炎に至った場合は敗血症となることもある
イレウス	・開腹術の既往をもつ患者に多い ・比較的急速に発症（分〜時間単位） ・限局しない腹痛 ・間欠的な痛み ・嘔吐，便秘，下痢を伴うこともある ・血行障害を伴う複雑性イレウスは腸管虚血から壊死に至ることがある
尿路結石	・尿路結石の既往をもつ患者に多い ・比較的急速に発症（分〜時間単位） ・背部痛 ・間欠的な痛み ・緊急性は高くない

Q5　診断の絞り込みは可能か？

このイベントの特徴は次のとおりである。
・急激に発症した。
・痛みは腹部（臍周囲）に限局している。
・腹部に拍動性の腫瘤が触知できる。
・血圧低下・頻脈を呈しており，ショックの状態である。
・四肢末端は冷感を伴っている。

本症例ではショック状態を呈しているが，ショックの原因としては次の2つを鑑別する

必要がある。
- 大動脈瘤破裂などによる出血性ショック（循環血液量減少性ショック）
- 腹膜炎などによる敗血症性ショック（血液分布異常性ショック）

敗血症性ショックでは四肢末梢は温かいことが多く，本症例では敗血症性ショックは否定的で，ここでは出血性ショックの可能性が高いと判断される。

これらより鑑別診断の肯定・除外を行い（表2），最も疑わしい診断は腹部大動脈瘤（図1）の破裂となる。しかし，ほかの疾患も完全に除外できたわけではなく，ここでは診断の確定は困難である。

表2　本症例の鑑別診断の絞り込み

診断名	肯定・除外の理由	疑わしさ
腹部大動脈瘤破裂	以下の理由により積極的に肯定できる ・腹部に拍動性の腫瘤が触知されている ・ショック状態となっている	◎
急性大動脈解離	以下の理由により積極的に肯定することはできない ・痛みの性状が典型的ではない	△
腸間膜動脈血栓症	以下の理由により積極的に肯定することはできない ・痛みの部位が典型的ではない（腸間膜動脈血栓症では限局しない腹痛が多い）	△
消化管穿孔・腹膜炎	以下の理由により積極的に肯定することはできない ・痛みの部位が典型的ではない ・症状が重度のわりには腹膜刺激症状がみられない	△
胆嚢炎・胆管炎	以下の理由により積極的に肯定することはできない ・痛みの部位が典型的ではない	△
イレウス	以下の理由により積極的に肯定することはできない ・痛みの部位が典型的ではない（イレウスでは限局しない腹痛が多い）	△
尿路結石	以下の理由により積極的に肯定することはできない ・尿路結石ではショック状態となることはまれである	△

図1　腹部大動脈瘤

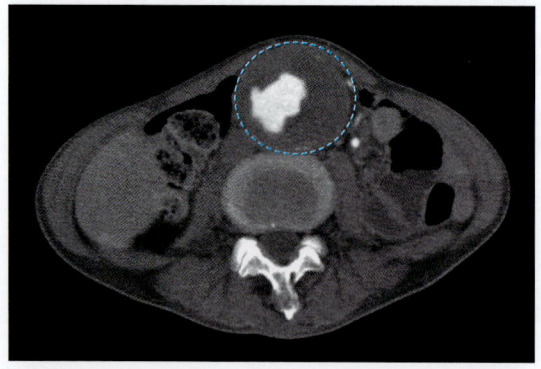

造影CTの所見。造影された内腔の周囲に，拡張した動脈瘤（◌）が観察される

Q6 緊急性は？

緊急性の高い腹痛の原因は「出血」「虚血」「穿孔」である。その症状は急速に生じ，疼痛は重度であることが多い。

本症例においても急速に強い症状を生じていることから，緊急性が高い状態であると考えられる。腹部に拍動性腫瘤が触知され，ショック状態を呈していることから，腹部大動脈瘤の破裂が最も疑われる。

緊急の対応が必要な状態であり，介護老人保健施設での対応は困難と想定される。救急車の要請が必要と判断する。

Q7 申し送りは？（誰に，どのように申し送りをするか？）

救急車を要請することになるが，搬送先は開腹手術が可能な病院でなければならない。患者の状況が適切に伝わっていることで，速やかに搬送することが可能となる（表3）。

表3 SBARに従った申し送り

SBAR	伝達内容
Situation（状況）	・突然強い腹痛を訴えた ・血圧低下と頻脈を呈している
Background（背景）	・高血圧以外に特に既往のない，85歳の男性 ・老健施設に入所中
Assessment（評価）	・腹痛とともにショックを呈している ・重篤な疾患が強く疑われる
Recommendation（提案）	救急車を要請し，救急病院への転送を依頼したい

Q8 現場での応急処置は？

大動脈瘤破裂による出血を生じている状態が疑われている。血圧低下傾向にあるため，下肢挙上などで血圧上昇を図りたいが，血圧上昇することで出血量が増大するリスクもある。

このため，**血圧変動を生じないように安静臥床として，救急車の到着を待つことが好ましい**。

全身麻酔での開腹手術が必要となる可能性が高いため，この間の経口摂取は控えるべきである。

Q9 翌日からのリハは可能か？

破裂に至った腹部大動脈瘤は生命予後不良である。緊急手術に成功すれば救命しうるが，分単位を争う緊急性があり，救命率は必ずしも高くはない。

救命しえた場合においても全身状態は病前とは大きく変化している可能性がある。**イベント前と比べて，リハを実施する環境，リハプログラムも大幅に変更となる可能性が高い。**

まとめ

　腹痛の原因としては消化器疾患を最初に想定しがちであるが，腹部の血管障害による腹痛もある．

　腹痛で緊急性が高いものとしては，「出血」「虚血」「穿孔」の3つの原因がある．急速に発症した強い腹痛は重篤なものが多い．

　この症例は介護老人保健施設という，医療資源が限られた環境で重大なイベントを生じたケースであった．既往や病歴に特徴はなく，事前にイベントの予想をすることは困難であった．腹部大動脈瘤に関する知識があれば，その特徴的な所見から診断を絞り込むことは難しくないと思われる．

　特に緊急性が高い合併症として，これら腹部の血管障害による急変についての知識が求められる．

MEMO

出血量とショック症状

　出血により，頻脈や血圧低下といったショック症状を呈する．出血量に応じて，表4のような変化がみられることが多い．心機能や体格による個人差は大きいが，血液検査ができない環境での大まかな目安とすることができる．

表4　出血量とショック症状

出血量	脈拍	血圧	橈骨動脈
500 mL以下	変化なし	変化なし	触知可能
500 mL以上	頻脈	変化なし	触知可能
1,000 mL以上	頻脈	低下	触知しにくい
2,000 mL以上	頻脈	重度低下	触知不可能

【文　献】
1) 日本リハビリテーション医学会診療ガイドライン委員会 編：リハビリテーション医療における安全管理・推進のためのガイドライン．医歯薬出版，2006.

NOTEPAD

ケーススタディ：介護老人保健施設

Case 19 ケーススタディ：介護老人保健施設
認知症症例の不穏と傾眠傾向

基本情報（カルテから得られる情報）
- 85歳男性
- 既往歴：アルツハイマー型認知症，両変形性膝関節症
- 生活歴：病室内伝い歩きはかろうじて可能，そのほかの身辺動作は一部介助が必要な状態であった。
- 内服薬：ドネペジル（アリセプト®，認知症治療薬），ロキソプロフェン（ロキソニン®，消炎鎮痛薬：疼痛時に頓用），ブロチゾラム（レンドルミン®，睡眠導入薬：不眠時のみ頓用）

現病歴
- アルツハイマー型認知症があるが，ほかに併存疾患はなく，独居していた。

20XX年3月1日
- 変形性膝関節症の増悪により歩行困難となったため，介護老人保健施設に入所となった。

検査所見
- 胸部単純X線像，心電図には異常は認められなかった。

経過
3月1日
- 介護老人保健施設に入所。見当識障害はあるものの，自宅での状況と変わりなく，食事摂取もできていた。
- 翌日からリハ開始予定とし，患者の評価を行った。見当識障害あり，JCS I-2と判断された。つじつまの合わない発言はあったが，妄想や幻覚などはみられなかった。
- MMSE（Mini Mental State Examination）：10/30点
- 血圧：110/60 mmHg
- 脈拍：75/分 不整なし
- 呼吸数：12回/分
- SpO$_2$：93%
- 両膝痛が強く，歩行は困難であった。

3月2日
- 深夜に「畑へ行かなければ」などの発言があり，自室から這い出てきているところを発見された。室内ベッドへ戻したが，その後も自室内で大きな声で騒いでいた。
- 持参薬のブロチゾラムを内服させたが，結局入眠することはなく，一晩中覚醒していた。朝方になってようやく入眠した。
- 翌日の日中は傾眠傾向ではあったが，不穏行動はなく穏やかに過ごした。その夕方から再び不穏を生じる状態となった。

イベント発生
3月4日
- リハのために訪室したところ声かけに対して開眼せず，JCS II-20となっていた。しかし，前夜は覚醒しており，不穏であったとのことである。

- ✚ JCS：II-20
- ✚ 血圧：110/60 mmHg
- ✚ 脈拍：80/分 不整なし
- ✚ 呼吸数：13回/分
- ✚ SpO$_2$：93%

イベント発生時の状況
- 発生現場：介護老人保健施設 患者の自室

イベント発生前
- JCS：I-2

イベント発生時
- JCS：II-20

イベント発生前
- 呼吸数：12回/分
- SpO$_2$：93%

イベント発生時
- 呼吸数：13回/分
- SpO$_2$：93%

イベント発生前
- 血圧：110/60mmHg
- 脈拍：75/分 不整なし

イベント発生時
- 血圧：110/60mmHg
- 脈拍：80/分 不整なし

イベント発生時
- 体温：36.2℃

プロブレムリスト

イベント発生前
#1 アルツハイマー型認知症
#2 両変形性膝関節症

イベントで追加
#1 不穏

ケーススタディ：介護老人保健施設

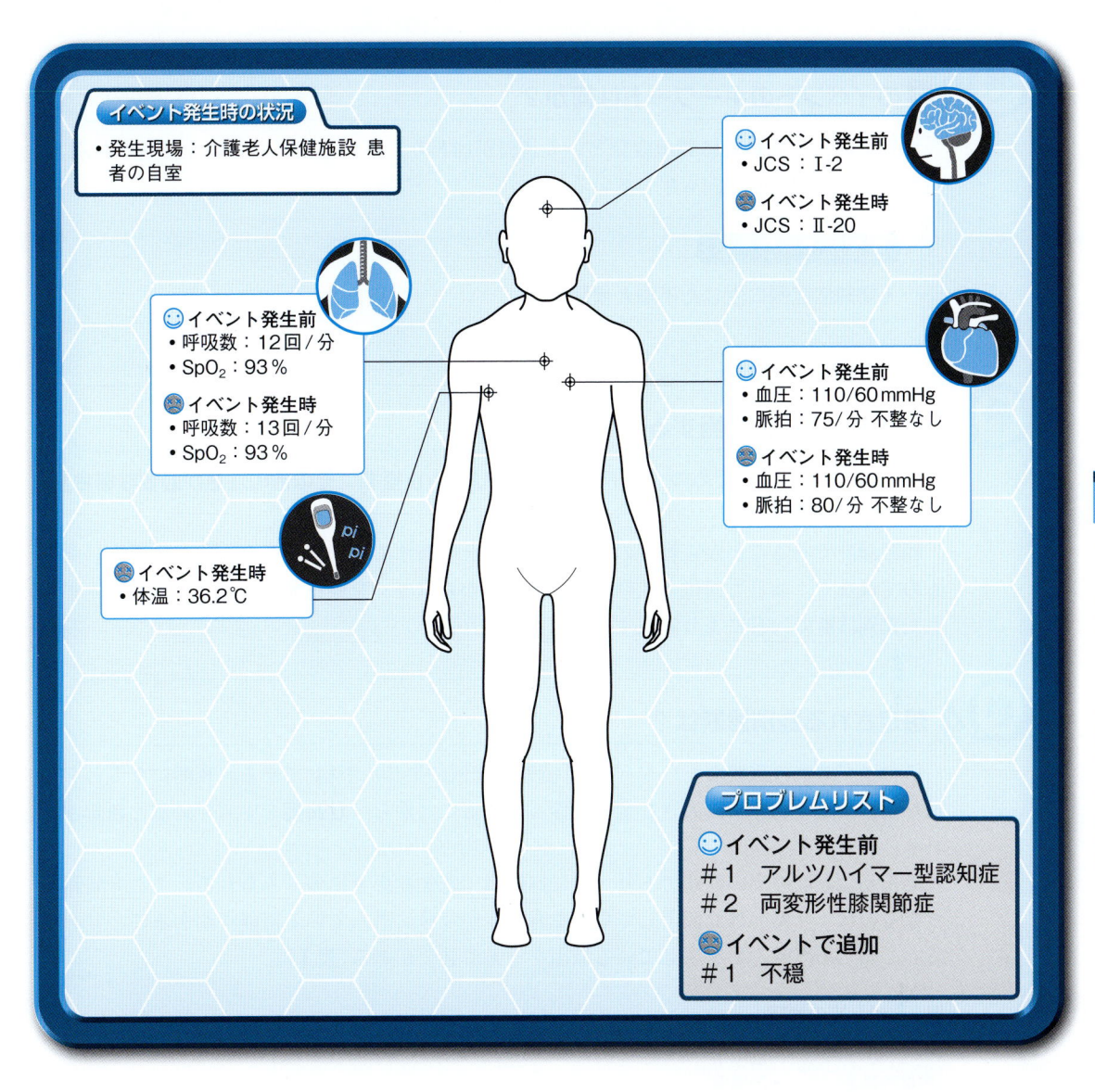

症例解説

Q1 この症例はリスクの高い症例であったか？（イベント発生前の評価）

　日本リハ医学会『安全管理・推進のためのガイドライン』[1)]に基づいてスクリーニングを行う。「リスクマネジメントシート：全身状態悪化の可能性」や「リハ中止基準：その他の注意が必要な場合」には該当する項目はなかった。

　続いて，病歴やプロブレムリストから予想される合併症やイベントを考察する。高齢であること，認知症があることなどはさまざまな疾患の危険因子とはなるが，特定の疾患を強く予測するものではない。

　したがって，事前のスクリーニングでは，**本症例はハイリスクとはいえない**。通常のリハプログラムの実施で問題ないと考えられる。

Q2 このイベントのキーワードは何か？

認知症のある高齢者に環境変化という誘因が加わり，不穏を生じたという経過である。さらに，日中の傾眠傾向も生じている。

> **重要なキーワード**
> - 認知症症例に生じた不穏と傾眠傾向

Q3 リハ中止基準に該当するか？

『安全管理・推進のためのガイドライン』の「リハ中止基準：その他の注意が必要な場合」には該当項目はない。

傾眠傾向であることから軽度の意識障害ありと判断するべきであるが，新規に発症したものではなく，前日も同様の状態であったことから，リハを中止するかどうかは絞り込まれた鑑別診断の内容により考慮すべきと考えられる。

Q4 想定される鑑別診断は？

このイベントの重要なキーワードは「認知症症例に生じた不穏」である。夜間になると不穏を生じ，その状態には大きな変動を伴っていることから，**せん妄**を生じていると判断される。

せん妄は頻度の高い問題であり，特に高齢者，認知症患者に多くみられる。ここで問題となるのは，せん妄の原因として重大な合併症が背後に潜んでいる可能性があることである。このため，せん妄を生じている原因を考える必要がある(表1)。

表1 せん妄の原因

中枢神経系	・脳卒中 ・脳腫瘍 ・認知症
循環器系	心不全，ショック
呼吸器系	低酸素血症
内分泌・代謝系	・低血糖・高血糖 ・甲状腺機能低下症・亢進症 ・副甲状腺機能亢進症 ・電解質異常 ・尿毒症
感染症	髄膜炎，脳炎，肺炎，尿路感染症，敗血症
薬剤性	ステロイド，抗パーキンソン病薬，オピオイド，抗がん薬
その他	・貧血 ・不眠 ・環境変化，術後，ICU長期滞在

Q5 診断の絞り込みは可能か？

せん妄の原因となる合併症から，緊急性が高いものを抽出し，それを除外していくことが必要である。

表1のせん妄の原因リストのなかで緊急性が高いものとしては，脳卒中，ショック，低酸素血症，低血糖，敗血症が挙げられる。いずれの鑑別診断も積極的に肯定できる所見はなく，緊急性が高い合併症の可能性は高くないと考えられる（表2）。このため，本症例では認知症という危険因子に加えて，環境変化と不眠という誘因が加わることにより生じたせん妄である可能性が高い。

表2 本症例の鑑別診断の絞り込み

診断名	肯定・除外の理由	疑わしさ
脳卒中	以下の理由により積極的に肯定することはできない ・神経症状がみられていない ・症状（不穏）は増悪・寛解を繰り返している	△
ショック	以下の理由により否定的である ・バイタルサインの変動がない ・症状（不穏）は増悪・寛解を繰り返している	×
低酸素血症	以下の理由により積極的に肯定することはできない ・SpO_2が保たれている ・呼吸器系の疾患がない	△
低血糖	以下の理由により否定的である ・糖尿病治療は行われておらず，その他の急性疾患の合併もみられていない	×
敗血症	以下の理由により積極的に肯定することはできない ・発熱などの感染症の所見がみられない	△
せん妄	以下の理由により積極的に肯定できる ・認知症という，せん妄の危険因子がある ・環境変化や不眠という誘因がある ・上記のせん妄を生じる可能性がある合併症が，積極的に肯定できない	◎

せん妄

せん妄とは一過性の脳の機能不全であり，見当識障害や注意障害，記憶障害，思考の異常などを伴う可逆的な認知機能の障害である。入院高齢者におけるせん妄の発生率は10～40％とされている。認知症患者ではさらにその頻度は高くなり，60～75％ともされる頻度の高い問題である。

せん妄を生じることで，転倒・転落などの事故や合併症のリスクが上昇する。そのほかにも，治療拒否により治療継続が困難となり，職員や家族の負担を増やすこととなる。せん妄による不穏に対して薬剤による鎮静や身体拘束を行うことで，さらにせん妄が悪化するという悪循環に陥る場合も少なくない。このため，早期発見と適切な診断・対応が必要である。

せん妄の症状としては，本症例のように不穏となる過活動型せん妄のほかに，低活動型せん妄，両者の症状が現れる混合型せん妄がある（表3）。発症は急速であることが多い。数日～数週間で改善することが多いが，ときに不可逆的な認知障害となることがある。症状には日内変動があり，夜間に症状が増悪することが多い。

過活動型では，精神運動活動が過活動であり，気分の易変性，焦燥，医療に対する拒否的反応を伴うことがある。低活動型では，精神運動活動は低活動の状態であり，昏迷に近い不活発や無気力を伴う。混合型は，活動水準が急激に変動するものや，精神運動活動は

通常の水準であるが注意や認識が障害されているものである。

認知症との鑑別が難しい場合があるが，急性発症であること，症状の変動が激しいことがせん妄を示唆する所見である。

せん妄は加齢や認知症などの危険因子に，急性疾患や環境変化などの誘因が加わることで発症する（表4）。本症例は高齢であり，認知症が背景にあった。さらに，介護老人保健施設への入所という環境変化と変形性膝関節症による疼痛，睡眠導入薬の使用というさまざまな誘因が加わったことにより，せん妄が発症したものと考えられる。

表3　せん妄のタイプ

せん妄のサブタイプ	特徴	問題
過活動型	・不眠 ・不穏・徘徊 ・運動活動量の増加 ・活動量の制御喪失 ・注意散漫 ・焦燥 ・易刺激性 ・非協調性	・転倒・転落などの事故 ・チューブ抜去 ・治療拒否 ・離院 ・医療従事者の負担増大
低活動型	・活動量の低下 ・動作緩慢 ・状況認識の低下 ・会話量の減少 ・無気力	・廃用症候群 ・食思不振による低栄養
混合型	過活動型と低活動型の混合	上記の問題

表4　せん妄の危険因子と誘因

危険因子	・加齢 ・認知症 ・脳卒中などの中枢神経系疾患の既往
誘因	・急性疾患（低酸素，血圧低下，電解質異常など） ・疼痛 ・不安 ・不眠 ・感覚遮断（視力障害，聴力障害） ・薬剤（抗不安薬，抗ヒスタミン薬，麻薬，ステロイドなど） ・環境変化

Q6 緊急性は？

せん妄の際に見落としてはならない緊急性の高いものとしては，肺塞栓などによる低酸素血症や，ショックによる脳虚血などが挙げられる。本症例では，バイタルサインなどから，これらの重篤な合併症の可能性は高いとはいえない。しかし，完全に否定されているわけではないので，バイタルサインの変動がないかを観察し続けることが必要である。

本症例は，特徴的な病歴と症状の変動から，せん妄が最も疑われる。急性疾患を伴っていないせん妄であれば，**緊急性は高くはない**。しかし，放置することで症状は増悪し，二次的な合併症を誘発する危険性があるため，当日のうちには対応することが好ましい。当日のリハは実施しながらも，医師に状況報告することが必要である。

Q7 申し送りは？（誰に，どのように申し送りをするか？）

緊急性は高くはないが，医師にせん妄を生じていることを報告する必要がある。せん妄で頻度が高い傾眠傾向が現れており，緊急性が高いとは思えないが，医師の診察が必要なことを伝えるべきである（表5）。

表5 SBARに従った申し送り

SBAR	伝達内容
Situation（状況）	JCS Ⅱ-20の意識障害となっている
Background（背景）	・85歳男性 ・入所翌日から夜間不穏となった。その後も夜間不穏が続き，本日はJCS Ⅱ-20の意識障害を呈している
Assessment（評価）	せん妄が疑われるため，薬剤調整などの検討が必要と思われる。また，傾眠傾向を生じる他の疾患の鑑別も必要と考えられる
Recommendation（提案）	かかりつけ医の診察をお願いしたい

Q8 現場での応急処置は？

せん妄が疑われている状態であり，バイタルサインなども安定している。**特に応急処置は必要ではない**。日中のリハを実施することで覚醒を促し，夜間に良好な睡眠が得られるようにすることが好ましい。

Q9 翌日からのリハは可能か？（リハプログラムへの影響は？）

傾眠傾向の原因として重大な疾患が否定でき，せん妄の疑いが強いと判断されれば，**積極的なリハを実施することが必要である**。

せん妄は重大なリハの阻害因子となるため，せん妄が長期間持続するようであれば，リハのゴール設定を下方修正することが必要となる。また，せん妄は二次的な合併症の危険因子であり，せん妄があることで症状が不明確となり合併症の早期発見が困難となる。通常以上に患者の症状やバイタルサイン，その他の身体所見に注意してリハを継続するべきである。

まとめ

せん妄は高齢者において多くみられる合併症である。危険因子をもつ患者に誘因が加わることで発症する。せん妄が長引くことで精神機能や身体機能の廃用が進み，合併症のリスクも上昇する。リハのゴールに与える影響は大きいため，リハにかかわる医療従事者は，せん妄について十分な知識をもっておく必要がある。

【文献】
1) 日本リハビリテーション医学会診療ガイドライン委員会 編：リハビリテーション医療における安全管理・推進のためのガイドライン，医歯薬出版，2006.

Case 20 ケーススタディ：介護老人保健施設
糖尿病症例に生じた気分不快

基本情報（カルテから得られる情報）

- 85歳女性
- 既往歴：糖尿病，変形性脊椎症，骨粗鬆症
- 内服薬：グリメピリド（アマリール®，糖尿病治療薬），アレンドロン酸（ボナロン®，骨粗鬆症治療薬）

現病歴

- 糖尿病や変形性脊椎症があり，近隣の診療所に通院加療していた。
- 変形性脊椎症による腰痛が強く，自宅での臥床傾向が強くなっていた。最近は1カ月程度臥床傾向であり，自室にこもりきりとなっていた。

20XX年11月10日

- 介護老人保健施設にショートステイとなった。

検査所見

- ショートステイ前にかかりつけの診療所で実施された血液検査の結果がカルテに添付されていた（表1）。

表1 本症例の入所前血液検査所見（11月1日）

検査	結果	基準値・単位
WBC	5,200	4,000〜8,000/μL
RBC	400	女性：380〜550×10⁴/μL
Hb	13	女性：12.0〜15.0 g/dL
Ht	35	女性：33〜45％
PLT	12	10〜40×10⁴/μL
CRP	0.6	0.3 mg/dL以下
BUN	18	8〜20 mg/dL
CRE	0.9	0.36〜1.06 mg/dL
Na	140	139〜146 mmol/L
K	4.0	3.7〜4.8 mmol/L
TP	6.3	6.3〜7.8 g/dL
Alb	3.5	3.7〜4.9 g/dL
空腹時血糖	110	70〜110 mg/dL
HbA1c	6.2	〜6.2％

経過

11月11日：リハ開始

- 1日1回，10分程度の歩行練習を実施した。
- 歩行の安定性は徐々に改善し，T杖歩行が可能となった。
- 毎日，朝食前に血糖測定が実施されていたが，血糖値は80〜110 mg/dL程度で安定していた。
- 食事は好みの問題があり，摂取量にはむらがあった。

リハ開始時の所見

- 自宅での臥床により廃用症候群が進んでいた。四肢筋萎縮があり，立ち上がりは可能であったが，歩行は不安定であった。
- 意識清明
- 血圧：125/70 mmHg
- 脈拍：75/分 不整なし
- 呼吸数：13回/分
- SpO_2：93％
- 体温：36.5℃

イベント発生時の状況
- 発生現場：介護老人保健施設 リハ室

🙂 イベント発生前
- 意識清明

☹️ イベント発生時
- 意識清明
- 顔面蒼白，冷汗

🙂 イベント発生前
- 呼吸数：13回/分
- SpO₂：93％

☹️ イベント発生時
- 呼吸数：13回/分
- SpO₂：93％

🙂 イベント発生前
- 血圧：125/70 mmHg
- 脈拍：75/分 不整なし

☹️ イベント発生時
- 血圧：130/80 mmHg
- 脈拍：100/分 不整なし

🙂 イベント発生前
- 入所前のHbA1c：6.2％
- 当日朝食前の血糖値：80 mg/dL

🙂 イベント発生前
- 体温：36.5℃

☹️ イベント発生時
- 手指の振戦

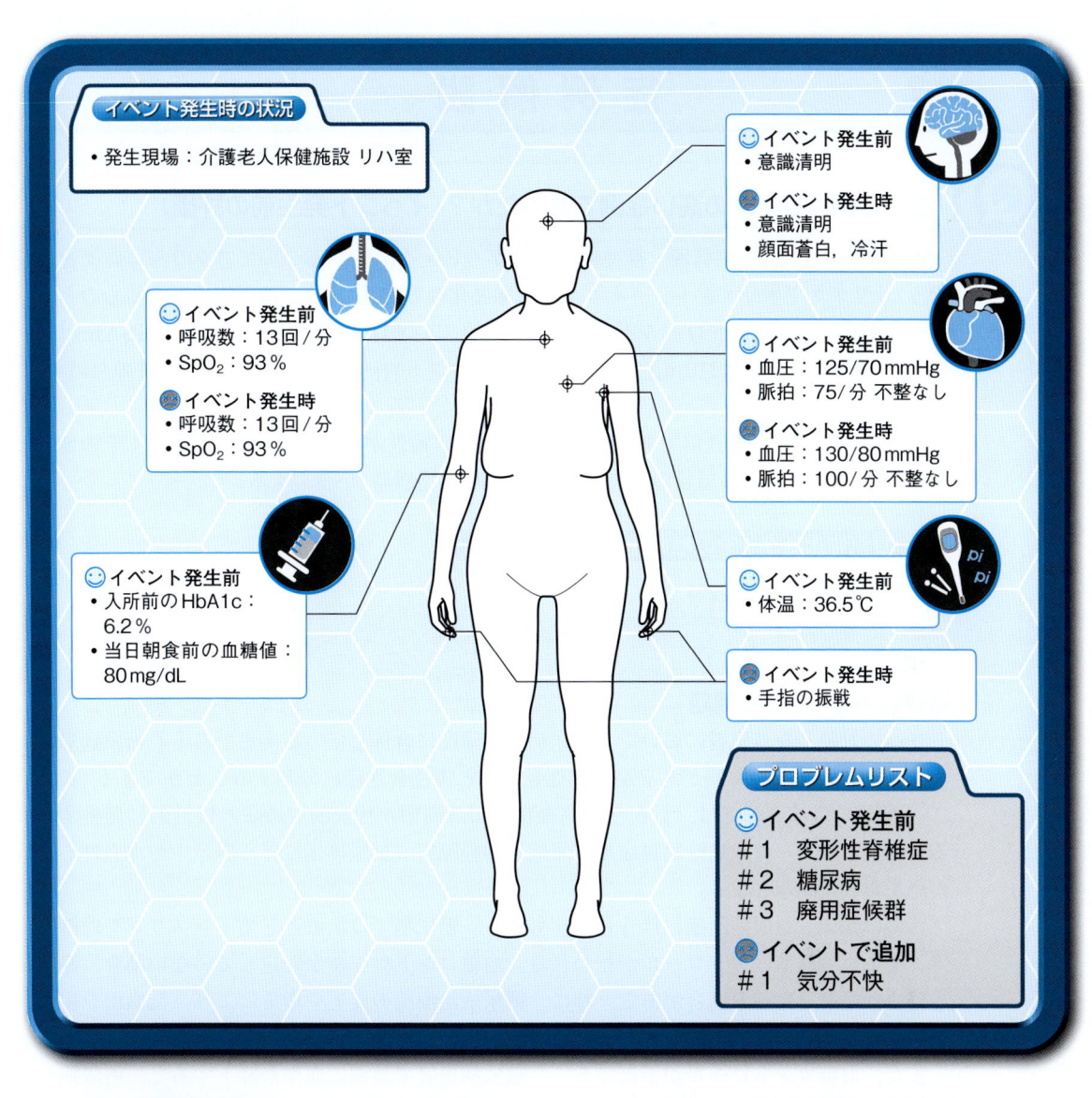

プロブレムリスト
🙂 イベント発生前
- #1 変形性脊椎症
- #2 糖尿病
- #3 廃用症候群

☹️ イベントで追加
- #1 気分不快

イベント発生

11月18日
- 朝は特に変わった様子はなかったが，朝食の摂取量は半分程度であった。
- 朝食前の簡易血糖測定では80 mg/dLであった。
- バイタルサインには特に異常がなかったため，11時に練習を開始した。
- T杖を使用しての歩行練習を実施していたところ，気分不快を訴えた。
- 顔面は蒼白で冷汗がみられた。
- 手指は小刻みに振戦していた。

- ＋血圧：130/80 mmHg
- ＋脈拍：100/分 不整なし
- ＋呼吸数：13回/分
- ＋SpO₂：93％

ケーススタディ：介護老人保健施設

症例解説

Q1 この症例はリスクの高い症例であったか？（イベント発生前の評価）

日本リハ医学会『安全管理・推進のためのガイドライン』[1]に基づいてスクリーニングを行う。「リスクマネジメントシート：全身状態悪化の可能性」には，糖尿病に関するものとして「糖尿病血糖コントロール不良」が挙げられている。本症例は，入所前のHbA1cは6.2％，空腹時血糖値は110mg/dLであり，血糖コントロールは良好であった。このため，該当項目はない。

リハの開始時刻が昼食前であり，患者は空腹の可能性がある。「リハ中止基準：その他の注意が必要な場合」の項目のうち，「食欲不振時・空腹時」が該当する。

> **リハ中止基準：その他の注意が必要な場合**
> ・食欲不振時・空腹時

糖尿病患者に生じる問題

リハの対象となる患者において，糖尿病は高頻度に合併している疾患である。糖尿病患者ではさまざまな合併症があるが，急性合併症と慢性合併症に分類することができる（表2）。急性合併症としては，低血糖や高血糖による問題が代表的である。慢性的に発生する合併症として，糖尿病性網膜症や糖尿病性神経障害，動脈硬化に伴う脳卒中や虚血性心疾患も重大な問題となる。

このほかに，糖尿病治療に伴う合併症もある。糖尿病では治療としてインスリンや血糖降下薬による血糖コントロールが行われる。血糖コントロールが安定していない場合，高血糖や低血糖を生じる場合がある。特に，糖尿病治療薬の変更や増量により，低血糖を生じることは多い。

また，血糖コントロールが不良であった糖尿病患者で急激に血糖が降下すると，糖尿病性網膜症や糖尿病性末梢神経障害が増悪することがある。さらに，糖尿病患者がなんらかの理由で体調不良となった場合に高血糖となることがあり，これはシックデイとよばれる（p.194，MEMO参照）。シックデイではさまざまな合併症を生じる危険性があり，特別な配慮が必要である。

表2 糖尿病による急性合併症と慢性合併症

急性合併症	・低血糖 ・糖尿病ケトアシドーシス ・高浸透圧高血糖症候群 ・感染症
慢性合併症	・糖尿病性網膜症 ・糖尿病性腎症 ・糖尿病性神経障害：末梢神経障害，自律神経障害 ・動脈硬化性疾患：脳卒中，虚血性心疾患，下肢閉塞性動脈硬化症 ・糖尿病足病変 ・歯周病 ・認知症

Q2 このイベントのキーワードは何か？

本症例は，変形性脊椎症に続発した廃用症候群の高齢者で，併存疾患として糖尿病をもっていた。練習中に気分不快を訴え，顔面蒼白となり冷汗を呈している。

> **重要なキーワード**
> ・糖尿病症例に生じた気分不快

Q3 リハ中止基準に該当するか？

『安全管理・推進のためのガイドライン』における「**リハ中止基準：積極的なリハを実施しない場合**」のなかに，「冷や汗」がある。

練習中に新規に発生した症状であり，**練習は中止して緊急性の判断を行う必要がある**。

リハ中止基準の関連項目

リハ中止基準	関連項目
積極的なリハを実施しない場合	座位でめまい，冷や汗，嘔気等がある場合

糖尿病症例における運動療法の中止基準

糖尿病症例では，血糖コントロールや合併症予防のために，運動療法が推奨されている。しかし，糖尿病ではさまざまな合併症を生じる危険性があるため，状態不良の際の運動負荷は合併症を誘発する危険性もある。

日本糖尿病学会編著の『糖尿病治療ガイド2014-2015』[2]では，「運動療法を禁止あるいは制限した方がよい場合」として，**表3**に示した基準が述べられている。これらの項目に該当する場合は，積極的な運動療法は中止として，専門医の意見を確認することが必要である。

表3 運動療法を禁止あるいは制限した方がよい場合[注1]

①糖尿病の代謝コントロールが極端に悪い場合（空腹時血糖値250mg/dL以上，または尿ケトン体中等度以上陽性）
②増殖網膜症による新鮮な眼底出血がある場合（眼科医と相談する）
③腎不全の状態にある場合（血清クレアチニン：男性2.5mg/dL以上，女性2.0mg/dL以上）
④虚血性心疾患[注2]や心肺機能に障害のある場合（各専門医の意見を求める）
⑤骨・関節疾患がある場合（各専門医の意見を求める）
⑥急性感染症
⑦糖尿病壊疽
⑧高度の糖尿病自律神経障害

注1） これらの場合でも日常生活における体動が制限されることはまれであり，安静臥床を必要とすることはない。
注2） 糖尿病の場合には，とくに無症候性（無痛性）心筋虚血への注意が必要である。

（日本糖尿病学会 編・著：糖尿病治療ガイド2014-2015, p.45, 文光堂, 2014. より一部改変引用）

Q4 想定される鑑別診断は？

気分不快や顔面蒼白，冷汗などは，さまざまな疾患の症状となるものであり，ここから鑑別診断を想起すると膨大な数が挙がることとなる．リハの現場で数多くの鑑別診断を挙げ，そこから診断を絞り込んでいくことは現実的ではない．

ここでは，**糖尿病というキーワードから，糖尿病に関連する可能性のある合併症を想起することが有効と考えられる**．糖尿病患者に生じる可能性のある合併症で，気分不快を生じるものを鑑別診断に列挙する（表4）．

表4　本症例の鑑別診断

鑑別診断	特徴		
	発症様式	随伴症状	その他
低血糖	急速	冷汗，振戦，動悸	インスリンや経口血糖降下薬の変更，食事摂取量の減少，運動量の増加などが誘因となる
DKA	緩徐	意識障害，呼気のアセトン臭，腹痛	1型糖尿病に多い
HONK	緩徐	意識障害，痙攣	高齢者，2型糖尿病に多い
感染症	緩徐	発熱	肺炎，尿路感染，足病変への感染に注意が必要
脳卒中	急速	麻痺，失語，構音障害などの中枢神経症状，血圧上昇	動脈硬化の危険因子や心房細動をもつ症例に多い
虚血性心疾患	急速	胸痛，バイタルサインの変動	糖尿病症例では胸痛を訴えない場合があるなど，発生時の症状が非典型的な場合がある

DKA：diabetic ketoacidosis（糖尿病ケトアシドーシス）
HONK：hyperosmolar nonketotic coma（高浸透圧性非ケトン性昏睡）
糖尿病に関連する合併症から気分不快を生じる可能性があるものを抜粋した

低血糖

低血糖は，糖尿病治療中の患者で高頻度に生じるイベントである．低血糖の原因としては，薬剤の効果によるもの，食事摂取量の不足によるもの，運動量の増加によるものの3つが考えられる．

血糖降下薬の追加・変更やインスリンを増量された際には，低血糖の危険性がある．薬剤変更がない場合でも，患者の全身状態改善や運動による効果のためにインスリン抵抗性が改善し，血糖値が下降してくる場合があり，これも低血糖の原因となりうる．薬剤変更の有無や，血糖値の変動を確認することが必要である．

健常者の場合，血糖値は60～140 mg/dLの範囲に保たれている．なんらかの原因で血糖値が低下することで，低血糖症状が出現する．低血糖による症状としては，交感神経刺激症状と中枢神経症状の2つがある（表5）．

血糖値が70 mg/dL以下になると，交感神経が刺激され，動悸や振戦などのさまざまな交感神経刺激症状が出現する．この際，過度な交感神経刺激により不整脈が誘発される危険性もある．さらに血糖値が低下して50 mg/dL以下になると，脳へのブドウ糖供給が不足し中枢神経症状も出現する．血糖低下が重度の場合には，不穏や昏睡，痙攣を生じる場合もある．

慢性的に低血糖状態が持続している患者や，自律神経障害が合併している患者では，交感神経の反応が鈍化し，交感神経刺激症状が出現しにくくなることがある。この場合，重症低血糖による急激な意識障害を発生する場合がある。重症低血糖は認知機能の低下と関連するという報告もあり，これを予防することが重要である。重症低血糖の危険因子はHbA1cが低値（6.2％未満）であること，スルホニル尿素（sulfonylurea：SU）薬やインスリンの使用，食思不振・低栄養などが挙げられる。これらの患者で活動量の増加を目指す場合は，運動量増加による血糖低下の危険性があるため，糖尿病治療の変更なども併せて検討する必要がある。

表5　低血糖症状

	交感神経刺激症状	中枢神経症状
軽症～中等症	冷汗，動悸・頻脈，手指振戦，顔面蒼白	倦怠感，意識レベル低下，頭痛，視力障害，複視，麻痺，失調，嘔気，めまい
重症	―	不穏，昏睡，痙攣

Q5　診断の絞り込みは可能か？

このイベントのキーワードは，糖尿病症例に生じた気分不快であった。症状は練習中に生じており，練習開始前には異常がなかったことから，急速に生じた症状と判断できる。鑑別診断のなかで，急速に生じる問題から絞り込みを行うこととする（表6）。

本症例は，自室にこもりきりの低活動な生活スタイルであったが，入所前のHbA1cが6.2％と，良好な血糖コントロール状態であった。

施設に入所したことで，食事摂取量が減少し，リハの開始により運動量が増加している状況である。しかも当日の練習を実施した時間帯は，食事直前で血糖値が低下しやすい状況にあった。

これらから，**低血糖を生じたものと推測される**。

表6　本症例の鑑別診断の絞り込み

診断名	肯定・除外の理由	疑わしさ
低血糖	以下の理由により積極的に肯定できる ・血糖コントロールが良好であった（HbA1c：6.2％） ・当日朝の食事摂取量が少なかった ・運動量が徐々に増加していた ・気分不快を生じた時刻が食事前である	◎
脳卒中	以下の理由により積極的に肯定することはできない ・中枢神経症状がない ・血圧上昇がない	△
虚血性心疾患	以下の理由により積極的に肯定することはできない ・胸部症状がない	△

Q6 緊急性は？

　低血糖が最も疑わしい状態である。緊急性の高い重症低血糖ではないかを考える必要がある。重症低血糖では，脳へのブドウ糖供給が不足することにより，重大な中枢神経症状を呈する。このとき，不穏や昏睡，痙攣などを生じる。**本症例では，気分不快を訴えてはいるものの，意識は保たれており，重症低血糖までは至っていないものと推測される。**

　また低血糖の際には，交感神経刺激により二次的に不整脈などの循環器系の障害が生じる危険性がある。バイタルサインを確認し，頻脈などの不整脈の発生，血圧上昇・低下などの異常がないかを確認することが重要である。本症例では頻脈はみられるものの，その他のバイタルサインの異常はみられていない。

　これらから，重大な低血糖状態であるとは判断できない。しかし，積極的に肯定する所見はないものの，脳卒中や虚血性心疾患による気分不快の可能性を否定することはできない。このため，血糖検査を行い，今回の症状変化が低血糖にあることを確認し，ブドウ糖投与により症状が速やかに改善することが確認できなければならない。

Q7 申し送りは？（誰に，どのように申し送りをするか？）

　速やかに血糖測定とブドウ糖投与が行われる必要がある。看護師に発生時の状況を伝え，これらの準備を整える（表7）。

表7　SBARに従った申し送り

SBAR	伝達内容
Situation（状況）	糖尿病患者が気分不快を訴えている
Background（背景）	・糖尿病のため，経口血糖降下薬を内服中の患者である ・本日11時ごろ，歩行練習中に気分不快を訴えた ・顔面は蒼白で冷汗がみられる。また，手指の振戦もみられている
Assessment（評価）	低血糖が疑われる状態である
Recommendation（提案）	血糖測定とブドウ糖投与をお願いしたい

Q8 現場での応急処置は？

　血糖測定とブドウ糖投与が必要な状態である。**リハ室で実施可能であれば，患者に自主的に血糖測定とブドウ糖内服をしてもらうことができる。**

　ブドウ糖1gは4kcalに相当し，ブドウ糖1gの摂取により血糖値は5mg/dL上昇するとされている。血糖値の上昇効果はインスリンや経口血糖降下薬の影響を受けるため，薬剤の投与状況も考慮する必要がある。重度の低血糖の場合は，ブドウ糖内服により一時的に症状が改善したとしても，再発することがある。この場合は輸液などによる補充が必要である。

Q9 翌日からのリハは可能か？（リハプログラムへの影響は？）

糖尿病治療が変更されなければ，低血糖再発の危険性はある。運動量の増加により消費エネルギー量は増大するため，過度の運動負荷は低血糖を誘発する危険性がある。運動によるエネルギー消費量は次の計算式により算出される。

$$\text{エネルギー消費量(kcal)} = 1.05 \times \text{体重(kg)} \times \text{METs(メッツ)} \times \text{運動時間(h)}$$

計算によると，体重60kgの患者が軽負荷の練習（2METs）を1時間（3単位）実施するためには，126kcalが必要となる。運動量に見合ったエネルギー摂取ができているかを確認することが必要である。

また，低血糖を生じやすい患者の練習は，血糖値が低下しやすい食事前ではなく，血糖値が安定している食事後1～2時間程度の時間帯が好ましい。

まとめ

気分不快はあいまいな主観的症状であり，ここから鑑別診断を挙げ，診断を絞り込むのは困難を極める。病歴や併存疾患から，生じる可能性があるイベントを想定しておき，高頻度なもの，緊急性が高いものへの対応方法を事前に考えておくことが重要である。

糖尿病患者では，さまざまな合併症が予測される。低血糖は特に高頻度にみられる問題である。低血糖による交感神経刺激から，頻脈や不整脈が誘発されることもある。低血糖症状の際にも，バイタルサインを確認することが必要である。

MEMO

低血糖を生じる危険性のある薬剤（表8）

　インスリン治療中や血糖降下薬使用中の患者では，運動誘発性の低血糖を生じる可能性がある．運動中や運動直後だけではなく，数時間経過した後に低血糖を生じる場合もある．

　経口血糖降下薬のなかではSU薬や速効型インスリン分泌促進薬で低血糖が比較的多くみられる．経口血糖降下薬の2剤以上の併用においても低血糖は生じる危険性が上昇する．また，経口血糖降下薬以外でも低血糖を誘発するものがある．代表的なものとしては，抗不整脈薬やニューキノロン系の抗菌薬などが挙げられる．

表8　低血糖を生じる危険性のある経口血糖降下薬

	一般名	商品名
SU薬	グリベンクラミド	オイグルコン®，ダオニール®
	グリクラジド	グリミクロン®
	グリメピリド	アマリール®
速効型インスリン分泌促進薬	ナテグリニド	スターシス®，ファスティック®
	ミチグリニドカルシウム水和物	グルファスト®

代表的な薬剤のみを記載した．ここに記載がない薬剤でも，2剤以上の併用では低血糖を生じることがある

シックデイ

　『科学的根拠に基づく糖尿病診療ガイドライン2013』[3]において，「糖尿病患者が発熱，下痢，嘔吐をきたし，または食欲不振のため食事ができないときをシックデイとよぶ．シックデイの際には高血糖・ケトアシドーシスなどを回避するための特別な対応が必要となる（グレードA）」との記述がある．

　シックデイでは，高血糖やケトアシドーシスを生じやすくなるため注意が必要である．シックデイの際には脱水に注意し，応急処置として飲水を促すことが必要である．また，高血糖の危険性があるため，食事が摂れていなくてもインスリンを中断することは危険である．表9に示した状況の場合は，速やかに医療機関を受診するべきとされている．

表9　速やかに医療機関を受診すべき状態

1. 発熱，消化器症状が強いとき
2. 24時間にわたって経口摂取ができない／著しく少ないとき
3. 尿ケトン体強陽性，あるいは血糖値が350mg/dL以上のとき
4. 意識状態の変容がみられるとき

（文献3より引用）

【文　献】

1) 日本リハビリテーション医学会診療ガイドライン委員会 編：リハビリテーション医療における安全管理・推進のためのガイドライン，医歯薬出版，2006．
2) 日本糖尿病学会 編・著：糖尿病治療ガイド2014-2015．p.45，文光堂，2014．
3) 日本糖尿病学会 編：科学的根拠に基づく糖尿病診療ガイドライン2013，p.279，南江堂，2013．

NOTEPAD

ケーススタディ：介護老人保健施設

Case 21 ケーススタディ：在宅
浮腫と息切れ

基本情報（カルテから得られる情報）
- 85歳男性
- 既往歴：心房細動，大動脈弁狭窄症
- 内服薬：フロセミド（ラシックス®，利尿薬），ワルファリン（ワーファリン，抗凝固薬）

現病歴
- 心房細動，大動脈弁狭窄症があり，近医にて通院加療となっていた。
- 屋内歩行は可能であった。

20XX年4月2日
- 徐々に体力が低下してきたとのことで，訪問リハの依頼があった。

経過
4月3日：初回訪問リハ
- 特に自覚症状はなかったが，咳嗽が多くみられた。
- 持参したパルスオキシメータでSpO_2を測定しながら，歩行評価を行った。屋内歩行程度であれば息切れなどは生じず，SpO_2も92％程度を維持できた。
- 週1回程度，訪問リハを実施したが，特に変わった様子はみられなかった。

リハ開始時の所見
- 意識清明
- 血圧：120/90 mmHg
- 脈拍：70/分 不整あり
- 呼吸数：13回/分
- SpO_2：92％
- 体温：36.5℃
- 四肢の浮腫：なし

イベント発生
5月1日
- 訪問したところ，数日前から倦怠感が強く，屋内歩行でも息切れをするようになったとの訴えがあった。また，痰の量も増えているとのことである。これらの症状は，次第に増悪してきたということであった。
- 訪問看護の記録に，この2週間で3kgの体重増加があったとの記載もみられた。
- 会話時に軽度の喘鳴を聴取した。
- 両下腿，両手背に浮腫を認めた。四肢末梢の冷感もみられた。
- 頸静脈怒張もみられた。
- SpO_2 88％となっていた。

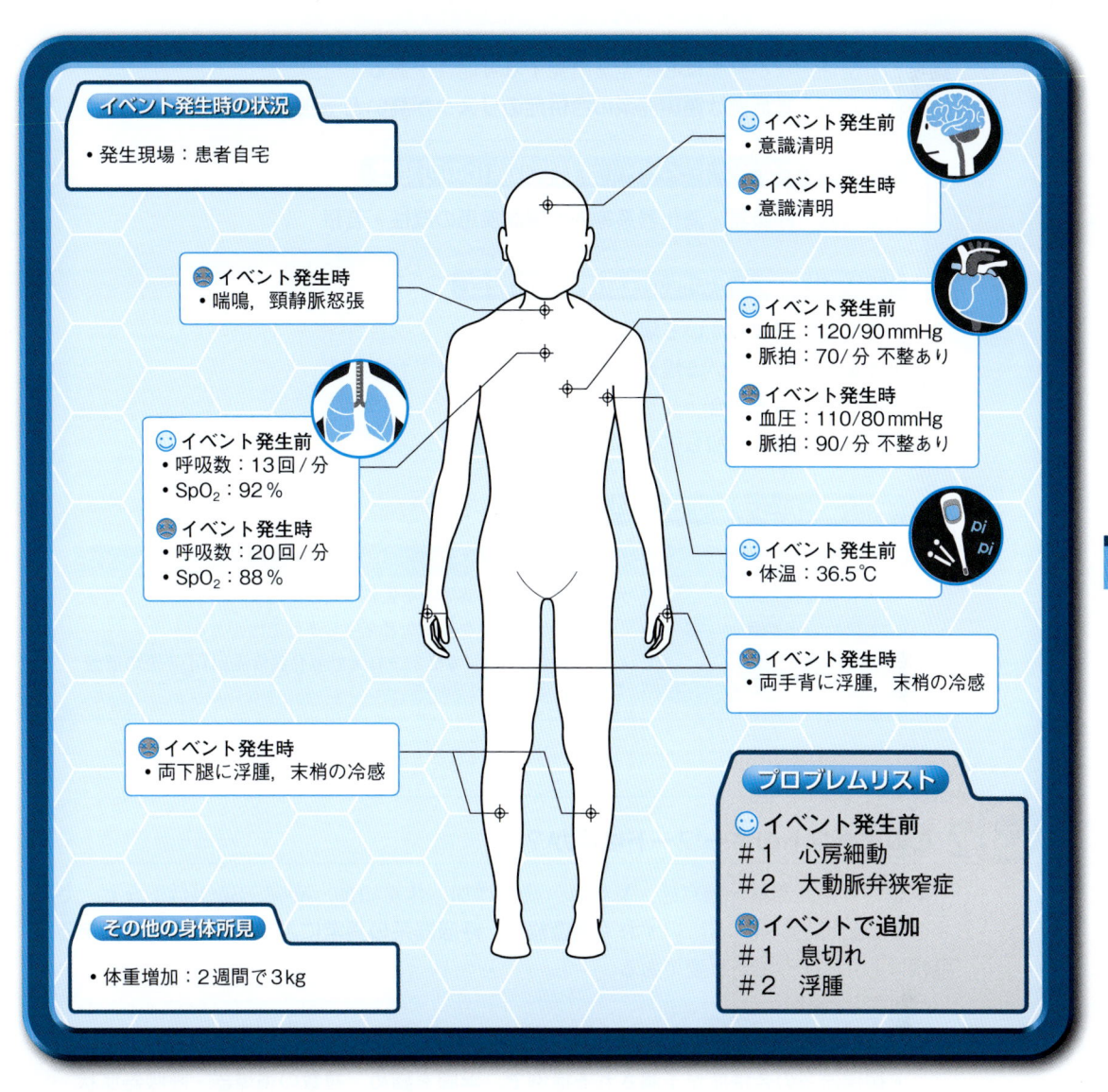

イベント発生時の状況
- 発生現場：患者自宅

イベント発生前（頭部）
- 意識清明

イベント発生時（頭部）
- 意識清明

イベント発生時（頸部）
- 喘鳴，頸静脈怒張

イベント発生前（循環）
- 血圧：120/90 mmHg
- 脈拍：70/分　不整あり

イベント発生時（循環）
- 血圧：110/80 mmHg
- 脈拍：90/分　不整あり

イベント発生前（呼吸）
- 呼吸数：13回/分
- SpO$_2$：92％

イベント発生時（呼吸）
- 呼吸数：20回/分
- SpO$_2$：88％

イベント発生前（体温）
- 体温：36.5℃

イベント発生時（上肢）
- 両手背に浮腫，末梢の冷感

イベント発生時（下肢）
- 両下腿に浮腫，末梢の冷感

その他の身体所見
- 体重増加：2週間で3kg

プロブレムリスト
イベント発生前
#1　心房細動
#2　大動脈弁狭窄症

イベントで追加
#1　息切れ
#2　浮腫

症例解説

Q1　この症例はリスクの高い症例であったか？（イベント発生前の評価）

　日本リハ医学会『安全管理・推進のためのガイドライン』[1]に基づいてスクリーニングを行う。「リスクマネジメントシート：全身状態悪化の可能性」の項目のうち，「循環器疾患の合併」が該当する。「リハ中止基準：その他の注意が必要な場合」の項目では，「喀痰量が増加している場合」「体重が増加している場合」「倦怠感がある場合」「下肢の浮腫が増加している場合」の4項目が該当する。

　続いて，病歴やプロブレムリストから予想される合併症やイベントを考察する。心房細動があることから，頻脈や徐脈などを発生する可能性がある。大動脈弁狭窄症では突然死を生じる危険があることにも注意が必要である。大動脈弁狭窄症などの弁膜症や，心房細

ケーススタディ：在宅

197

動などの慢性的な不整脈は心不全を誘発する可能性がある。

これらから，**本症例は循環器系の合併症のリスクが高いと予測しておく必要がある。**

リスクマネジメントシート：全身状態悪化の可能性

- 循環器・呼吸器・消化器系等内部臓器疾患の既往・合併

リハ中止基準：その他の注意が必要な場合

- 喀痰量が増加している場合
- 体重が増加している場合
- 倦怠感がある場合
- 下肢の浮腫が増加している場合

病歴などから予想するべきリスク

予想される合併症やイベント	理　由
突然死	大動脈弁狭窄症は突然死を生じることがある
不整脈	心房細動から頻脈や徐脈などを生じる可能性がある
心不全	心房細動や弁膜症（本症例では大動脈弁狭窄症）は心不全の原因となる

Q2 このイベントのキーワードは何か？

病歴からは，浮腫，倦怠感，息切れ，痰の増加，体重増加，喘鳴，SpO$_2$低下など，さまざまな症状がみられる。いずれも**循環器系，呼吸器系の異常によって生じることがある症状**であり，すべてが重要である。

重要なキーワード

- 循環器系の合併症が予測される症例で，浮腫を認め，複数の循環器・呼吸器症状を呈している

Q3 リハ中止基準に該当するか？

『安全管理・推進のためのガイドライン』の**「リハ中止基準」に該当する項目がある**。循環器系の重大な合併症の危険性が予想される症例であり，リハは中止として対応にあたる必要がある。

リハ中止基準の関連項目

リハ中止基準	関連項目
積極的なリハを実施しない場合	・リハ実施前にすでに動悸・息切れ・胸痛のある場合 ・安静時酸素飽和度（SpO$_2$）90％以下

Q4 想定される鑑別診断は？

キーワードとなる症状が複数あるため，鑑別診断の挙げやすい浮腫を代表として列挙する（表1）。

浮腫の性状の評価としては，皮膚を指で圧迫して圧痕ができる浮腫か，圧痕ができない浮腫かが重要である。また，浮腫の鑑別をするにあたり，浮腫が片方の上肢・下肢に限局するのか，全身に及ぶのかといった分布も重要である。

表1 浮腫の鑑別診断

鑑別診断	圧痕のできる浮腫	浮腫の分布 全身	浮腫の分布 局所	その他の特徴
心不全	○	○	−	息切れ，痰の増加，頸静脈怒張，体重増加
腎不全	○	○	−	乏尿，無尿
肝不全	○	○	−	黄疸，倦怠感
甲状腺機能低下症	○	○	−	嗄声，脱毛
低栄養	○	○	−	体重減少
薬剤性	○	○	−	内服中の薬剤：NSAIDs，降圧薬，ステロイド・その他のホルモン
DVT	○	−	○	発赤，Homans徴候，片側下肢に発生
リンパ浮腫	−	−	○	腹腔・骨盤内のがんの手術後，放射線治療後
蜂窩織炎	○	−	○	疼痛と局所の熱感
深部感染	○	−	○	手術創を中心とした疼痛・腫脹・発赤，発熱
痛風	○	−	○	母趾MTP関節を中心とした疼痛・腫脹・発赤

NSAIDs：non-steroidal anti-inflammatory drugs（非ステロイド性抗炎症薬）

浮腫の分布と性状

浮腫の原因を考えるにあたって重要な事項は，浮腫の分布と性状である。

浮腫の分布には，全身性，両下肢，片側下肢などがある。全身性の浮腫や両下肢の浮腫は，心不全，腎不全，肝不全，低栄養，薬剤性などが原因であることが多い。片側下肢の浮腫は，リンパ浮腫やDVTなどの循環障害が原因となることが多い。

浮腫の性状の評価は，診断にあたって重要である。浮腫は圧迫によって圧痕のできるpitting edemaと，圧迫しても圧痕のできないnon-pitting edemaとに分類される。pitting edemaでは，くぼみの残存する時間をくぼみ回復時間（PRT：pit recovery time）として評価することもできる。PRTが長いほど静水圧の増加による浮腫（うっ血性心不全やDVTなど）である可能性が高い。低蛋白血症（肝硬変，ネフローゼ症候群など）による浮腫は容易にくぼみができ，回復も早い（通常40秒以内）。リンパ浮腫は通常，非圧痕性であるが，初期には圧痕性のことがあり鑑別しにくいこともある。起床時に改善している浮腫は静脈性の浮腫を考えさせる所見であるため，これを参考とすることもできる。ただし，慢性的な浮腫は皮下組織の線維化を起こし，非圧痕性となることがある。

Q5 診断の絞り込みは可能か？

浮腫の性状と分布から，鑑別診断の候補としては，心不全，腎不全，肝不全，甲状腺機能低下症，低栄養，薬剤性によるものが挙げられる（表2）。

本症例では，浮腫のほかに息切れ，喘鳴などがあり，これらは心不全の増悪を積極的に肯定できる所見となる。ここでは，**心不全の増悪を生じていることが強く疑われる**。

表2 本症例の鑑別診断の絞り込み

診断名	肯定・除外の理由	疑わしさ
心不全	以下の理由により積極的に肯定できる ・心房細動や弁膜症など心不全の原因となる併存疾患がある ・浮腫，息切れ，喘鳴などの症状が心不全の典型的症状である	◎
腎不全	以下の理由により積極的に肯定することはできない ・喘鳴，SpO₂低下が腎不全の症状とは考えにくい	△
肝不全	以下の理由により否定的である ・浮腫以外の症状が肝不全の症状とは考えにくい	×
甲状腺機能低下症	以下の理由により否定的である ・浮腫以外の症状が甲状腺機能低下症の症状とは考えにくい	×
低栄養	以下の理由により否定的である ・浮腫以外の症状が低栄養の症状とは考えにくい	×
薬剤性	以下の理由により否定的である ・新しく追加された薬剤はない ・浮腫以外の症状が薬剤性の症状とは考えにくい	×

Q6 緊急性は？

心不全を生じる原因としては，次のものが挙げられる。
- 虚血性心疾患
- 不整脈
- 弁膜症
- 心筋症
- 先天性心疾患

本症例では，心房細動と大動脈弁狭窄症が併存疾患にあることから，これらより生じた心不全であると考えられる。

大動脈弁狭窄症（p.202，MEMO参照）は，弁膜症のなかでも重大なものであり，突然死を生じることもある。特に，心不全などの症状を呈しているものは生命予後も不良であり，状態は不安定であると考えるべきである。

本症例は，息切れ，喘鳴，浮腫・体重増加，頸静脈怒張などの明確な心不全症状を呈しており，うっ血所見が明らかである。また，四肢末梢の冷感や血圧低下など，低灌流所見も観察されている。うっ血所見と低灌流所見の双方が陽性であり，Nohria-Stevensonの分類（p.203，MEMO参照）ではProfile C（wet-cold）に該当する重症の状態である。しかも症状は経時的に増悪傾向であり，**全身状態は不安定であると判断するべきである**。

当日のうちに入院治療が必要と考えられる。心不全の対応が可能な医療機関に受診する必要があるため，**かかりつけ医への相談，もしくは救急車の要請が必要である**。

Q7 申し送りは？（誰に，どのように申し送りをするか？）

在宅の環境で発生した緊急性の高い状態であり，**当日中の入院加療が必要である**。この状況を**医師に申し送る必要がある**（表3）。

表3 SBARに従った申し送り

SBAR	伝達内容
Situation（状況）	浮腫，息切れ，喘鳴などの心不全症状がみられる
Background（背景）	・心房細動，大動脈弁狭窄症などの循環器系の併存疾患がある85歳男性 ・この数日間で症状が出現し，増悪傾向にある
Assessment（評価）	心不全により全身状態が不安定となっている可能性がある
Recommendation（提案）	入院治療が可能な医療機関への搬送をお願いしたい

Q8 現場での応急処置は？

SpO_2低下があるため酸素投与を行いたいが，患者の自宅で発生している問題であり，酸素は使用不可能である。**バイタルサインの測定などの評価をこまめに行いながら，救急車の到着を待つ**こととなる。

Q9 翌日からのリハは可能か？（リハプログラムへの影響は？）

比較的重度の心不全を生じていることが疑われる。入院加療となる見込みであり，入院中の廃用症候群の合併が危惧される。**大動脈弁狭窄症の重症度に応じて，廃用症候群に対するリハを実施する**こととなる。

まとめ

高齢者では，併存疾患に循環器系の問題をもっていることが多い。不整脈や弁膜症は心不全の危険因子であり，心不全症状の評価は重要である。心不全は，浮腫，息切れ，喘鳴，体重増加，頸静脈怒張，四肢末梢の冷感などの身体所見や，血圧などのバイタルサインから，リハの現場でもある程度の評価が可能である。これらの所見にも，日常的に注意を払っていることが好ましい。

また，加齢とともに弁膜症の頻度は上昇するが，大動脈弁狭窄症は突然死の危険性もある重大なものである。病歴や心エコー所見に大動脈弁狭窄症の記載がある場合は，その重症度や，大動脈弁狭窄症から生じた症状の有無などを評価する必要がある。

MEMO

弁膜症

心臓には大動脈弁，肺動脈弁，僧帽弁，三尖弁の4つの弁がある。弁の開きが不良となり血液の流れの抵抗が大きくなる場合が狭窄症であり，弁の閉鎖が不良となり血液が逆流する場合が閉鎖不全症である。狭窄症と閉鎖不全症が混在することもある。弁膜症があることで心不全が発生し，次第に進行することがある。重症の場合は，手術によって弁置換をする必要がある。

弁膜症のなかでも大動脈弁狭窄症は重大であり，突然死の危険性もある。失神や胸痛，心不全症状がある場合は，特に危険な状態である。心不全症状を呈する大動脈弁狭窄症患者の平均余命は2年程度とされている。

大動脈弁狭窄症の診断や重症度評価は，心エコーにて行う。弁口面積，収縮期平均圧較差，血流速度が重症度判定に用いられる。血流速度は高いほど重症であり，4m/sを超える場合には重度と判断される（表4）。

表4　大動脈弁狭窄症の重症度

	軽 度	中等度	高 度
連続波ドプラ法による最高血流速度（m/s）	＜3.0	3.0〜4.0	≧4.0
簡易ベルヌイ式による収縮期平均圧較差（mmHg）	＜25	25〜40	≧40
弁口面積（cm^2）	＞1.5	1.0〜1.5	≦1.0
弁口面積係数（cm^2/m^2）	—	—	＜0.6

（文献2より一部改変引用）

心不全の症状

心不全は，心臓のポンプ機能が低下することで生じる問題である。これにより血液循環が不良となり，うっ血や低灌流によるさまざまな症状を生じる。うっ血や低灌流の所見の有無により，心臓のポンプ機能がどのようになっているかを把握することができる。

分類としてはNohria-Stevensonの方法が代表的である（図1）。ここでは次のようにProfile A〜Lに分類される。

> Profile A：うっ血や低灌流所見なし（dry-warm）
> Profile B：うっ血所見はあるが低灌流所見なし（wet-warm）
> Profile C：うっ血および低灌流所見を認める（wet-cold）
> Profile L：低灌流所見を認めるがうっ血所見はない（dry-cold）

Profile B，Cにおいて，生命予後は不良である。

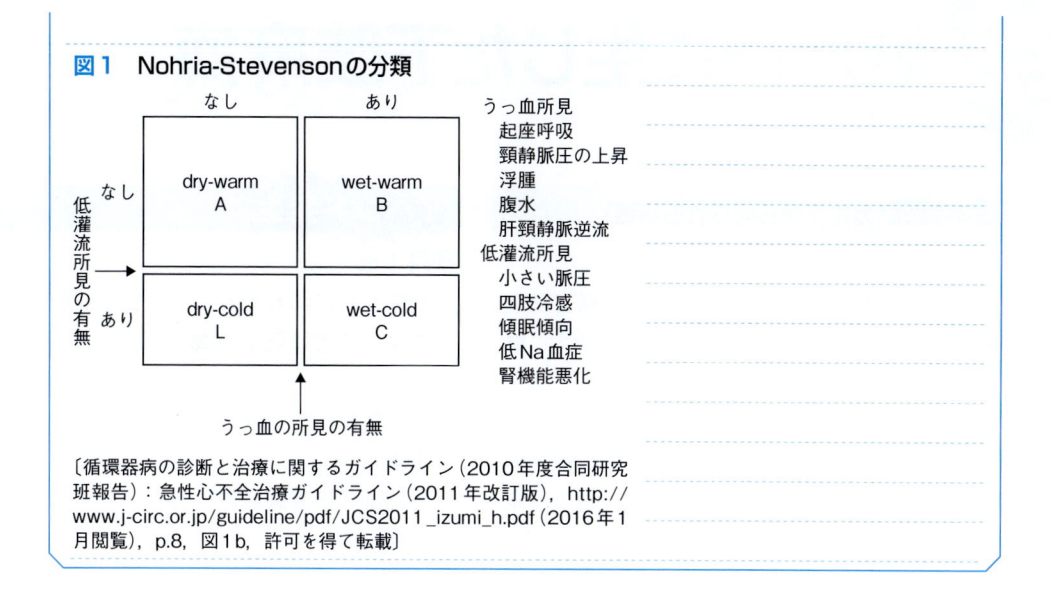

図 1　Nohria-Stevensonの分類

	うっ血所見 なし	うっ血所見 あり
低灌流所見なし	dry-warm A	wet-warm B
低灌流所見あり	dry-cold L	wet-cold C

うっ血所見
　起座呼吸
　頸静脈圧の上昇
　浮腫
　腹水
　肝頸静脈逆流
低灌流所見
　小さい脈圧
　四肢冷感
　傾眠傾向
　低Na血症
　腎機能悪化

〔循環器病の診断と治療に関するガイドライン（2010年度合同研究班報告）：急性心不全治療ガイドライン（2011年改訂版），http://www.j-circ.or.jp/guideline/pdf/JCS2011_izumi_h.pdf（2016年1月閲覧），p.8，図1b，許可を得て転載〕

【文　献】

1) 日本リハビリテーション医学会診療ガイドライン委員会 編：リハビリテーション医療における安全管理・推進のためのガイドライン，医歯薬出版，2006.
2) Bonow RO, et al.: ACC/AHA 2006 guidelines for the management of patients with valvular heart disease: a report of the American College of Cardiology/American Heart Association Task Force on Practice Guidelines (writing Committee to Revise the 1998 guidelines for the management of patients with valvular heart disease) developed in collaboration with the Society of Cardiovascular Anesthesiologists endorsed by the Society for Cardiovascular Angiography and Interventions and the Society of Thoracic Surgeons. J Am Coll Cardiol 48: e1-148. 2006.
3) 循環器病の診断と治療に関するガイドライン（2010年度合同研究班報告）：急性心不全治療ガイドライン（2011年改訂版），http://www.j-circ.or.jp/guideline/pdf/JCS2011_izumi_h.pdf（2016年1月閲覧）

Case 22 ケーススタディ：在宅
臥床後に生じた下肢麻痺

基本情報（カルテから得られる情報）
- 88歳女性
- 既往歴：糖尿病，糖尿病性末梢神経障害
- 内服薬：シタグリプチン（ジャヌビア®，糖尿病治療薬）

現病歴
- 糖尿病性末梢神経障害による四肢末梢の感覚障害があった。
- 歩行は不安定であり，転倒を頻回に生じていた。
- 加齢とともにADLは低下傾向にあるため，ADLの維持を目的に半年前から訪問リハを実施していた。

検査所見
- 訪問リハの患者であり，血液検査の詳細な情報はなかった。
- 訪問リハの指示書には糖尿病のコントロール状態を示す情報として，次のデータが記載されていた。
  ▶ HbA1c：7.5％

経過
20XX年7月26日
- 転倒後に腰痛を生じ，疼痛のため1週間程度臥床していた。

リハ開始時の所見
- 意識清明
- 血圧：130/80mmHg
- 脈拍：80/分 不整なし
- 呼吸数：12回/分
- SpO_2：94％
- 体温：36.4℃

イベント発生
8月1日
- 訪問リハに訪れたところ，右足関節が背屈できないことに気づいた。

●自覚症状
- 下垂足
- 足背部の感覚鈍麻あり（図1）。
- 疼痛の訴えなし。

●身体所見
- 足関節背屈，足趾の背屈はMMT 1であった。
- 股関節屈曲・外転，膝関節伸展はMMT 5であった。
- 明らかな筋萎縮は認めなかった。
- 対側の筋力低下は認めなかった。
- 腱反射異常は認めなかった。
- 排尿障害なし。
- 下肢の浮腫なし。

図1　足背部の感覚鈍麻領域

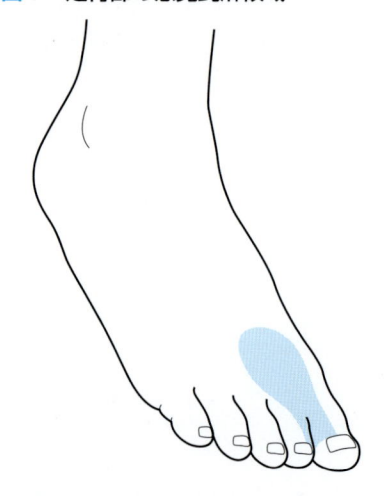

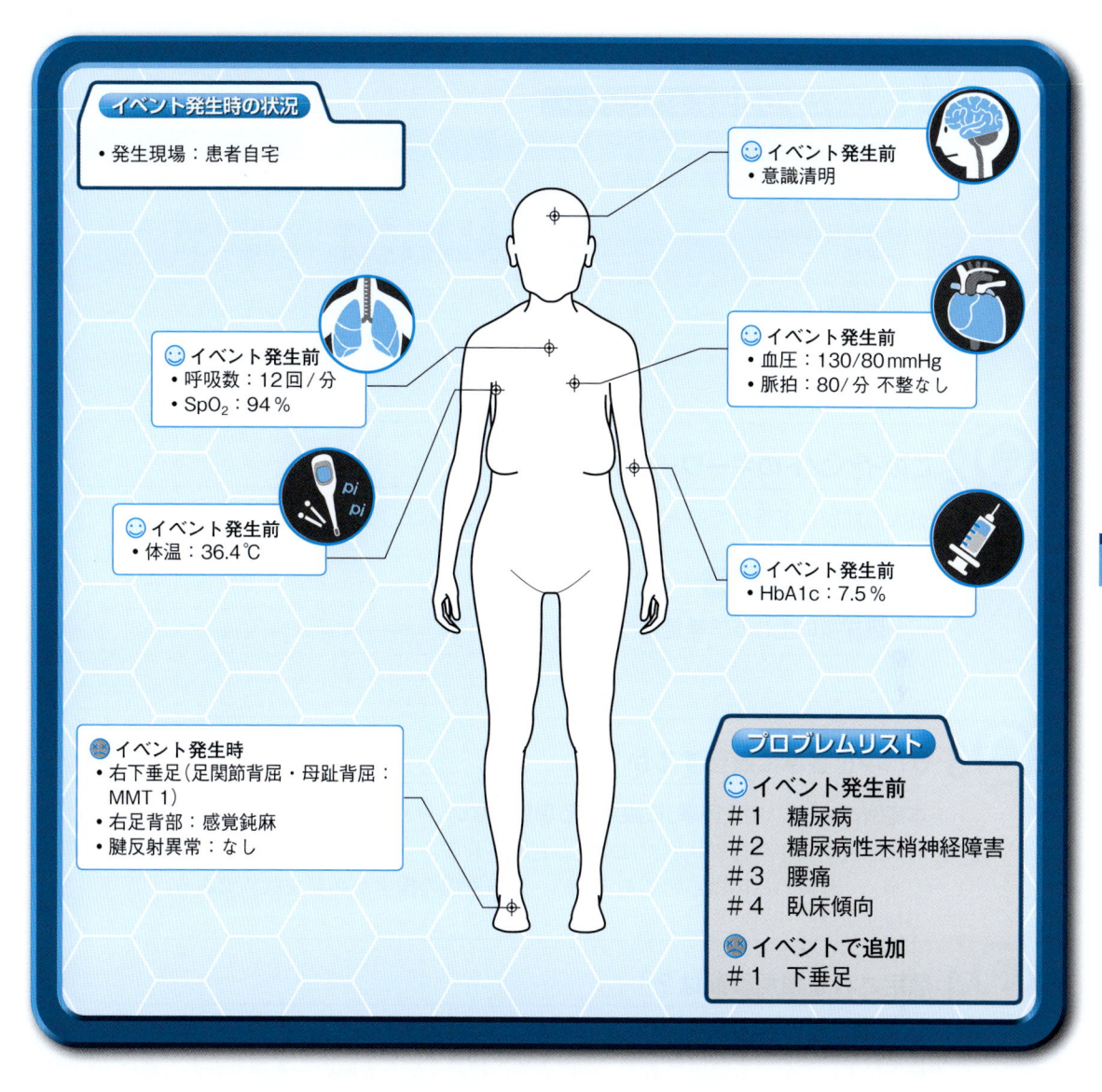

イベント発生時の状況
- 発生現場：患者自宅

イベント発生前
- 意識清明

イベント発生前
- 呼吸数：12回／分
- SpO_2：94％

イベント発生前
- 血圧：130／80 mmHg
- 脈拍：80／分 不整なし

イベント発生前
- 体温：36.4℃

イベント発生前
- HbA1c：7.5％

イベント発生時
- 右下垂足（足関節背屈・母趾背屈：MMT 1）
- 右足背部：感覚鈍麻
- 腱反射異常：なし

プロブレムリスト

イベント発生前
- #1 糖尿病
- #2 糖尿病性末梢神経障害
- #3 腰痛
- #4 臥床傾向

イベントで追加
- #1 下垂足

症例解説

Q1 この症例はリスクの高い症例であったか？（イベント発生前の評価）

　日本リハ医学会『安全管理・推進のためのガイドライン』[1)]に基づいてスクリーニングを行う。「リスクマネジメントシート：全身状態悪化の可能性」や「リハ中止基準：その他の注意が必要な場合」には，該当項目はない。

　糖尿病はあるものの，現在はコントロールが良好であり，特にリスクの高い症例とは考えられない。

　腰痛のため1週間にわたり臥床傾向であったとのことで，臥床に伴う廃用症候群などの合併症が危惧される。廃用症候群による合併症としては，次のものが挙げられる。

病歴などから予想するべきリスク	
予想される合併症やイベント	理　由
• 廃用症候群（筋力低下・関節拘縮） • 肺炎・無気肺 • 起立性低血圧 • 褥瘡 • 絞扼性末梢神経障害（橈骨神経麻痺や腓骨神経麻痺）	• 腰痛のため1週間にわたり臥床傾向であった • 高齢であり，ADLも低下傾向であった

Q2 このイベントのキーワードは何か？

最大の問題は下垂足であり，その誘因は臥床であると予想される。

重要なキーワード
• 臥床後に生じた下垂足

Q3 リハ中止基準に該当するか？

本症例では「リハ中止基準」に該当する項目はない。 バイタルサインなども安定しており，生命に危険が及ぶ重篤な状態ではないと判断される。

しかし，麻痺の原因は不明であるため，その原因の検索が必要な状態である。

Q4 想定される鑑別診断は？

臥床後に生じた下垂足がキーワードである。下垂足は足関節背屈筋である前脛骨筋の筋力低下によって生じる障害である。前脛骨筋の神経支配を大脳の一次運動野から順に追い，鑑別診断を想起する（図2，表1）。

図2 前脛骨筋に関連する末梢神経

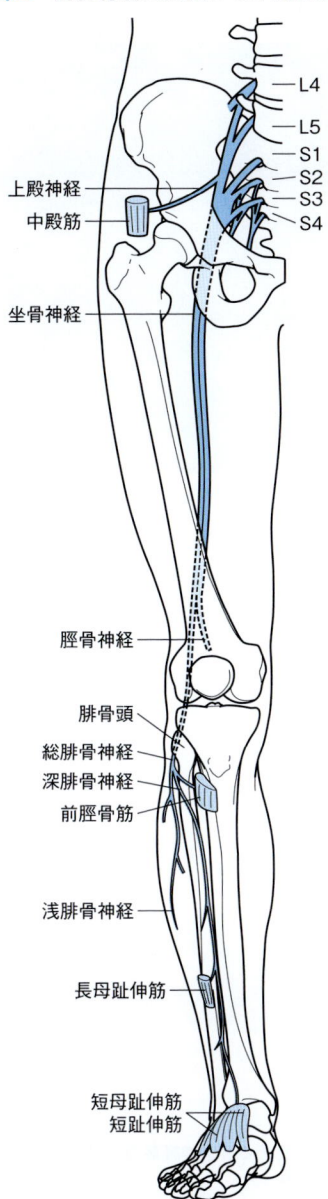

- L4
- L5
- S1
- S2
- S3
- S4
- 上殿神経
- 中殿筋
- 坐骨神経
- 脛骨神経
- 腓骨頭
- 総腓骨神経
- 深腓骨神経
- 前脛骨筋
- 浅腓骨神経
- 長母趾伸筋
- 短母趾伸筋
- 短趾伸筋

腓骨頭のすぐ後方を総腓骨神経が走行しており，臥床や外固定などによる圧迫を生じやすい

表1 下垂足から疑われる障害

疑われる障害	特徴
脳卒中	・ACA領域の脳梗塞（図3）など，一次運動野の頭頂部に限局する病変では下肢の単麻痺を生じることがある ・下垂足だけではなく，下肢のほかの筋の麻痺も同時に生じることが多い ・診断の確定には頭部MRIやCTが必要
脊髄症	・頸椎や胸椎部での圧迫による脊髄症でも下肢麻痺を生じることがある ・下垂足だけではなく，下肢のほかの筋の麻痺も同時に生じることが多い ・下肢腱反射は亢進することが多い ・診断の確定には脊椎MRI検査が必要
腰椎椎間板ヘルニア	・L5神経根障害（図4）では下垂足を生じることがある ・下垂足以外に股関節周囲筋（中殿筋・大腿筋膜張筋）の麻痺も同時に生じることが多い（中殿筋・大腿筋膜張筋はL5神経根支配）
腰仙骨神経叢麻痺	・腸腰筋膿瘍（図5）や悪性腫瘍の浸潤・転移で生じることがある ・総腓骨神経だけではなく，脛骨神経領域の障害も同時に生じることが多い
坐骨神経麻痺	・股関節手術，股関節脱臼や梨状筋症候群において生じることがある ・総腓骨神経だけではなく，脛骨神経領域の障害も同時に生じることが多い
腓骨神経麻痺	・腓骨頭部における総腓骨神経の圧迫により生じる ・下垂足および足背部の感覚障害を生じる ・腓骨頭部でのTinel徴候が陽性になることが多い ・脛骨神経領域の障害は生じない。また，股関節周囲筋（中殿筋・大腿筋膜張筋）の麻痺は生じない ・腱反射異常は通常認めない
その他の末梢神経障害	・糖尿病性末梢神経障害，ギラン・バレー症候群などの末梢神経障害によっても下肢麻痺を生じる可能性がある。この場合，麻痺は両側に生じることが多く，総腓骨神経だけではなく，脛骨神経領域などの障害も同時に生じることが多い ・発症様式は緩徐であることが多い

ACA：anterior cerebral artery（前大脳動脈）

図3 前大脳動脈領域の脳梗塞の例

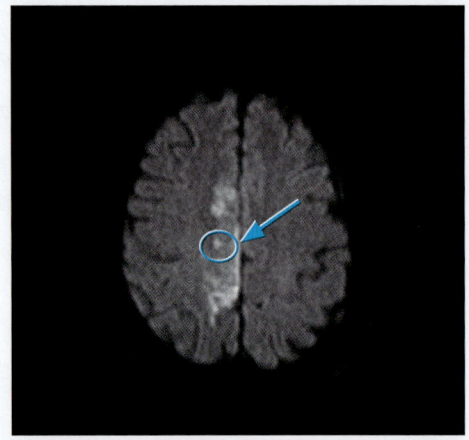

下肢の運動野（↓）は障害されているが，上肢の運動野の障害はない．この病巣では下肢の単麻痺を生じる

図4 腰椎椎間板ヘルニアによる神経根の圧迫の例

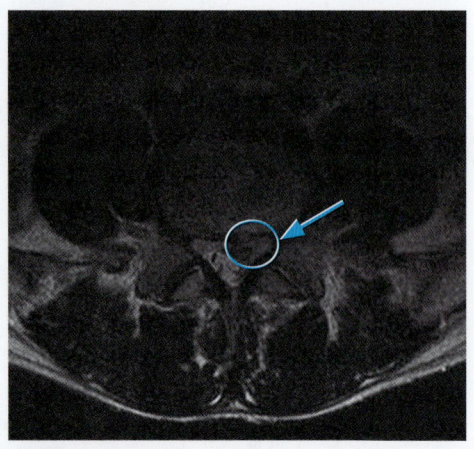

L5神経根の障害では下垂足を生じ，腓骨神経麻痺と類似した所見を呈する

図5 腸腰筋の膿瘍の例

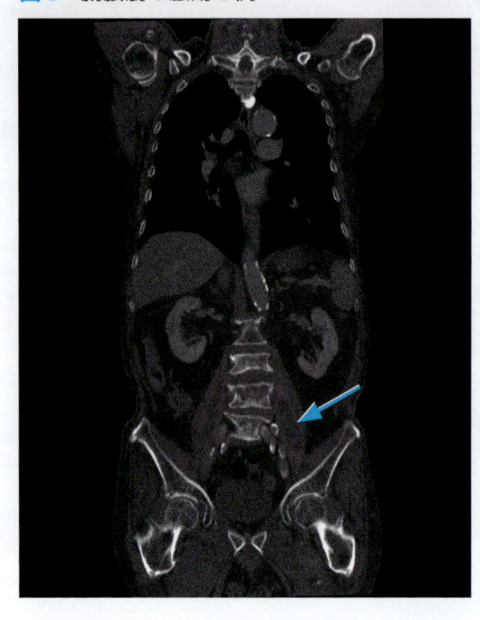

左腸腰筋に膿瘍形成を認める．腰神経叢の圧迫により下肢麻痺を生じることがある

Q5 診断の絞り込みは可能か？

鑑別診断には前脛骨筋の筋力低下を生じる障害が列挙されている（表1参照）。神経支配を考え，麻痺や感覚障害の分布から絞り込んでいく。

本症例では足関節背屈・母趾背屈の筋力が低下しているが，底屈筋群の筋力は保たれている。そのため，脳卒中や脊髄症などの中枢神経障害や，脛骨神経領域も同時に障害される腰仙骨神経叢麻痺，坐骨神経麻痺，その他の末梢神経障害は否定的であり，腰椎椎間板ヘルニアと腓骨神経麻痺が鑑別診断に残ることとなる。

腰椎椎間板ヘルニアにより下垂足を生じる場合は，L5神経根の障害が疑われる。L5神経根の障害では，中殿筋の麻痺も同時に生じる。しかし，本症例では股関節外転筋力は保たれているため，腰椎椎間板ヘルニアによるL5神経根障害は否定的と考えられる。

確定診断のためには，腰椎MRIや電気生理学的検査（末梢神経伝導速度・針筋電図）が必要である。腓骨頭部のTinel徴候の有無を確認することも有用である。Tinel徴候は，末梢神経の障害部位を軽く叩打すると，その神経支配領域に疼痛が放散する徴候であり，絞扼性末梢神経障害などで陽性となる。本症例では腓骨頭部での腓骨神経麻痺が疑われていることから，腓骨頭後方部を叩打することで，腓骨神経支配領域に放散する疼痛があるかを評価する。

以上から，**本症例に生じている問題は，腓骨頭部での圧迫による腓骨神経麻痺が強く疑われる**（表2）。

表2　本症例の鑑別診断の絞り込み

診断名	肯定・除外の理由	疑わしさ
腓骨神経麻痺	以下の理由により積極的に肯定できる ・下垂足を呈している ・中殿筋の筋力は保たれている	◎
腰椎椎間板ヘルニア	以下の理由により否定的である ・中殿筋の筋力低下がない	×

Q6 緊急性は？

在宅の環境であり，早期に医療機関受診が必要な緊急性の高い疾患を除外することが必要である。表1の鑑別診断リストにある疾患のなかで緊急性が高いものは，脳卒中や脊椎の障害である。

本症例は腓骨神経支配領域に限局する症状であり，脳や脊髄の障害よりは，腓骨神経麻痺が強く疑われる状況にある。しかし，椎間板ヘルニアなどによる神経根障害が完全に否定されているわけではなく，腰椎MRIや電気生理学的検査により，診断が確定される必要がある。神経根障害による麻痺が進行しつつある場合や，急激に重度の麻痺を生じた場合には，緊急で除圧術が必要な場合もある。**当日か翌日には，かかりつけ医や整形外科専門医の受診を勧めることが好ましい。**

Q7 申し送りは？（誰に，どのように申し送りをするか？）

訪問リハの環境であり，かかりつけ医あるいは整形外科医の診察依頼が必要である。表3に示す診療情報提供が必要である。

表3 SBARに従った申し送り

SBAR	伝達内容
Situation（状況）	下垂足を生じている
Background（背景）	・訪問リハを実施していた患者で，併存疾患に糖尿病がある ・1週間前に転倒して腰痛があり，臥床傾向であった
Assessment（評価）	腓骨神経支配領域の麻痺であり，腓骨神経麻痺が疑われる
Recommendation（提案）	専門医の受診により診断の確定をお願いしたい

Q8 現場での応急処置は？

腓骨頭部での総腓骨神経の圧迫が原因であり，**圧迫の除去が必要である。**

Q9 翌日からのリハは可能か？（リハプログラムへの影響は？）

腓骨神経麻痺の診断が確定すれば，翌日からリハの継続は可能である。

麻痺が重度の場合は，下垂足の回復に長期間を要することがある。末梢神経の回復ペースは1日1mm程度とされているが，実際には末梢神経の圧迫の程度と，圧迫されていた期間に依存するため，患者の回復過程を観察して判断することとなる。

麻痺が重度の場合は装具固定が必要となるため，プラスチックAFO（ankle foot orthosis）などの適応も検討する必要がある。

まとめ

腓骨神経麻痺などの絞扼性末梢神経障害は，比較的遭遇する頻度が高い。疼痛などの自覚症状に乏しいことがあり，医療従事者が注意を払い，早期発見に努める必要がある。

入院症例では，管理が不十分であったとしてトラブルになるケースもあるため，予防が重要である。

腓骨神経麻痺の危険因子をもつ症例では，特に注意して予防策をとる必要がある。

MEMO

腓骨神経麻痺の危険因子と誘因

腓骨神経麻痺は，臨床現場で比較的高頻度に遭遇する問題である．重度の場合は回復に長期間を要することがあり，機能障害だけではなく，社会的な影響も大きい．予防が重要であり，ハイリスクな患者のスクリーニングが必要である．

腓骨神経麻痺を生じやすい患者背景としては，次に示すものが挙げられる．

- 高齢者
- 末梢神経障害（糖尿病性，アルコール性，ビタミン欠乏，ギラン・バレー症候群，抗がん薬副作用など）
- やせ形体型
- 意識障害・鎮静

また，腓骨神経麻痺を生じる誘因となるのは，次のような状態である．

- 下肢の外傷
- ギプス，シーネ，または装具による圧迫
- 下肢介達牽引による圧迫
- ストッキングによる圧迫
- 臥床による圧迫（下肢外旋位で腓骨頭の圧迫を生じる）

代表的な絞扼性末梢神経障害（表4）

絞扼性末梢神経障害とは，神経根以遠の末梢神経の圧迫などによる麻痺である．疼痛などの明らかな自覚症状なく麻痺や感覚障害が進行していることがあり，医療従事者側が早期発見に努める必要がある．

表4 代表的な絞扼性末梢神経障害

障害される末梢神経	診断名
正中神経	・回内筋症候群 ・手根管症候群
尺骨神経	・肘部管症候群 ・Guyon管症候群
橈骨神経	・橈骨神経麻痺 ・後骨間神経麻痺
坐骨神経	梨状筋症候群
脛骨神経	足根管症候群
腓骨神経	腓骨神経麻痺

【文献】
1) 日本リハビリテーション医学会診療ガイドライン委員会 編：リハビリテーション医療における安全管理・推進のためのガイドライン，医歯薬出版，2006．

Case 23 ケーススタディ：在宅
低栄養患者に生じた意識障害

基本情報（カルテから得られる情報）
- 85歳男性
- 既往歴：骨粗鬆症，腰椎圧迫骨折，両変形性膝関節症，うつ傾向
- 内服薬：パロキセチン（パキシル®，抗うつ薬），ロキソプロフェン（ロキソニン®，消炎鎮痛薬）

現病歴
- 屋内つたい歩き程度は可能であったが，活動性に乏しかった。

20XX年2月ごろ
- 腰痛・膝痛のため自室内でほぼ寝たきりとなっていた。食事もベッド上で摂取，排泄はポータブルトイレに介助で移動であった。
- 自宅で娘夫婦と同居しており，娘の介護にて生活していた。
- 近医にかかりつけであった。

4月10日
- 臥床による廃用症候群が進んでいるため，かかりつけ医より訪問リハの依頼があった。

検査所見
- 訪問リハの指示書に，血液検査結果が添付されていた（検査日：4月10日，表1）
- 胸部単純X線像，心電図については情報提供がなかった。

経過
4月12日：初回訪問リハ
- 移乗練習などを実施することとした。

リハ開始時の所見
- 見当識障害はあるが，コミュニケーションは可能。
- JCS：I-2，発動性に乏しい。

- 血圧：110/60 mmHg
- 脈拍：75/分 不整なし
- 呼吸数：12回/分
- SpO_2：93％
- 起き上がり動作にて腰痛あり。移乗時には膝痛の訴えがあった。両膝関節は，屈曲拘縮-15°となっていた。移乗には介助が必要であった。
- るい痩：著明
- 身長150cm，体重37kg（BMI：16.4）
- 食事摂取はごくわずかであり，最近3カ月間で5kgの体重減少があった（体重42kg→37kg，BMI：18.7→16.4と減少）。

表1 本症例の血液検査所見（4月10日検査）

検査	結果	基準値・単位
WBC	4,100	4,000〜8,000/μL
RBC	380	男性：420〜570×10⁴/μL
Hb	12.1	男性：12.4〜17.0 g/dL
Ht	33	男性：38〜51％
PLT	25	10〜40×10⁴/μL
CRP	0.5	0.3 mg/dL 以下
T bil	0.9	0.2〜1.0 mg/dL
AST（GOT）	20	13〜33 U/L
ALT（GPT）	25	男性：8〜42 U/L
ALP	260	115〜359 U/L
γGTP	30	男性：11〜58 U/L
CHE	120	168〜470 U/L
CK（CPK）	50	男性：57〜197 U/L
BUN	22	8〜20 mg/dL
CRE	1.02	0.36〜1.06 mg/dL
UA	3.5	男性：3.4〜7.0 U/L
Na	140	139〜146 mmol/L
K	3.6	3.7〜4.8 mmol/L
Cl	102	101〜109 mmol/L
Ca	8.5	8.1〜10.4 mg/dL
P	2.2	2.5〜4.5 mg/dL
TP	5.1	6.3〜7.8 g/dL
Alb	2.5	3.7〜4.9 g/dL
空腹時血糖	72	70〜110 mg/dL
HbA1c	4.5	〜6.2％

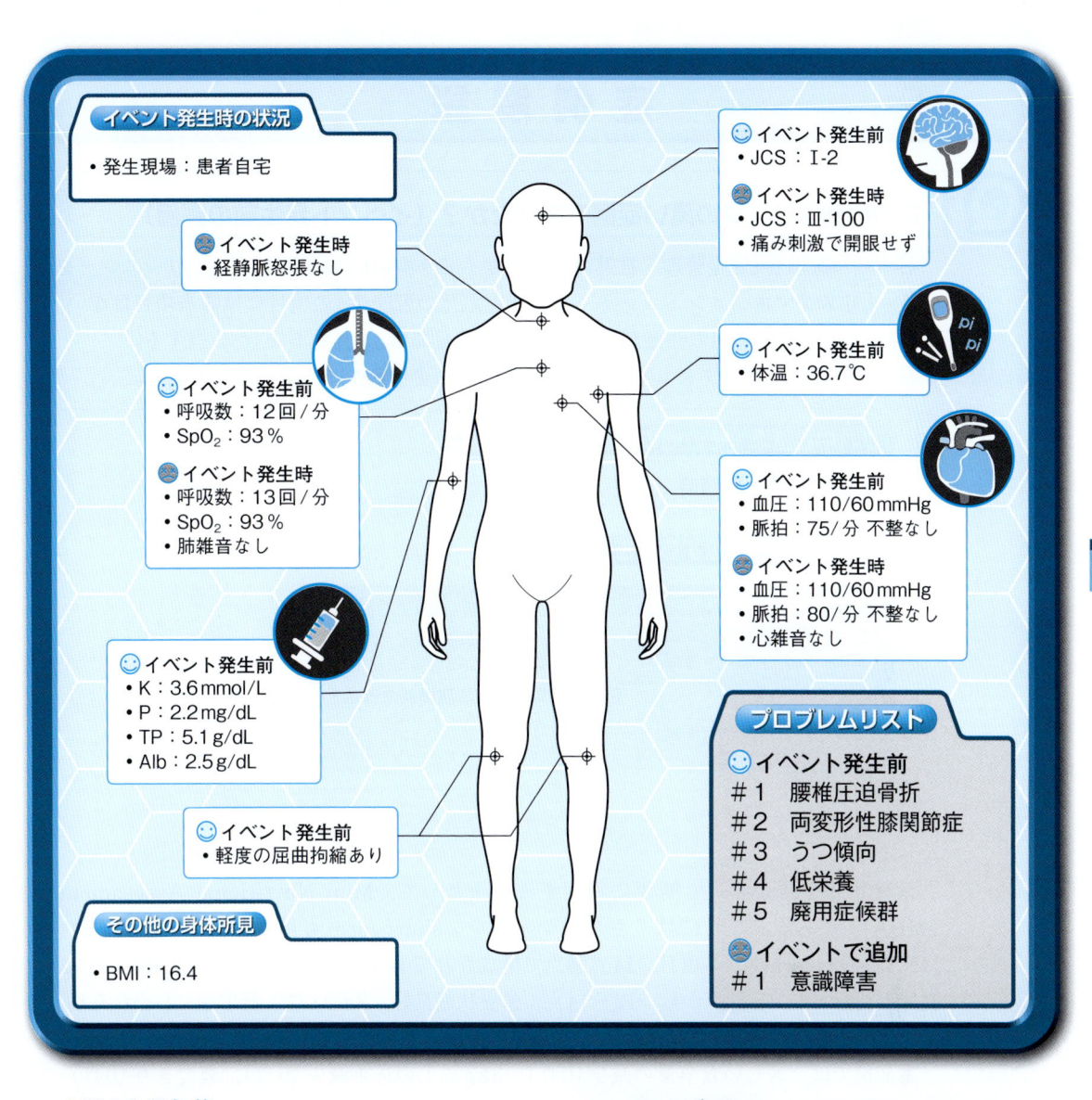

イベント発生時の状況
- 発生現場：患者自宅

イベント発生時
- 経静脈怒張なし

イベント発生前
- 呼吸数：12回/分
- SpO_2：93%

イベント発生時
- 呼吸数：13回/分
- SpO_2：93%
- 肺雑音なし

イベント発生前
- K：3.6 mmol/L
- P：2.2 mg/dL
- TP：5.1 g/dL
- Alb：2.5 g/dL

イベント発生前
- 軽度の屈曲拘縮あり

その他の身体所見
- BMI：16.4

イベント発生前
- JCS：Ⅰ-2

イベント発生時
- JCS：Ⅲ-100
- 痛み刺激で開眼せず

イベント発生前
- 体温：36.7℃

イベント発生前
- 血圧：110/60 mmHg
- 脈拍：75/分 不整なし

イベント発生時
- 血圧：110/60 mmHg
- 脈拍：80/分 不整なし
- 心雑音なし

プロブレムリスト

イベント発生前
- #1 腰椎圧迫骨折
- #2 両変形性膝関節症
- #3 うつ傾向
- #4 低栄養
- #5 廃用症候群

イベントで追加
- #1 意識障害

ケーススタディ：在宅

4月19日午後
- 訪問リハに訪れるも傾眠傾向であり，練習は実施困難であった．家族にかかりつけ医受診を促し，訪問リハ担当療法士は帰院した．
- 当日夕方に，家族に電話で確認したところ，次の回答があった．
  ▶ 近医に受診，低血糖の診断にてブドウ糖注射（50%ブドウ糖液20 mL）と，点滴注射（5%ブドウ糖液500 mL）を受けた．受診時の血糖値は65 mg/dLであった．
  ▶ 輸液終了後も症状に変化はなかったが，帰宅して経過観察することとなった．
  ▶ 帰宅後にも傾眠傾向は持続していたが，大きな状態の変化はみられなかった．

イベント発生

4月20日午前
- 訪問リハ担当療法士が訪問したところ，意識レベルはJCS Ⅲ-100となっていた．

- JCS：Ⅲ-100
- 血圧：110/60 mmHg
- 脈拍：80/分 不整なし
- 呼吸数：13回/分
- SpO_2：93%
- 昨夜から排尿なし
- 胸部聴診：肺雑音，心雑音なし
- 頸静脈怒張：なし

症例解説

Q1 この症例はリスクの高い症例であったか？（イベント発生前の評価）

日本リハ医学会『安全管理・推進のためのガイドライン』[1)]に基づいてスクリーニングを行う。「リスクマネジメントシート：全身状態悪化の可能性」の項目には該当項目はない。「リハ中止基準：その他の注意が必要な場合」の項目では，「食欲不振」が該当する。

続いて，病歴やプロブレムリストから予想される合併症やイベントを列挙する。

リハ中止基準：その他の注意が必要な場合

- 食欲不振時・空腹時

病歴などから予想するべきリスク

予想される合併症やイベント	理由
・脱水・電解質異常 ・貧血・低アルブミン血症 ・転倒 ・褥瘡 ・リフィーディング症候群 ・ウェルニッケ脳症	重度の低栄養による衰弱があること

栄養状態を問診形式で簡便に評価する方法として，Mini Nutritional Assessment (MNA®) がある。これには，さらにシンプルなshort-formも用意されている（表2）。MNA® short-formは，6項目，14点満点で構成されており，高得点であるほど栄養状態は良好と判断する。合計点から，12〜14点：栄養状態良好，8〜11点：低栄養のおそれあり，0〜7点：低栄養と判定される。

本症例では，著しい食事量の減少（0点），3kg以上の体重減少（0点），寝たきり（0点），うつ状態（0点），BMIが19未満（0点）であり，MNA® short-formで1点という重度の低栄養状態であったと判断できる。

以上のことから，**本症例は著しい低栄養のため全身状態が不安定なハイリスク症例であると予想される**。リハの実施にあたっては，練習メニューやリハを実施する環境に配慮を行う必要がある。また，リハ前だけではなく，リハ中も頻繁にバイタルサインを測定して，全身状態に変動がないかを確認するべきである。

表2　MNA® short-form

過去3カ月間で食欲不振，消化器系の問題，そしゃく・嚥下困難などで食事量が減少しましたか？	0	著しい食事量の減少
	1	中等度の食事量の減少
	2	食事量の減少なし
過去3カ月間で体重の減少がありましたか？	0	3kg以上の減少
	1	わからない
	2	1〜3kgの減少
	3	体重減少なし
自力で歩けますか？	0	寝たきりまたは車椅子を常時使用
	1	ベッドや車椅子を離れられるが，歩いて外出はできない
	2	自由に歩いて外出できる
過去3カ月間で精神的ストレスや急性疾患を経験しましたか？	0	はい
	2	いいえ
神経・精神的問題の有無	0	強度認知症またはうつ状態
	1	中等度の認知症
	2	精神的問題なし
BMI（kg/m²）	0	19未満
	1	19以上　21未満
	2	21以上　23未満
	3	23以上

（文献2より引用）

Q2 このイベントのキーワードは何か？

プロブレムリストには複数の問題が列挙されているが，体重減少は現在も進行中であり，アクティブな問題である。新しく加わった問題は意識障害であり，本症例のキーワードは**低栄養症例に生じた意識障害**となる。

重要なキーワード
- 重度の低栄養症例に生じた意識障害

Q3 リハ中止基準に該当するか？

『安全管理・推進のためのガイドライン』の「途中でリハを中止する場合」に該当する項目がある。練習開始前から意識状態は悪化している状況ではあるが，昨日と比較して明らかに増悪しているため，**中止を考慮するべき**である。

リハ中止基準の関連項目

リハ中止基準	関連項目
途中でリハを中止する場合	意識状態の悪化

Q4 想定される鑑別診断は？

意識障害の鑑別診断「AIUEOTIPS」（総論4，p.21参照）から，本症例の病歴に矛盾しないものを列挙する（表3）。

また，本症例では「重度の低栄養」というキーワードがある。重度の低栄養状態では，**リフィーディング症候群**や**ウェルニッケ脳症**といった問題を生じる可能性があるため，これらも鑑別に加える必要がある。

表3 本症例のAIUEOTIPSと低栄養から想起される鑑別診断

診　　断		特　　徴
AIUEOTIPSから想起される鑑別診断	低血糖	冷汗，振戦，動悸
	電解質異常（Na，Ca，Mg）	ー
	不整脈	脈拍異常，心電図異常
	心因性	さまざまな愁訴
	てんかん発作	急激な発症，短時間で改善
	ショック	血圧低下・頻脈
	脳卒中	麻痺，失語，構音障害などの中枢神経症状，血圧上昇
低栄養から想起される鑑別診断	リフィーディング症候群	低栄養
		カリウム，リン，マグネシウム欠乏
	ウェルニッケ脳症	アルコール依存・低栄養
		ビタミンB_1欠乏

Q5 診断の絞り込みは可能か？

発症・増悪が緩徐な進行を呈していることから，てんかん発作や脳卒中は否定的である。このことから，鑑別するべき疾患としては表4のものが挙げられる。

表4 本症例の鑑別診断の絞り込み

診断名	肯定・除外の理由	疑わしさ
低血糖	以下の理由により積極的に肯定することはできない ・ブドウ糖投与後に症状が改善していない	△
電解質異常	以下の理由により肯定的である ・紹介時の血液検査で，Kが低値である ・栄養摂取の不足が持続しており，さらに増悪している可能性がある	○
不整脈	以下の理由により積極的に肯定することはできない ・脈拍異常がみられていない	△
心因性	以下の理由により積極的に肯定することはできない ・ほかの疾患が除外できていない	△
ショック	以下の理由により積極的に肯定することはできない ・頻脈がみられていない	△
リフィーディング症候群	以下の理由により肯定的である ・著しい低栄養である	○
ウェルニッケ脳症	以下の理由により肯定的である ・著しい低栄養である	○

低栄養患者に生じる可能性がある重大な合併症

重度の低栄養状態の場合，電解質やビタミンの異常をきたしている場合がある。特に問題となる電解質異常は，低カリウム血症，低リン血症，低マグネシウム血症であり，ビタミン異常としてはビタミンB_1（チアミン）欠乏である。これらはリフィーディング症候群やウェルニッケ脳症をきたす可能性がある。

●リフィーディング症候群

高度の低栄養患者に濃厚な栄養補充を行うことで，カリウム，リン，マグネシウムが急速に消費されて発生する。循環器系，呼吸器系，中枢神経系など全身の臓器に問題を生じ，不整脈・心不全，呼吸不全，意識障害，痙攣などの重篤な症状を呈する。重度の場合は心停止に至ることもある。重度の低栄養患者に栄養投与を行う場合は，血液検査（カリウム，リン，マグネシウム），心機能の評価が必要である。

日本静脈経腸栄養学会編集の『静脈経腸栄養ガイドライン 第3版』[3]では「栄養障害が高度な患者でのエネルギー投与量は，re-feeding syndromeに注意して少量（10 kcal/kg体重）から開始し，血清カリウム，リン，マグネシウム値，および血糖値を厳重にモニタリングしながら漸増する（推奨グレードA1）」とされている。

●ウェルニッケ脳症

ビタミンB_1はエネルギー産生に中心的な役割を果たすビタミンであり，欠乏すると中枢神経や末梢神経の障害を生じることとなる。アルコール多飲により生じることが多いが，重度の低栄養によっても生じる可能性がある。

ウェルニッケ脳症はビタミンB_1の不足によって生じる。ビタミンB_1が欠乏した状態でブドウ糖が投与されることで急速にビタミンB_1が消費され，さらに重症化する。

症状としては，精神症状，眼症状（眼振・外眼筋麻痺），失調症状が代表的である。精神症状としては，意識障害・せん妄や，記憶障害・作話を生じる。このほかに，ビタミンB_1欠乏は心不全を発症する危険性もある。予防が重要であり，ビタミンB_1の投与が必要である。

Q6 緊急性は？

鑑別診断からは，電解質異常，リフィーディング症候群，ウェルニッケ脳症の可能性が高いと考えられる。しかし，病歴と身体所見のみではこれ以上の絞り込みは不可能である。

電解質異常は不整脈誘発のリスクがあるため，緊急性が高い状態へ移行する危険性がある。また，リフィーディング症候群やウェルニッケ脳症も，対応が遅れると致死的となる危険性がある合併症である。当日のうちに血液検査を行い，入院での全身管理が必要な状態と考えられる。

Q7 申し送りは？（誰に，どのように申し送りをするか？）

患者の自宅で発生している比較的緊急性の高い状態であり，早急に入院加療ができる医療機関の受診が必要である。**かかりつけ医の受診が速やかにできる状態であれば，かかりつけ医の診察を依頼し，当日中の受診ができないようであれば救急病院への搬送が必要である**（表5）。

表5　SBARに従った申し送り

SBAR	伝達内容
Situation（状況）	意識レベルの増悪がみられる
Background（背景）	・85歳男性 ・腰椎圧迫骨折や変形性膝関節症などがあり，訪問リハを実施していた ・栄養状態は不良で，るい痩が著明である ・本日は朝から食事も水分も摂取できていない。初回訪問リハの意識レベルはJCS I-2であったが，本日はJCS Ⅲ-100まで増悪している ・昨日，点滴注射を実施されているにもかかわらず，意識レベルは増悪している
Assessment（評価）	・意識レベルが経時的に増悪している ・在宅の患者であり，このまま経過を観察することは危険と考えられる
Recommendation（提案）	かかりつけ医の診察をお願いしたい，または適切な医療機関の紹介をお願いしたい

Q8 現場での応急処置は？

低血糖による意識障害の場合は，応急処置として糖分（ブドウ糖）を投与することが選択肢となる。しかし，本症例は単純な低血糖発作ではないことが疑われている。リフィーディング症候群やウェルニッケ脳症では，糖分（ブドウ糖）の投与は問題をさらに重篤化させる危険がある。このため，**血液検査を実施して診断を確定することが最優先であり，早急に検査が実施可能な医療機関へ搬送することが必要である。**

Q9 翌日からのリハは可能か？（リハプログラムへの影響は？）

意識障害を生じるような重度の低栄養状態である場合，全身状態は不安定と考えられる。**意識障害が改善し，血液検査で電解質やビタミン値が正常となるまでは，積極的なリハは控えるべき**と考えられる。

リフィーディング症候群の予後

リフィーディング症候群は，急性期には生命に危険が及ぶ重大な合併症であるが，適切な予防が行われればその後の生命予後は必ずしも悪くはない。しかし，本症例では重度の低栄養状態が背景にあるため，重大なリハの阻害因子となることが予想される。

ウェルニッケ脳症の予後

ウェルニッケ脳症は，急性期には生命に危険が及ぶ重大な合併症であるが，適切な急性加療が行われればその後の生命予後は必ずしも悪くはない。ただし，記憶障害などの高次脳機能障害は長期的に残存することがある。

まとめ

　高齢者や認知症患者がリハの対象となることは多く，慢性的な低栄養にさらされている患者のリハにたずさわる機会も多い。

　低栄養では，電解質異常による不整脈を発生する危険性がある。また，重度の低栄養ではリフィーディング症候群，ウェルニッケ脳症などにより，不可逆的な重度の障害を生じることがある。さらに，低栄養はリハの重大な阻害因子となるため，リハの対象となる患者では栄養状態の詳細な評価が必要である。

【文　献】

1) 日本リハビリテーション医学会診療ガイドライン委員会 編：リハビリテーション医療における安全管理・推進のためのガイドライン，医歯薬出版，2006.
2) Nestle Nutrition Institute: MNA® Forms(http://www.mna-elderly.com/mna_forms.html，2016年2月時点)
3) 日本静脈経腸栄養学会 編：静脈経腸栄養ガイドライン 第3版．照林社，2013.

ケーススタディ：在宅

索引

あ・い

- 安全管理と治療成績の関係 3
- 意識障害 53
- 意識の質的変化 56
- 意識レベル 10
  - ──の低下 56
- 一次救命処置 27
- 一過性脳虚血発作 134
- いったんリハビリテーションを中止し，回復を待って再開 13
- イベントの発生予防 5
- イベント発生時の対応 5
- 陰性尤度比 23
- 院内緊急コール 26
- インフルエンザ 170

う・お

- ウェルニッケ脳症 217
  - ──の予後 218
- 運動によるエネルギー消費量の計算式 193
- 嘔吐と急性冠症候群 130
- 嘔吐の鑑別診断 127

か

- 拡張期血圧 11
- 下垂足から疑われる障害 207
- 肩関節痛の鑑別診断 103
- 肩手症候群 107
  - ──スコア 107
- 合併症 4, 6
  - くも膜下出血の── 68
  - 血液検査結果と予測される── 9
  - 大腿骨頸部骨折と人工骨頭置換術に関する── 118
  - 糖尿病による急性──と慢性 188
  - 脳梗塞回復期症例で注意するべき── 93
  - 脳梗塞急性期で注意するべき── 61
  - 脳出血急性期症例で注意するべき── 76
  - 薬剤と代表的な── 8
- 看護記録 9
- 患者の搬送 28
- 関節炎の身体所見 123
- 関節痛の鑑別診断 120
- 感染性胃腸炎 130
- 感度 23

鑑別診断 20
- 嘔吐の── 127
- 肩関節痛の── 103
- 関節痛の── 120
- 胸痛の── 36
- 痙攣の── 77
- 血圧低下の── 159
- 呼吸困難の── 46
- 失神の── 135
- 神経症状増悪の── 62
- 強い腹痛の── 175
- 動悸の── 94
- 発熱の── 167
- 浮腫の── 199
- めまいの── 142
- 腰痛の── 85

き

- 偽痛風 122
- 基本調律 10
- 急性冠症候群 26
  - 嘔吐と── 130
- 狭心症 39
- 胸痛の鑑別診断 36
- 虚血性心疾患 39
  - ──のタイプと特徴 39
- 起立性低血圧 136, 160
  - ──の原因 160

く・け

- くぼみ回復時間 199
- くも膜下出血の合併症 68
- 痙攣の鑑別診断 77
- 痙攣発作の観察事項 80
- 血圧 11
  - ──低下の鑑別診断 159
  - 拡張期── 11
  - 起立性低── 136, 160
  - 収縮期── 11
  - 食事性低── 160
  - 脳卒中と──の関係 56
- 血液検査結果と予測される合併症 9
- 血管迷走神経性失神 136

こ

抗てんかん薬の副作用	81
絞扼性末梢神経障害	211
代表的な――	211
呼吸	11
――困難の鑑別診断	46
骨粗鬆症の慈恵医大式分類	115
骨萎縮	115

さ・し

サンフランシスコ失神ルール	137
事故	4
シックデイ	194
失神	134
――の鑑別診断	135
血管迷走神経性――	136
サンフランシスコ――ルール	137
心原性――	136
収縮期血圧	11
重積発作	78
出血量とショック症状	178
食事性低血圧	160
ショック	162
――インデックス	162
出血量と――症状	178
徐脈	10
自律神経障害	160
心筋梗塞	39
神経症状増悪の鑑別診断	62
心原性失神	136
心室細動	96
心室性期外収縮	96
心室頻拍	96
診断群分類包括評価	2
心肺停止	4
深部静脈血栓症	5, 44
心不全の症状	202

す・せ・そ

水頭症	70
積極的なリハビリテーションを実施しない場合	12
全身状態	15
全身性炎症反応症候群	168
せん妄	183
――の危険因子と誘因	184
――の原因	182
――のタイプ	184
側臥位	26
その他の注意が必要な場合	13

た

大腿骨頚部骨折と人工骨頭置換術に関する合併症	118
大動脈解離	11
大動脈弁狭窄症の重症度	202
代表的な絞扼性末梢神経障害	211
多系統萎縮症	156, 162

ち・つ

中大脳動脈	100
長母趾伸筋	83
強い腹痛の鑑別診断	175

て

低血糖	190
――症状	191
――を生じる危険性のある薬剤	194
低ナトリウム血症	54
電解質異常	54

と

動悸の鑑別診断	94
動悸の原因の割合	99
洞性頻脈	10
疼痛の性状	38
糖尿病症例における運動療法の中止基準	189
糖尿病による急性合併症と慢性合併症	188
特異度	23
途中でリハビリテーションを中止する場合	13

に・の

二次救命処置	28
脳血管攣縮	69
脳梗塞回復期症例で注意するべき合併症	93
脳梗塞急性期で注意するべき合併症	61
脳室腹腔シャント術	66
脳出血急性期症例で注意するべき合併症	76
脳卒中後中枢神経性疼痛	103
脳卒中後の痙攣発作	77
脳卒中と血圧の関係	56
脳卒中によるめまい	146
脳卒中の病型	60

223

は

- 肺炎の重症度分類と適切な治療環境 ... 168
- 敗血症 ... 168
- 肺塞栓 ... 47
  - Wellsらによる――の予測 ... 48
- バイタルサイン ... 10
  - ――の測定 ... 26
- 発熱の鑑別診断 ... 167

ひ

- 腓骨神経麻痺の危険因子と誘因 ... 211
- 非分析的推論 ... 22
- 頻脈 ... 10
  - 洞性―― ... 10

ふ

- 不安定なサイン ... 17, 19, 95
- 複合性局所疼痛症候群 ... 104
- 浮腫の鑑別診断 ... 199
- 浮腫の分布と性状 ... 199
- 不整脈によるめまい ... 146
- 不整脈の際の不安定なサイン ... 96
- 不整脈の心電図を見るポイント ... 95
- 不整脈の分類 ... 151
- 分析的推論 ... 22

へ・ほ

- 米国スポーツ医学会リハビリテーション中止基準 ... 97
- 併存疾患 ... 6
- ベラパミルの副作用 ... 150
- 弁膜症 ... 202
- 房室ブロックの分類 ... 152
- 発作性上室性頻拍 ... 10

ま・み・め

- 末梢動脈疾患 ... 41
- 脈拍 ... 10
  - ――数とその臨床的意義 ... 154
  - ――数とリハビリテーション中止基準 ... 154
- めまいの鑑別診断 ... 142
- めまいの病歴聴取 ... 143

や・ゆ・よ

- 薬剤と代表的な合併症 ... 8
- 薬剤の副作用 ... 7
- 尤度比 ... 23
  - 陰性―― ... 23
  - 陽性―― ... 23
- 陽性尤度比 ... 23
- 腰痛の鑑別診断 ... 85

り

- リハビリテーション医療における安全管理・推進のためのガイドライン ... 4
- リハビリテーションの中止基準 ... 4
- リハビリテーション・リスクマネジメントシート ... 15
- リフィーディング症候群 ... 217
  - ――の予後 ... 218
- 良性発作性頭位めまい症 ... 144

A

acute coronary syndrome (ACS) ······················26
advanced life support (ALS) ····························28
AIUEOTIPS ··20, 53, 216
American College of Sports Medicine (ACSM) ······96

B

basic life support (BLS) ····································27
　　――の手順 ··27
benign paroxysmal positional vertigo (BPPV) ······144
branch atheromatous disease (BAD) ···············60

C

central poststroke pain (CPSP) ·······················103
Classification System for Spinal Instability in
　Neoplastic Disease (SINS) ····························87
complex regional pain syndrome (CRPS) ·········104
　　――による症状 ···105

D・E

deep vein thrombosis (DVT) ·······························5
　　Wellsらによる――の予測 ·························45
Diagnosis Procedure Combination (DPC) ·········2
extensor hallucis longus (EHL) ·······················83

F・G・H

Fisher分類 ··69
Glasgow Coma Scale (GCS) ·····························10
Hoehn & Yahr分類 ···170
Hunt and Kosnik分類 ·······································69

J・K・L

Japan Coma Scale (JCS) ···································10
Korotokoff音 ··11
Lown分類 ··97

M

middle cerebral artery (MCA) ························100
Mini Mental State Examination (MMSE) ·········180
Mini Nutritional Assessment (MNA®) ···············214
　　――short-form ··215
Mirelsによる長管骨転移の病的骨折のリスク ······89
multiple system atrophy (MSA) ······················156

N

National Institute of Neurological Disorders and
　Stroke (NINDS) 分類 ······································60
Nohria-Stevensonの分類 ·································203
non-pitting edema ···199

O・P

OPQRST ·····································22, 103, 143
pedicle sign ··86
peripheral arterial disease (PAD) ·····················32
pit recovery time (PRT) ···································199
pitting edema ··199
　　non-―― ···199
premature ventricular contraction (PVC) ··········96

R・S

ROSEルール ··137
Rubensteinによる洞不全症候群の分類 ············152
SBAR ···28
subarachnoid hemorrhage (SAH) ·····················66
systemic inflammatory response syndrome (SIRS)
　 ···168
　　――の判断基準 ···169

T・V

transient ischemic attack (TIA) ······················134
ventricular fibrillation (VF) ·······························96
ventricular tachycardia (VT) ·····························96
ventriculoperitoneal shunt (VPシャント) ··········66
Visual Analog Scale (VAS) ·······························82

W

Wellsらによる DVT の予測 ·······························45
Wellsらによる肺塞栓の予測 ·····························48
WFNS分類 ···69
winking owl sign ··86

数字

5P ··162

リハビリテーション リスク管理ケーススタディ

2016年 3月 30日　第1版第1刷発行

- 著　者　宮越浩一　みやこし　こういち
- 発行者　鳥羽清治
- 発行所　株式会社メジカルビュー社
  〒162-0845 東京都新宿区市谷本村町2-30
  電話　03(5228)2050(代表)
  ホームページ　http://www.medicalview.co.jp/

  営業部　FAX　03(5228)2059
  　　　　E-mail　eigyo@medicalview.co.jp

  編集部　FAX　03(5228)2062
  　　　　E-mail　ed@medicalview.co.jp

- 印刷所　シナノ印刷株式会社

ISBN 978-4-7583-1702-3　C3047

©MEDICAL VIEW, 2016. Printed in Japan

・本書に掲載された著作物の複写・複製・転載・翻訳・データベースへの取り込みおよび送信（送信可能化権を含む）・上映・譲渡に関する許諾権は，（株）メジカルビュー社が保有しています．

・JCOPY〈(社)出版者著作権管理機構 委託出版物〉
本書の無断複写は著作権法上での例外を除き禁じられています．複写される場合は，そのつど事前に，（社）出版者著作権管理機構（電話 03-3513-6969，FAX 03-3513-6979，e-mail：info@jcopy.or.jp）の許諾を得てください．

・本書をコピー，スキャン，デジタルデータ化するなどの複製を無許諾で行う行為は，著作権法上での限られた例外（「私的使用のための複製」など）を除き禁じられています．大学，病院，企業などにおいて，研究活動，診察を含み業務上使用する目的で上記の行為を行うことは私的使用には該当せず違法です．また私的使用のためであっても，代行業者等の第三者に依頼して上記の行為を行うことは違法となります．

亀田メディカルセンターのリハ科によるリスク管理の実践書！
すべてのリハスタッフ必携の一冊

リハビリテーション リスク管理 ハンドブック

改訂第2版

REHABILITATION RISK MANAGEMENT HANDBOOK 2ND EDITION

編集 亀田メディカルセンター リハビリテーション科 リハビリテーション室

リハビリテーション（リハ）の対象者は高齢であったり合併症をもっていたりすることが多く，リハ中に状態が急変するリスクが高い。しかし，急変時にすぐ医師の応援を依頼できず，緊急性の判断から初期対応までをセラピストが行わなければならない場合がある。この現状を踏まえ，本書はリハ現場で働くスタッフを対象に，「患者の急変」という視点からリスク管理について解説した書籍である。
リスク管理で重要な，急変の「予測」「判断」「対応」の方法を紹介している。これらを身につけることで，患者の急変を予防でき，実際に急変が生じても適切に対応できるようになる。豊富な図表を掲載し，エビデンスや各種ガイドラインに基づいた内容となっている。また，「リハにおける法的責任」「転倒予防」「感染管理」まで含めており，リハ室に必ず常備しておきたい一冊である。

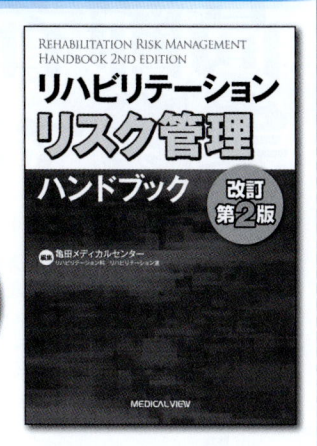

定価（本体4,200円＋税）
B5判・316頁・2色刷（一部カラー）
イラスト234点，写真108点
2012年10月25日刊行
ISBN978-4-7583-1450-3

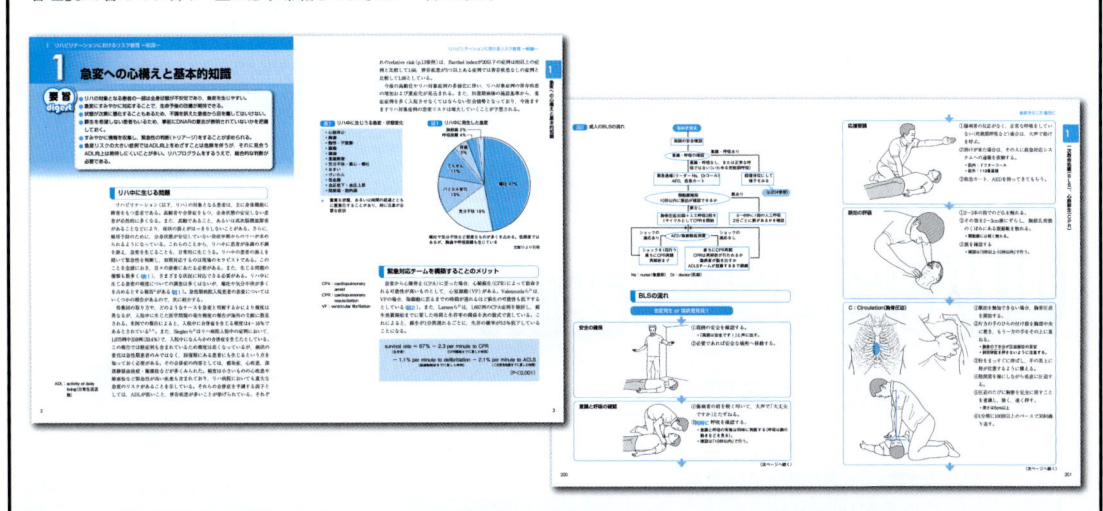

目次

I リハビリテーションにおけるリスク管理 ―総論―
1 急変の心構えと基本的知識
2 リハビリテーション部門の管理・職員教育
3 安全管理・推進のためのガイドライン
4 リスク管理のための情報収集
5 リハビリテーション中に起きたアクシデントと法的責任

II 疾患ごとの急変予測
 ―どのような症例に急変が生じやすいか―
1 脳卒中
2 運動器疾患
3 循環器疾患
4 呼吸器疾患
5 悪性腫瘍（がん）
6 糖尿病

III どのような急変を生じるか
 ―遭遇しやすい症状とその対処法―
1 胸痛
2 脈拍異常
3 呼吸困難・SpO₂低下
4 意識障害
5 高血圧
6 血圧低下
7 痙攣・てんかん発作
8 浮腫
9 深部静脈血栓症（DVT）・肺塞栓（PE）
10 頭痛
11 めまい
12 悪心・嘔吐
13 腹痛
14 発熱

IV 急変を生じた場合に
1 一次救命処置（BLS），心肺蘇生（CPR）
2 BLS後の対応
3 リハビリテーション診療場面で遭遇する外傷の対処
4 救急カート

V リハビリテーションに関連するその他のリスク
1 転倒の予測方法
2 転倒予防方法と転倒後の対応
3 窒息事故の予測と対応
4 吸引の基本と手技，それに伴うリスク
5 気管カニューレの取り扱いに関連するリスク
6 感染管理の知識

付録　カルテを読むために必要な略語集

※ご注文，お問い合わせは最寄りの医書取扱店または直接弊社営業部まで。

メジカルビュー社
〒162-0845 東京都新宿区市谷本村町2番30号
TEL.03(5228)2050　E-mail（営業部）eigyo@medicalview.co.jp
FAX.03(5228)2059　http://www.medicalview.co.jp

スマートフォンで書籍の内容紹介や目次がご覧いただけます。

高齢者リハビリテーションに必要な知識を包括的・横断的に解説した実践書

高齢者リハビリテーション実践マニュアル

編集 宮越 浩一　亀田総合病院リハビリテーション科部長

高齢者は病前の状態がさまざまで，入院による廃用症候群も生じやすく，リハビリテーションのゴール設定は複雑となる。複数の疾患を抱えていることも多く，合併症のリスクがあり，経過も異なるため特別なリスク管理が必要である。

高齢者リハでは考慮すべきことが多く，老年医学や各疾患についての幅広い知識と情報収集能力，その情報を整理してリハプログラムに反映できる総合的判断力が必要である。この総合的判断力を身につけ，高齢者リハを実践するために必要な知識を包括的・横断的に解説した一冊。

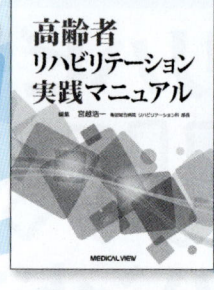

定価（本体5,400円＋税）
B5判・376頁・
2色刷（一部カラー）
イラスト98点，写真80点
ISBN978-4-7583-1490-9

目次

PartⅠ 総論
1. 高齢者のリハビリテーション：総論
2. 情報収集とリハビリテーションプログラム
3. 廃用症候群
4. 退院支援
5. 在宅における全身管理
6. 在宅におけるリハビリテーション
7. 終末期症例に対するリハビリテーション

PartⅡ 高齢者に多い疾患とリハビリテーションの実際
1. 脳卒中
2. 神経変性疾患
3. 呼吸器疾患
4. 運動器疾患

PartⅢ 併存疾患の管理
1. 糖尿病
2. 心不全
3. 慢性腎臓病，腎不全
4. 末梢動脈疾患
5. 認知症・せん妄
6. がん
7. 医薬品による影響

PartⅣ リハビリテーションに伴うリスク管理
1. 意識障害
2. 血圧変動，不整脈
3. めまい
4. 浮腫
5. 水・電解質異常，脱水
6. 消化器疾患
7. 悪心・嘔吐

PartⅤ 高齢者に多い問題への対応
1. 低栄養
2. 嚥下障害
3. 排尿障害
4. 感染症・発熱
5. 転倒対策

PartⅥ 症例紹介
1. 脳卒中
2. 大腿骨頸部骨折
3. 第12胸椎圧迫骨折
4. 肺炎
5. 心不全

「がん患者のリハビリを担当？ がんについてあまり知らないんですが…」

がん患者のリハビリテーション
リスク管理とゴール設定

編集 宮越 浩一　亀田総合病院リハビリテーション科部長

平成22年度の診療報酬改定で「がん患者リハビリテーション料」が新設された。それを受けて，がんのリハを実施する施設が増加しつつある。

本書は，がんについてあまり知らないセラピスト向けに，がん患者のリハに役立つ必要十分な知識をわかりやすく解説。亀田総合病院での実践例を基に，がん患者特有のリスクの管理法と，がんの進行状況に応じたリハのゴール設定について重点的に触れている。これからがんのリハを始めようと考えている施設にも非常に参考になる一冊。

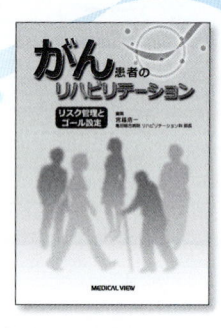

定価（本体4,200円＋税）
B5判・328頁・2色刷（一部カラー）
イラスト181点，写真45点
ISBN978-4-7583-1469-5

目次

Ⅰ章 基礎編 ―総論―
1. がんのリハビリテーションの必要性とエビデンス
2. がん治療の原則とstage分類の意味
3. 血液・尿検査の見方
4. 生命予後の予測
5. 疼痛管理

Ⅱ章 リスク管理編
1. リスク管理総論
2. 骨転移
3. 脳転移
4. 深部静脈血栓症・肺塞栓
5. 悪液質
6. がんに伴う合併症
7. 抗がん剤や放射線による副作用

Ⅲ章 原発巣別各論
1. 頭頸部がん
2. 乳がん
3. 肺がん
4. 消化器がん
5. 婦人科がん
6. 泌尿器がん
7. 造血器悪性腫瘍
8. 終末期

Ⅳ章 実践編 ―リハビリテーションの実際―
1. 評価方法
2. 開胸開腹術における周術期の呼吸リハビリテーション
3. 肩関節可動域制限への対応
4. リンパ浮腫への対応
5. 嚥下障害と構音障害・発声障害への対応
6. 骨転移患者に対する生活指導
7. 在宅患者への対応
8. 終末期症例への対応

メジカルビュー社

※ご注文，お問い合わせは最寄りの医書取扱書店または直接弊社営業部まで。

〒162-0845 東京都新宿区谷本村町2番30号
TEL.03(5228)2050　E-mail（営業部）eigyo@medicalview.co.jp
FAX.03(5228)2059　http://www.medicalview.co.jp

スマートフォンで書籍の内容紹介や目次がご覧いただけます。